专科常见疾病健康教育思维导图

主 编 黄仕明 袁晓丽 陶 明 邓仁丽

科学出版社

北 京

内 容 简 介

本书共分3篇27章，分别介绍了各系统常见疾病健康教育思维导图、妇产科和儿科疾病健康教育思维导图。本书的特点是对入院教育、住院教育、出院教育、院外随访教育等内容用导图的形式予以简练归纳和描述，色彩鲜明、层次清晰，展示线条化、层次化、系统化的知识体系，便于临床护士理解、记忆，能有效指导临床护理健康宣教工作的开展。

本书适用于医学院校护理专业学生学习和各级临床护理人员参阅。

图书在版编目（CIP）数据

专科常见疾病健康教育思维导图 / 黄仕明等主编. —北京：科学出版社，2024.6
ISBN 978-7-03-078434-6

Ⅰ.①专…　Ⅱ.①黄…　Ⅲ.①常见病－健康教育　Ⅳ.①R441

中国国家版本馆CIP数据核字（2024）第084245号

责任编辑：郝文娜 / 责任校对：张　娟
责任印制：师艳茹 / 封面设计：艺澜轩

科学出版社 出版
北京东黄城根北街 16 号
邮政编码：100717
http://www.sciencep.com

北京画中画印刷有限公司印刷
科学出版社发行　各地新华书店经销
*

2024 年 6 月第　一　版　开本：787×1092　1/16
2024 年 6 月第一次印刷　印张：21
字数：463 000

定价：128.00 元
（如有印装质量问题，我社负责调换）

编著者名单

主　审　余昌胤　魏在荣

主　编　黄仕明　袁晓丽　陶　明　邓仁丽

副主编　李　元　高绘明　雷　丹　何　琼　刘　竹

编著者（以姓氏笔画为序）

万　晶	王　俊	王　洁	王　莉	王　翠	王小鹏	王会凤	王安素
王秋梅	王海燕	尹　玲	邓仁丽	邓道维	代永娅	付立仙	令狐玉双
母永芳	朱方亿	朱明兰	朱晓英	伍邦翠	任启勤	刘　艾	刘　永
刘　竹	刘　颖	刘其兰	刘思琴	孙全林	杨　平	杨　丽	杨　娅
杨　莉	杨　静	杨之丽	杨成燕	杨德芬	李　元	李　玉	李　苏
李　金	李　涛	李永红	李成燕	李茂容	李洪娟	李晓娟	肖日春
吴小艳	吴华炼	邱兆君	何　英	何　琼	汪孝玲	宋凌霞	张　霞
张江容	张智群	张燕艳	陈　丹	陈　伟	陈　美	陈开永	陈玉烛
陈先丹	陈泯竹	陈俊希	陈德友	邵　星	苟贤娟	范彩丽	郁艳艳
罗　君	罗　茜	罗云霞	罗公印	罗明先	周　婷	周家梅	庞　雯
郑喜兰	单立婧	赵　怡	胡仕敏	胡汝均	胡佐钱	袁晓丽	夏同霞
钱永琴	徐永素	高绘明	郭大芬	唐中兰	陶　明	黄　议	黄　驰
黄　渊	黄仕明	崔　晔	梁鹤婷	彭　燕	蒋德玉	程兴东	游恩丽
雷　丹	廖庆萍	谭　静	谭先群	缪小菊	樊　怡	蹇明辉	

序

    护理工作者是人民健康的守护者之一，医疗护理质量安全是护理管理的重中之重，直接关系到人民群众的获得感。为进一步提升医疗护理服务质量，落实《进一步改善护理服务行动计划（2023—2025）》，遵义医科大学附属医院护理部特组织专家编写《专科常见疾病健康教育思维导图》。本书是在查阅大量国内外文献的基础上，结合作者丰富的临床护理经验编撰而成。本书按病种特点和患者需求，梳理了各个系统常见病的健康教育和护理指导内容，以规范临床护士开展入院指导、围术期指导、出院指导及开展延续护理服务等，保障护理措施的及时性、规范性，确定健康教育和护理指导内容及出院随访时间、频次、内容和形式等。

    本书遵循"通俗、科学、易懂、实用"的基本原则，利用思维导图形式色彩鲜明、层次清晰的特点，将患者的护理健康教育等内容以线条化、层次化、系统化的形式呈现，强化关键环节和行为管理，提高过程质量，在住院当日、围术期、出院前、院外随访等关键时间节点强化患者评估和管理，规范评估流程，提高评估的科学性、准确性；本书在结构层次上分为各系统常见病、妇产科和儿科疾病三篇，以患者为中心，以具体疾病护理为提纲，要点式介绍常见病、多发病的护理措施；本书改变了既往以文字描述的撰写方法，采用了图文结合的形式，可较好地帮助临床护士理解、记忆，有效指导临床护理健康宣教工作的开展，对推进临床护理工作具有重要意义。

    我们希望本书的出版能够进一步促进临床护理疾病健康教育工作的同质化管理，为培养专科护理人才及全方位、全周期维护人民健康作出积极贡献。

遵义医科大学附属医院

余昌胤　院长

2023 年 12 月

前　言

　　为进一步贯彻落实《"健康中国 2030"规划纲要》和《进一步改善护理服务行动计划（2023—2025 年）》，聚焦人民群众日益增长的多样化护理服务需求，持续提升患者就医体验，使人民群众获得感、幸福感、安全感进一步提高，遵义医科大学附属医院护理部围绕进一步落实责任制整体护理服务、注重交流沟通、强化人文关怀及做好健康指导等方面，组织临床护理专家编写了《专科常见疾病健康教育思维导图》。本书参考最新教材、相关专著和指南等，结合临床各专科疾病的特点、患者的个体差异及健康需求，指导和规范护士对患者开展健康宣教，以提升护理服务"软实力"，促进护理工作高质量发展。本书可供临床护理人员参考及医学院校护理专业学生学习。

　　本书分为 3 篇共 27 章，以循证护理理论为指导，结合临床护理工作实践经验，分别介绍了各系统常见病、妇产科和儿科疾病健康思维导图。对入院教育、住院教育、出院教育和院外随访教育等内容，用导图的形式予以简练归纳和描述，色彩鲜明，层次清晰，将护理健康教育内容以线条化、层次化、系统化的形式进行展示。本书梳理概括了各系统常见疾病的病因、临床表现、特殊治疗、检查、用药、围术期的配合和注意事项，指导临床护士在患者住院期间采用多种方式，提供个性化的饮食、营养、运动、康复、并发症预防等方面的健康教育知识，以及在患者出院后通过电话随访、在线护理咨询及进行"互联网＋护理服务"居家护理指导等延续性护理服务，推广全生命周期的护理服务理念和创新服务模式，提升护理服务质量。

　　本书的编写得到了余昌胤院长的大力支持并为此书作序，得到了遵义医科大学附属医院各级领导、护理专家的大力支持和帮助，在此一并致谢！在编写过程中尽管经反复修改、审校，但仍难免有不足之处，恳请各位同仁和广大读者批评指正。

遵义医科大学附属医院

主编　黄仕明

2023 年 10 月

目　录

上篇　各系统疾病健康教育思维导图

中篇　妇产科疾病健康教育思维导图

下篇　儿科疾病健康教育思维导图

第1章　呼吸系统疾病

第一节　慢性鼻窦炎

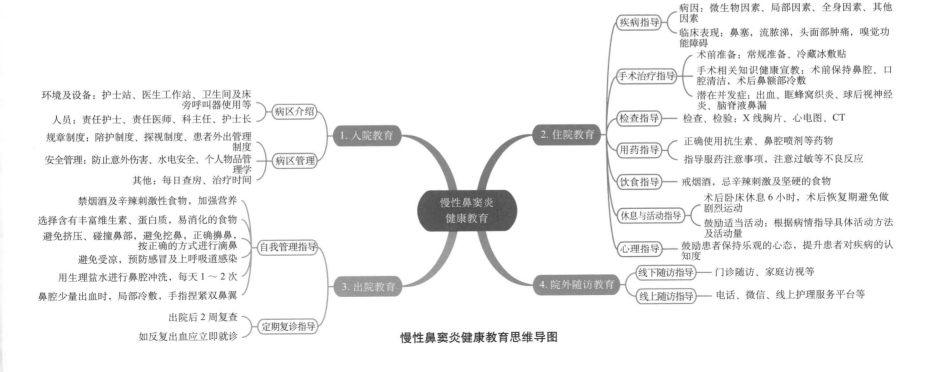

慢性鼻窦炎健康教育思维导图

【定义】慢性鼻窦炎指鼻窦及鼻腔黏膜慢性炎症，病程超过12周，多因急性鼻-鼻窦炎反复发作未彻底治愈迁延所致，炎症可仅在单侧或单窦出现，但双侧和多窦均发病者更常见。

【病因】①感染因素：细菌感染，致病菌与化脓性鼻窦炎相似；②多因素导致的非感染性黏膜炎症：常见的有变态反应、真菌感染、细菌超抗原等；③鼻腔或鼻窦的解剖异常：常见的有鼻中隔偏曲；④其他因素：常见的有纤毛系统功能异常、长期置留胃管、胃食管反流、放射性损伤等。

【临床特点】①全身症状：轻重不等，时有时无。较常见为精神不振、易倦、头痛、头晕、记忆力减退等。②局部症状：a.流脓涕，为主要症状之一。鼻涕多，呈黏脓性或脓性。前组鼻窦炎者，鼻涕易从前鼻孔擤出，后组鼻窦炎者，鼻涕多经后鼻孔流入咽部。牙源性上颌窦炎患者的鼻涕常有腐臭味。b.鼻塞，是慢性鼻窦炎的另一个主要症状。由于鼻黏膜肿胀、鼻甲黏膜息肉样变、息肉形成，鼻内分泌物较多或稠厚所致。c.头痛，一般头痛较轻，常表现为钝痛或闷痛。头痛多有时间性或固定部位，通过经鼻内减充血剂、蒸汽吸入等治疗后头痛可缓解。d.嗅觉减退或消失，多数属暂时性，少数为永久性，系鼻黏膜肿胀、肥厚或嗅器变性所致。e.视功能障碍：为本病的眶并发症之一，主要表现为视力减退或失明，也可表现为其他视功能障碍，如眼球移位、复视和眶尖综合征等，多与后组筛窦炎和蝶窦炎有关，是炎症累及管段视神经和眶内所致。

【临床类型】临床分型分期。①Ⅰ型：单纯型鼻窦炎。1期：单发鼻窦炎；2期：多发鼻窦炎；3期：全组鼻窦炎。②Ⅱ型：慢性鼻窦炎伴息肉。1期：单发鼻窦炎伴单发息肉；2期：多发鼻窦炎伴多发息肉；3期：全组鼻窦炎伴多发息肉。③Ⅲ型：全组鼻窦炎伴多发息肉、复发性息肉或筛骨骨质增生。

第二节　喉　肿　物

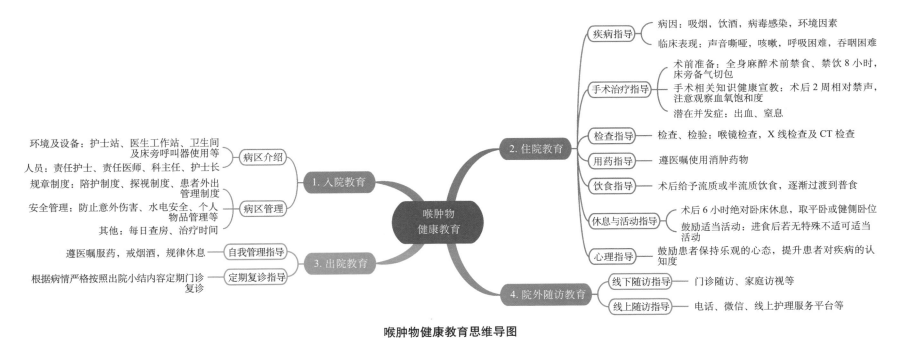

喉肿物健康教育思维导图

【定义】喉肿物指喉部新生物。此新生物不属于人体的正常解剖结构，有良性和恶性之分，可能与炎症刺激、喉息肉及肿瘤等有关。常见的喉部良性肿物有会厌囊肿、声带息肉、声带小结等；常见的恶性肿瘤有会厌癌、下咽癌、喉癌等。

【病因】①病毒感染；②吸烟、饮酒；③环境因素：长期大量接触各种有机化合物，吸入生产性粉尘或工业废气；④其他：可能是用声不当或过度发声所致，与性激素水平、免疫功能缺乏等有关。

【临床特点】①声音嘶哑是本病的典型表现。②咳嗽，咽部疼痛、不适、异物感，咳血痰或咯血。上呼吸道肿瘤由于对正常黏膜的刺激，可引起咽喉部不适及异物感，导致刺激性咳嗽。③进食呛咳：多由于肿瘤影响环杓关节运动所致，吞咽时环杓关节的内收运动对气道保护有着重要作用。④呼吸困难：声门区为上呼吸道最狭窄的部位，环杓关节、喉返神经及喉内肌受侵犯影响声带的外展运动，可加重患者呼吸困难的症状。⑤吞咽困难：多因其阻挡效应及影响吞咽困难所致。⑥颈部包块：肿瘤可突破喉体侵犯肌肉、甲状腺等颈前软组织，转移的淋巴结可在颈侧区扪及，可为质韧、无痛的结节，可以在原发肿瘤的同侧、双侧或颈部，可以是单个也可以是多个，成串排列或融合成块。

【临床类型】恶性肿瘤分为：①声门上癌，约占3%，在我国东北地区多见；②声门癌，最多见，约占60%，一般分化较好，转移较少；③声门下癌，即位于声带平面以下、环状软骨下缘以上的癌肿，最少见；④跨声门癌，指原发于喉室、跨越两个解剖区即声门上区及声门区的癌肿。

第三节　肺　炎

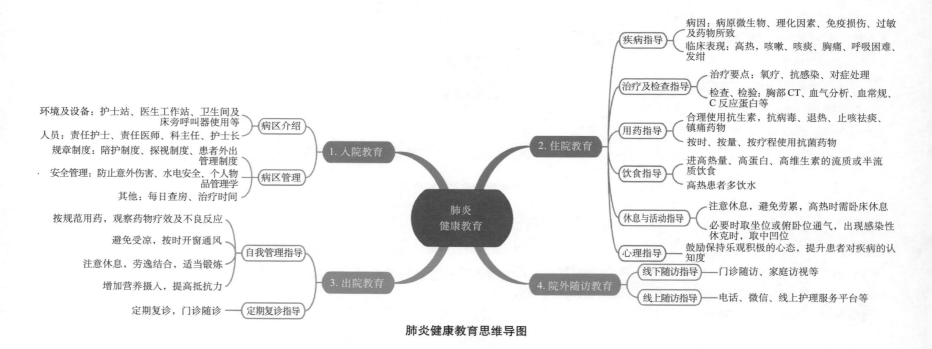

肺炎健康教育思维导图

【定义】肺炎指终末气道、肺泡和肺间质的炎症，可由病原微生物、理化因素、免疫因素、过敏及药物导致。细菌性肺炎是最常见的肺炎，也是最常见的感染性疾病之一。

【病因、发病机制】正常的呼吸道免疫防御机制使下呼吸道免除细菌等致病菌感染，是否发生肺炎取决于病原体和宿主两个因素。从流行病学分为社区获得性肺炎和医院获得性肺炎，病原体可通过空气吸入、血行播散、邻近感染部位蔓延、上呼吸道定植菌的误吸导致社区获得性肺炎发生；而医院获得性肺炎则更多是通过误吸胃肠道的定植菌（胃食管反流）和（或）通过人工气道吸入环境中的致病菌引起。

【临床分类】①解剖分类：a. 大叶性（肺泡性）肺炎；b. 小叶性（支气管性）肺炎；c. 间质性肺炎。②病因分类：a. 细菌性肺炎；b. 非典型病原体所致肺炎；c. 病毒性肺炎；d. 肺真菌病；e. 理化因素及其他病原体所致肺炎。③患病环境分类：a. CAP 指在医院外获得的感染性肺实质炎症；b. HAP 指医院内肺炎。

【临床表现】细菌性肺炎的症状取决于病原体及宿主的状态。常见症状为咳嗽、咳痰或原有呼吸道症状加重，并出现脓性痰或血痰，伴或不伴胸痛。病变范围大者有呼吸困难、呼吸窘迫，部分患者可有发热。重症患者有呼吸频率增快，鼻翼扇动，发绀。

第四节   支气管哮喘

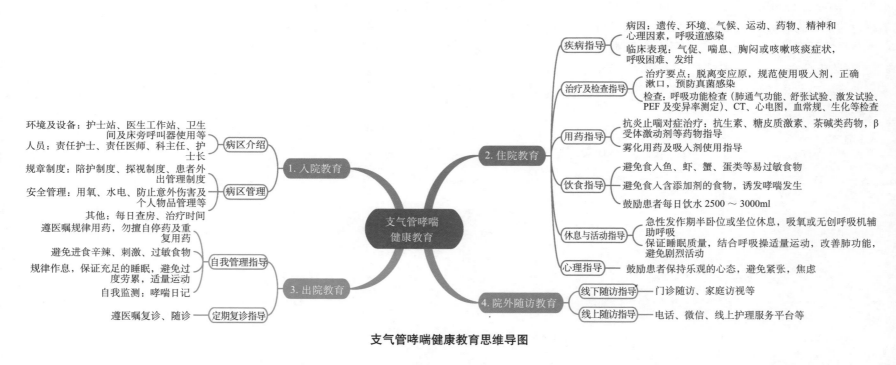

支气管哮喘健康教育思维导图

【定义】支气管哮喘简称哮喘，是一种以慢性气道炎症和气道高反应性为特征的异质性疾病。主要特征包括气道慢性炎症，气道对多种刺激因素呈现的高反应性，多变的可逆性气流受限，以及随病程延长而导致的一系列气道结构改变，即气道重构。哮喘患者经过长期规范化治疗和管理，80% 以上的患者可以达到哮喘的临床控制状态。

【病因】哮喘是一种复杂的、具有多基因遗传倾向的疾病，其发病具有家族聚集现象，亲缘关系越近，发病率越高。环境因素包括变应原性因素（室内变应原：如尘螨、宠物、蟑螂；室外变应原：如花粉、草粉；职业性变应原：如油漆，活性染料；食物：如鱼虾蟹、蛋类、牛奶；药物：如抗生素、阿司匹林）和非变应原性因素，如大气污染、吸烟、运动、肥胖等。

【发病机制】 哮喘发病机制尚未完全阐明，目前有气道免疫 - 炎症机制、神经调节机制相互作用学说。

【临床分期】 ①急性发作期：指喘息或咳嗽等症状突然发生或症状加重，伴有呼气流量降低，常因接触变应原等刺激物或治疗不当所致。急性发作时按严重程度分为轻度、中度、重度和危重4级。②慢性持续期：根据病情严重程度分为间歇性、轻度持续、中度持续和重度持续4级。③临床缓解期：指患者无喘息、气急、胸闷、咳嗽等症状，并维持1年以上。

【临床表现】 典型症状为发作性伴有哮鸣音的呼气性呼吸困难，可伴有气促、胸闷或咳嗽。症状在数分钟内发作，持续数小时至数天，经平喘药物治疗后可缓解或自行缓解。夜间及凌晨发作或加重是哮喘的重要临床特征。发作时典型体征为双肺可闻及广泛哮鸣音，呼气音延长；非常严重的哮喘发作时，哮鸣音反而减弱，甚至完全消失，表现为"沉默肺"，这是病危的表现。

第五节　慢性阻塞性肺疾病

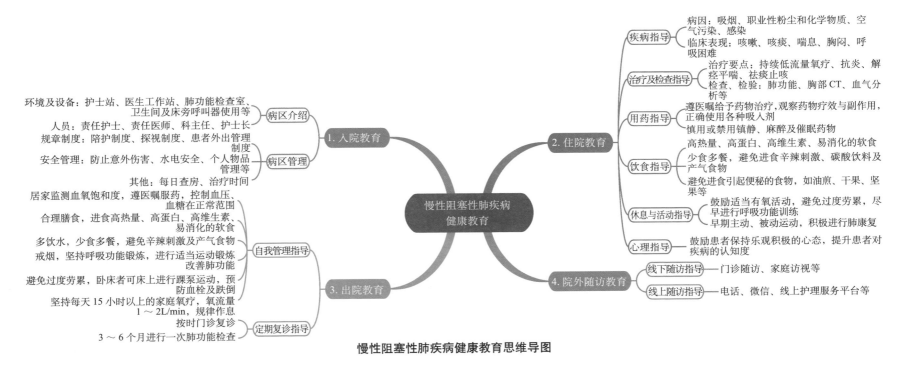

慢性阻塞性肺疾病健康教育思维导图

【定义】慢性阻塞性肺疾病（COPD）简称慢阻肺，是一种常见可以预防和治疗的疾病，其特征是持续存在的呼吸系统症状和气流受限，通常与显著暴露于有害颗粒或气体引起的气道和（或）肺泡异常有关，是呼吸系统疾病常见病和多发病。肺功能检查对确定气流受限有重要意义，也是"金标准"；在我国，慢阻肺是导致慢性呼吸衰竭和慢性肺源性心脏病最常见的病因，约占全部病例的80%。

【病因】病因尚不完全清楚，可能是多种环境因素与机体自身因素长期相互作用的结果。①吸烟是最重要的环境发病因素，吸烟者比不吸烟者的患病率高2～8倍；②职业粉尘和化学物质；③空气污染；④感染因素；⑤其他因素。

【发病机制】①炎症机制；②蛋白酶-抗蛋白酶失衡机制；③氧化应激机制；④其他机制。

【临床表现】①症状：起病缓慢，病程较长，早期可以没有自觉症状。①症状：a.慢性咳嗽，随病程发展可终身不愈。常晨间咳嗽明显，夜间阵咳或排痰。b.咳痰，一般为白色黏液痰或浆液泡沫痰，偶带血丝，急性发作期痰量增多，可有脓性痰。c.气短或呼吸困难，早期在较剧烈活动时出现，以后逐渐加重，在日常生活甚至休息时也感到气短，这是慢阻肺的标志性症状。d.喘息和胸闷，重症患者或急性加重时出现。e.其他，晚期患者有体重下降、食欲减退等。②体征：a.视诊，患者呈桶状胸，部分患者呼吸频率增快变浅，严重者有缩唇呼吸等；b.触诊，双侧语颤减弱；c.叩诊，肺部过清音，心浊音界缩小，肺下界和肝浊音界下降；d.听诊，双肺呼吸音减弱，呼气延长，部分患者可闻及干、湿啰音。

第六节 支气管扩张症

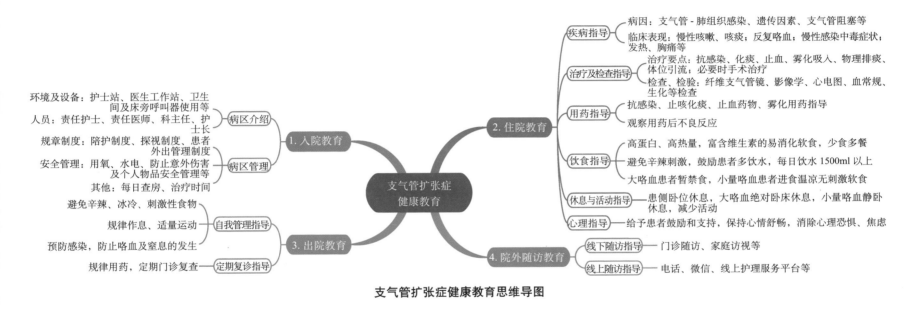

支气管扩张症健康教育思维导图

【**定义**】支气管扩张症（或支气管扩张）主要指急、慢性呼吸道感染和支气管阻塞后，反复发生支气管化脓性炎症，致使支气管壁结构破坏，管壁增厚，引起支气管异常和持久性扩张的一类异质性疾病的总称，可以是原发或继发，主要分为囊性纤维化导致的支气管扩张症和非囊性纤维化导致的支气管扩张症。

【**病因、发病机制**】本病可分为先天性和继发性。先天性支气管扩张症少见，部分病例无明显诱因，但弥漫性支气管扩张常发生于有遗传、免疫或解剖缺陷的患者，如囊性纤维化、纤毛运动障碍、低免疫蛋白血症、免疫缺陷和罕见的气道结构异常、支气管发育不全等。此外，其他气道疾病，如变态反应性支气管肺曲霉菌也是诱发支气管扩张症的原因之一。局灶性支气管扩张可源于未进行治疗的肺炎或气道阻塞，如异物或肿瘤等。损伤了宿主气道清除和防御功能，易发生感染和炎症。

【**临床表现**】主要症状为持续或反复的咳嗽，咳痰或咳脓性痰。痰液分为黏液性、黏液脓性或脓性，可呈黄绿色，收集后分层显示：

上层为泡沫，中间为浑浊黏性，下层为脓性成分，最下层为坏死组织。无明显诱因者常隐匿起病，无症状或症状轻微。呼吸困难和喘息常提示有广泛的支气管扩张或有潜在的慢阻肺。随着感染加重，可出现痰量增多和发热，当支气管扩张伴急性感染时，患者表现为咳嗽、咳脓性痰和伴随肺炎。50%～70%的病例可发生咯血，大出血常为小动脉被侵蚀或增生的血管被破坏所致。部分患者以反复咯血为唯一症状，称为"干性支气管扩张"。

第七节　继发性肺结核

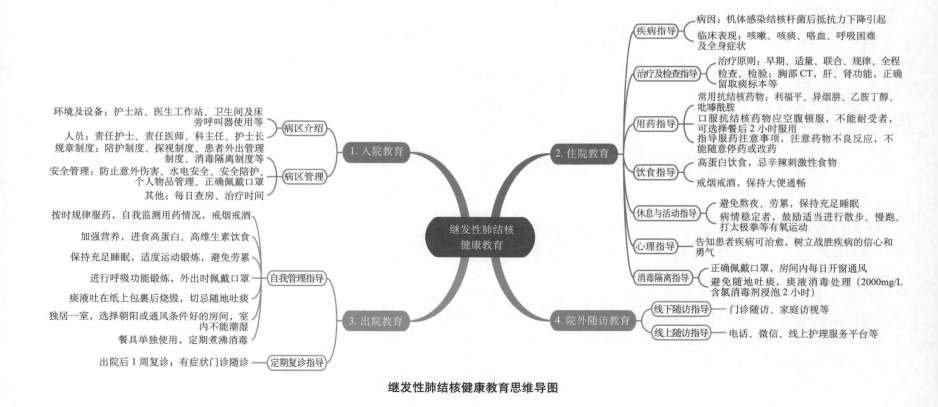

继发性肺结核健康教育思维导图

【定义】 继发性肺结核是指既往感染过结核分枝杆菌的患者再次感染后发生的肺结核，多由体内潜伏病灶中的结核菌重新活动而发病，少数为外源性再感染。在我国呈现出高患病率、高感染率、高死亡率，以及农村疫情高于城市、西部高于中东部的特点。

【发病方式】 最常见的方式是通过飞沫传播，传染源主要是痰中带菌的肺结核患者，尤其是未经治疗者。患者在咳嗽、咳痰、打喷嚏或高声说笑时，可产生大量含有结核菌的微滴，与患者密切接触者可能吸入感染。一种发病慢，临床症状少而轻，多发生在肺尖或锁骨下，痰涂片检查阴性，预后良好；另一种发病快，几周内即出现广泛的病变、空洞和播散，痰涂片检查阳性，有传染性，是防治工作的重点，多发生于青春期女性、营养不良、抵抗力弱的群体及免疫功能受损者。

【临床特点】 继发性肺结核临床特点：①发热最常见，多为长期午后低热，部分患者有乏力、食欲减退、盗汗和体重减轻等全身毒性症状；②咳嗽咳痰，多为干咳或咳少量白色黏液痰；③咯血，1/3 ～ 1/2 患者有不同程度的咯血，患者常有胸闷、喉痒和咳嗽等先兆。

【临床类型】 根据起病形式和病程可分为以下类型。①浸润性：是肺结核中最常见的一种类型，多见于成人，多发生在肺尖和锁骨下，可融合形成空洞；②空洞性：空洞形态不一，多有支气管播散，临床表现发热、咳嗽、咳痰和咯血，患者痰中常排菌；③结核球：由纤维组织包绕干酪样病变或阻塞性空洞被干酪物质填充而形成，可长期保持静止状态，当机体抵抗力低时，病灶可恶化进展；④干酪样肺炎：发生于免疫力低下、体质衰弱、大量结核分枝杆菌感染的患者。

第八节　耐药肺结核

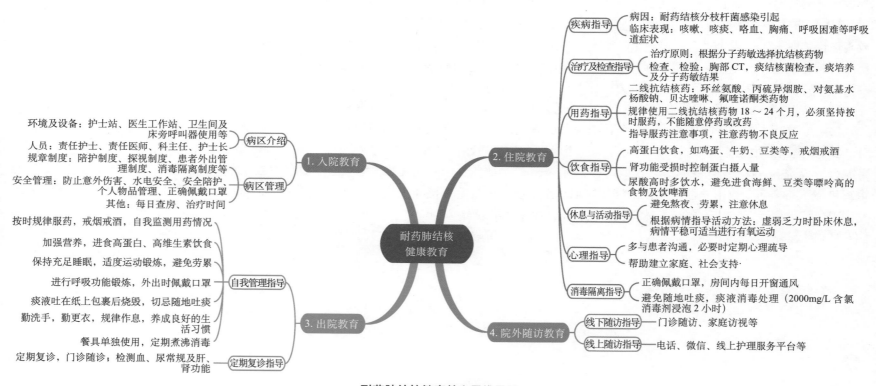

耐药肺结核健康教育思维导图

【定义】耐药肺结核是指结核病患者感染的结核分枝杆菌经体外药物敏感试验证实对一种或多种抗结核药物产生耐药。

【产生原因】①治疗方面处方单用药或滥用抗结核药物；②患者依从性差，不规律治疗。

【临床特点】用于耐多药和广泛耐药结核病治疗的药物毒性更大、效果更差、价格更贵、治疗时间更长（从原来的 6 个月延长到 18 ～ 24 个月）、复发概率更大。

【临床类型】①单耐药：指结核分枝杆菌对任何一种抗结核药物耐药；②多耐药性：指结核分枝杆菌不同时对包括异烟肼、利福平在内的两种或两种以上抗结核药物耐药；③耐多药：指结核分枝杆菌对异烟肼和利福平同时耐药，有或没有对其他抗结核一线药物耐药；④ Pre-XDR：指结核分枝杆菌在对异烟肼和利福平耐药的同时，对任何氟喹诺酮类药物耐药或对 3 种抗结核二线注射药物（阿米卡星、卷曲霉素和卡那霉素）中的任何一种耐药；⑤广泛耐药：指结核分枝杆菌在对异烟肼和利福平耐药的同时，对任何氟喹诺酮类药物耐药，以及对 3 种抗结核二线注射药物（阿米卡星、卷曲霉素和卡那霉素）中的任何一种耐药；⑥全耐药：超过广泛耐药的类型。

第九节 血行播散型肺结核

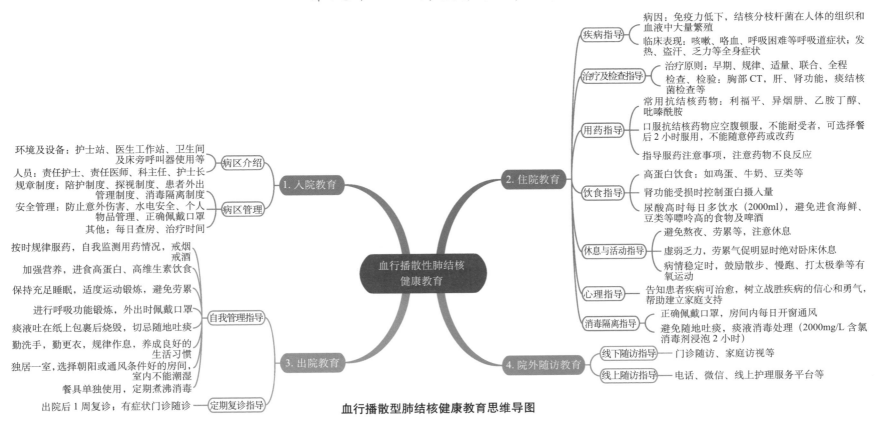

血行播散型肺结核健康教育思维导图

【定义】血行播散型肺结核是指结核分枝杆菌一次或反复多次进入血液循环，造成肺部及全身多脏器病变，以及相应的病理、生理改变和临床表现。

【病因】免疫力低下人群，如婴幼儿、老年人，糖尿病患者，长期抗肿瘤化疗及使用激素者，大量结核分枝杆菌进入人体并在血液中大量繁殖。

【临床特点】起病急，持续高热、全身中毒症状严重，50%以上患者合并结核性脑膜炎。

【临床类型】根据进入血液循环结核分枝杆菌的数量、次数、间隔时间分为3种类型。①急性血行播散型肺结核：一次或短时间内多次大量结核菌进入血液，表现为起病急，持续高热、全身中毒症状严重；②亚急性血行播散型肺结核：多次少量结核菌进入血液，表现为发热、盗汗、乏力，结核中毒症状和急性相比较轻；③慢性血行播散型肺结核：在较长时间内多次少量结核菌进入血液。

第十节　肺　癌

肺癌健康教育思维导图

【定义】肺癌又称支气管肺癌，是指源于支气管黏膜上皮或肺泡上皮的恶性肿瘤。近年来居全世界和我国恶性肿瘤发病率和死亡率前列，且发病率和死亡率上升迅速。肺癌发病年龄大多在 40 岁以上，以男性多见，但女性发病率逐年增加更明显。

【病因】病因至今尚不明确。吸烟是肺癌的重要风险因素，烟草内含有苯并芘等致癌物质，开始吸烟年龄越小、每日吸烟量越大、持续时间越长，肺癌患病风险越高。其他风险因素包括环境污染、职业接触、饮食因素、既往慢性肺部疾病、家族肿瘤疾病史、遗传易感性和基因突变等。

【临床特点】①早期表现：常无明显症状，偶伴有刺激性咳嗽、血性痰、发热或胸痛等；②晚期表现：可出现食欲减退、疲乏等。侵犯压迫邻近器官组织可出现声音嘶哑、膈肌麻痹、胸腔积液等。

【临床类型】①按解剖学部位分类，可分为中央型肺癌及周围型肺癌；②按组织病理学分类，可分为鳞状上皮细胞癌、腺癌、大细胞癌及小细胞癌。

第十一节   纵隔肿瘤

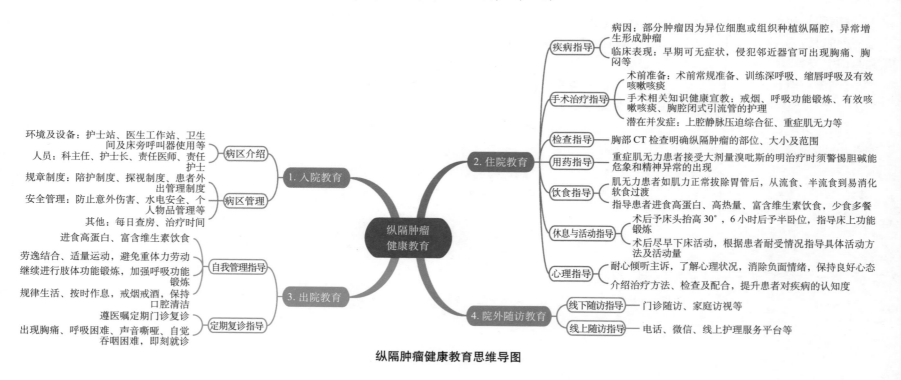

纵隔肿瘤健康教育思维导图

【定义】纵隔肿瘤是一种源于纵隔的肿瘤，是临床胸部常见疾病，包括原发性肿瘤和转移性肿瘤。原发性纵隔肿瘤包括位于纵隔内各种组织结构所产生的肿瘤和囊肿，但不包括从食管、气管、支气管和心脏所产生的良、恶性肿瘤。转移性肿瘤较常见，多数为淋巴转移，纵隔淋巴转移病变多见于原发性肺部恶性肿瘤，如支气管癌。肺部以外者则原发于食管、乳房和腹部的恶性肿瘤最为常见。

【病因】原发性纵隔肿瘤的病因尚不明确。部分肿瘤因为异位细胞或组织种植纵隔腔，异常增生而形成肿瘤。

【临床特点】纵隔肿瘤早期可无任何症状，常于体检时发现。侵犯、压迫邻近器官可出现胸痛、胸闷、声音嘶哑、霍纳综合征、重症肌无力等。

【临床类型】根据发生部位可分为前纵隔肿瘤、中纵隔肿瘤和后纵隔肿瘤。根据病因可分为原发性纵隔肿瘤和继发性纵隔肿瘤。后者多为恶性肿瘤，如肺癌转移引起的纵隔肿瘤，或者其他部位转移引起的纵隔肿瘤。根据来源还可分成神经源性肿瘤、胸腺瘤、畸胎瘤等。

第十二节　结核性胸膜炎

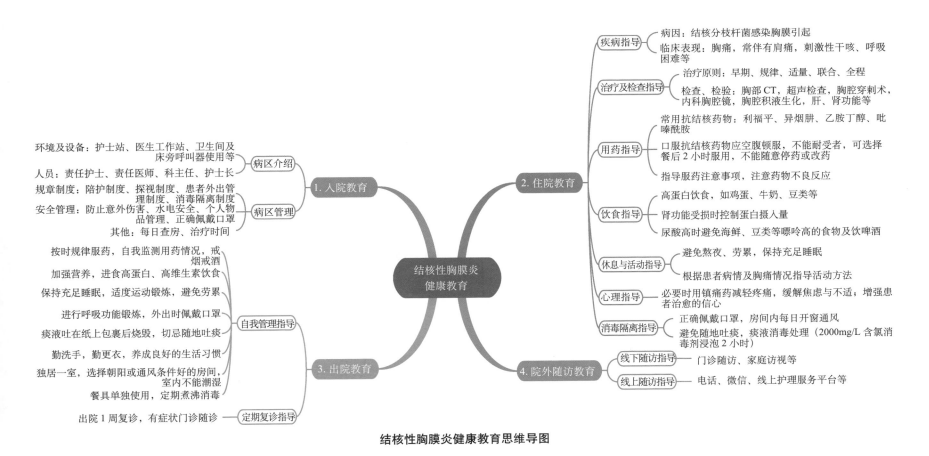

结核性胸膜炎健康教育思维导图

【定义】结核性胸膜炎是结核分枝杆菌及其代谢产物进入人体高度敏感的机体胸膜腔内，引起胸膜过敏性炎症反应。

【发病机制】机体在高度敏感状态下，结核分枝杆菌及其代谢物进入胸膜时，就会迅速引起胸膜的炎症反应，可以是贴近胸膜的原发灶经淋巴管或直接侵入胸膜腔；或由纵隔或肺门肿大的淋巴结压迫使淋巴引流发生障碍，结核菌逆流至胸膜所致；由血行播散累及胸膜。

【临床特点】①结核中毒症状，患者有不同程度的发热、盗汗、乏力；②胸痛，多为锐性刺痛，常与呼吸相关，部位以胸肋部多见；③呼吸困难，中等或大量胸腔积液增长迅速时最为明显，可伴有肺不张。

【临床类型】根据症状特点分为3类。①干性胸膜炎：为胸膜的早期炎性反应，通常无明显的影像学表现；②渗出性胸膜炎：主要表现为胸腔积液；③结核性脓胸：中毒症状明显，积脓较多时出现气急、呼吸困难等。

第十三节　气　胸

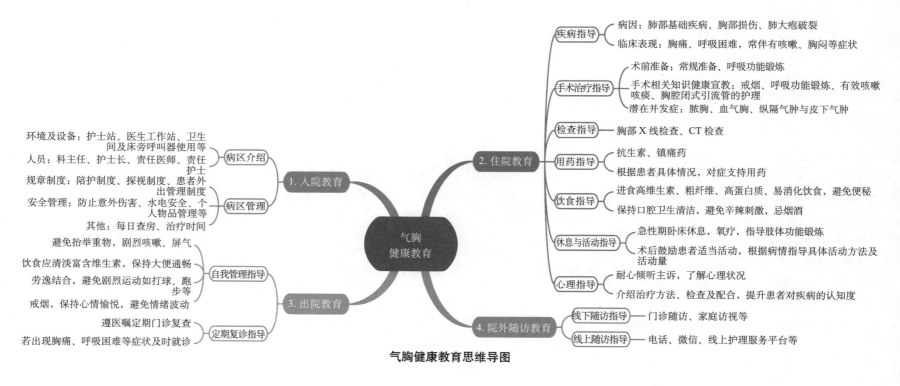

气胸健康教育思维导图

【定义】气胸是指胸腔内积气。在胸部损伤中，气胸的发生率仅次于肋骨骨折。

【病因】胸部损伤造成肺组织、气管、支气管、食管破裂，空气进入胸腔，或因胸壁伤口刺破胸膜，外界空气进入胸腔造成气胸。

【临床特点】①闭合性气胸症状：主要与胸腔积气量和肺萎陷程度有关，轻者可无症状，或出现胸闷、胸痛、气促，重者可出现明显的呼吸困难。肺萎陷在 30% 以下者为小量气胸，患者无明显呼吸和循环功能紊乱的症状。肺萎陷在 30% ~ 50% 者为中量气胸；肺萎陷在 50% 以上者为大量气胸。后两者均可表现为明显的低氧血症。②开放性气胸症状：明显呼吸困难、鼻翼扇动、口唇发绀，重者伴有休克症状。③张力性气胸症状：严重呼吸困难、烦躁、意识障碍、发绀、大汗淋漓、昏迷、休克甚至窒息。

【临床类型】根据胸腔压力情况，气胸分为 3 类。①闭合性气胸：多并发于肋骨骨折，由于肋骨断端刺破肺，空气进入胸膜腔。伤后伤道自然闭合，呼吸时空气不再进入胸膜腔。②开放性气胸：多并发于刀刃、锐器或弹片火器等导致的胸部穿透伤。空气随呼吸自由进出胸膜腔。③张力性气胸：主要是由于较大的肺泡破裂、较深较大的肺裂伤或支气管破裂所致。损伤处形成活瓣，气体随吸气持续进入胸膜腔，呼气时不能排出。

第十四节　阻塞性睡眠呼吸暂停低通气综合征

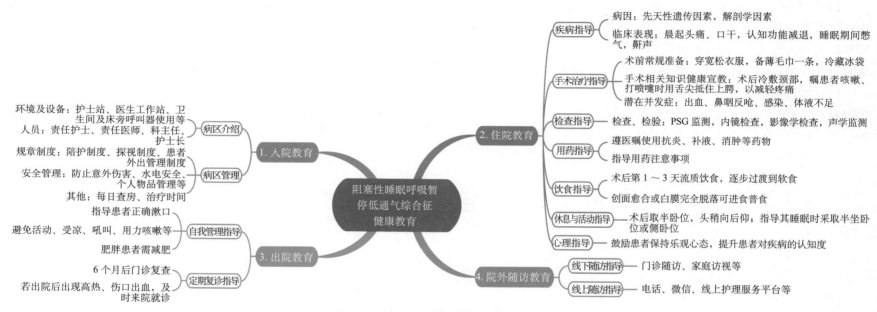

阻塞性睡眠呼吸暂停低通气综合征健康教育思维导图

【定义】阻塞性睡眠呼吸暂停低通气综合征（OSAHS）是指每晚 7 小时睡眠过程中呼吸暂停反复发作 30 次以上或者睡眠呼吸暂停低通气指数（AHI）≥ 5 次 / 小时并伴有嗜睡等临床症状。呼吸暂停是指睡眠过程中口鼻呼吸完全停止 10 秒以上。低通气是指睡眠过程中呼吸气流强度（幅度）较基础水平降低 50% 以上，并伴有血氧饱和度基础水平下降 ≥ 4%。睡眠呼吸暂停低通气指数是指每小时睡眠时间内呼吸暂停加低通气的次数。

【病因】OSAHS 的直接发病机制是上气道的狭窄和阻塞，但其发病并非简单的气道阻塞，实际上是上气道塌陷，并伴有呼吸中枢神经调节因素障碍。引起上气道狭窄和阻塞的原因很多，包括鼻中隔偏曲、扁桃体肥大、软腭过长、下颌弓狭窄、下颌后缩畸形、颞下颌关节强直、少数情况下出现的两侧关节强直继发的小颌畸形，巨舌症，舌骨后移等。此外，肥胖、上气道组织黏液性水肿，以及口咽或下咽部肿瘤等也可以引起 OSAHS。

【临床特点】 ①打鼾：睡眠中打鼾是由于空气通过口咽部时使软腭振动引起。打鼾意味着气道有部分狭窄和阻塞，打鼾是 OSAHS 的特征性表现。这种打鼾和单纯打鼾不同，音量大，十分响亮；鼾声不规则，时而间断。②白天嗜睡：OSAHS 患者表现为白天乏力或嗜睡。③睡眠中发生呼吸暂停：较重的患者常夜间出现憋气，甚至突然坐起，大汗淋漓，濒死感。④夜尿增多：夜间由于呼吸暂停导致夜尿增多，个别患者出现遗尿。⑤头痛：由于缺氧，患者出现晨起头痛。⑥性格变化和其他系统并发症：包括脾气暴躁、智力和记忆力减退及性功能障碍等，严重者可引起高血压、冠心病、糖尿病和脑血管疾病。

【临床类型】 临床分类有中枢性、低通气、阻塞性及混合型的睡眠呼吸暂停综合征。①中枢性指胸腹呼吸运动停止，但口鼻气流仍然存在；②阻塞性指上呼吸道阻塞导致的睡眠呼吸暂停；③混合型指中枢因素和上气道阻塞同时存在。

第 2 章　循环系统疾病

第一节　高　血　压

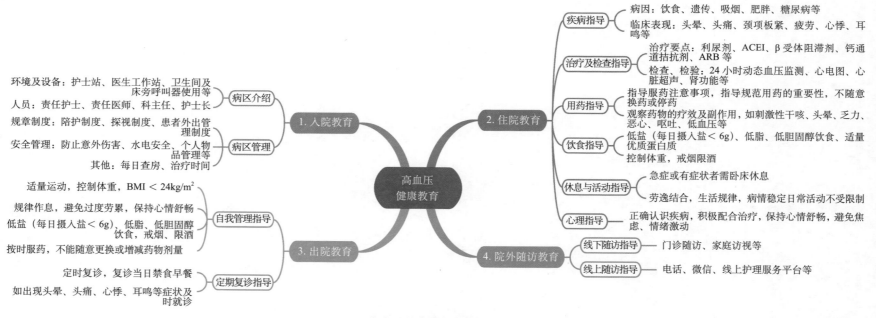

病区介绍
- 环境及设备：护士站、医生工作站、卫生间及床旁呼叫器使用等
- 人员：责任护士、责任医师、科主任、护士长
- 规章制度：陪护制度、探视制度、患者外出管理制度

病区管理
- 安全管理：防止意外伤害、水电安全、个人物品管理等
- 其他：每日查房、治疗时间

1. 入院教育

自我管理指导
- 适量运动，控制体重，BMI < 24kg/m²
- 规律作息，避免过度劳累，保持心情舒畅
- 低盐（每日摄入盐 < 6g）、低脂、低胆固醇饮食，戒烟、限酒
- 按时服药，不能随意更换或增减药物剂量

定期复诊指导
- 定时复诊，复诊当日禁食早餐
- 如出现头晕、头痛、心悸、耳鸣等症状及时就诊

3. 出院教育

高血压健康教育

2. 住院教育

疾病指导
- 病因：饮食、遗传、吸烟、肥胖、糖尿病等
- 临床表现：头晕、头痛、颈项板紧、疲劳、心悸、耳鸣等

治疗及检查指导
- 治疗要点：利尿剂、ACEI、β受体阻滞剂、钙通道拮抗剂、ARB 等
- 检查、检验：24 小时动态血压监测、心电图、心脏超声、肾功能等

用药指导
- 指导服药注意事项，指导规范用药的重要性，不随意换药或停药
- 观察药物的疗效及副作用，如刺激性干咳、头晕、乏力、恶心、呕吐、低血压等

饮食指导
- 低盐（每日摄入盐 < 6g）、低脂、低胆固醇饮食、适量优质蛋白质
- 控制体重，戒烟限酒

休息与活动指导
- 急症或有症状者需卧床休息
- 劳逸结合，生活规律，病情稳定日常活动不受限制

心理指导
- 正确认识疾病，积极配合治疗，保持心情舒畅，避免焦虑、情绪激动

4. 院外随访教育

线下随访指导
- 门诊随访、家庭访视等

线上随访指导
- 电话、微信、线上护理服务平台等

高血压健康教育思维导图

【定义】 高血压是以体循环动脉压升高为主要临床表现的心血管综合征，可分为原发性高血压（essential hypertension）和继发性高血压（secondary hypertension）。原发性高血压，又称高血压病，是心脑血管疾病最重要的危险因素，常与其他心血管危险因素共存，可损伤重要脏器，如心、脑、肾的结构和功能，最终导致这些器官的功能衰竭。

【流行病学】 中国高血压调查的最新数据显示，2012—2015 年我国成人高血压患病率为 27.9%，也就是说每 3 个成人中就有约 1 例高血压患者，同时患病率趋势总体还在逐渐增高。患病率随年龄增长而上升，目前逐渐趋于年轻化。我国高血压患者总体知晓率、治疗率和控制率分别低于 51.6%、45.8% 和 16.8%。

【病因】 ①原发性高血压：为多因素，尤其是遗传因素和环境因素交互作用的结果，但是遗传因素与环境因素具体通过何种途径升高血压尚不明确。基础和临床研究表明，高血压不是一种同质性疾病，不同个体间病因和发病机制不尽相同；其次，高血压病程较长，进展一般较缓慢，不同阶段始动、维持和加速机制不同，各种发病机制间也存在交互作用。②继发性高血压：由某些确定的疾病或病因引起的血压升高，约占所有高血压的 5%。继发性高血压尽管所占比例并不高，但绝对人数仍相当较多，如原发性醛固酮增多症、嗜铬细胞瘤、肾血管性高血压、肾素分泌瘤等。

【临床特点】 ①起病隐匿，病情发展缓慢，常在体检时发现；②早期血压时高时低，受精神、情绪、生活变化影响明显；③血压持续高水平时可有头痛、头晕、头颈部疼痛等；④长期高血压可引起心、脑、肾和眼底的改变；⑤精神、情绪变化，失眠、耳鸣、日常生活能力下降、生活懒散、易疲倦、厌倦外出和体育活动、易怒、神经质等。

【临床类型】 临床上可分为两类。①原发性高血压：是一种以血压升高为主要临床表现而病因尚未明确的独立疾病；②继发性高血压：又称症状性高血压，在这类疾病中病因明确，高血压仅是该种疾病的临床表现之一，血压可暂时性或持久性升高。

第二节　快速型心律失常

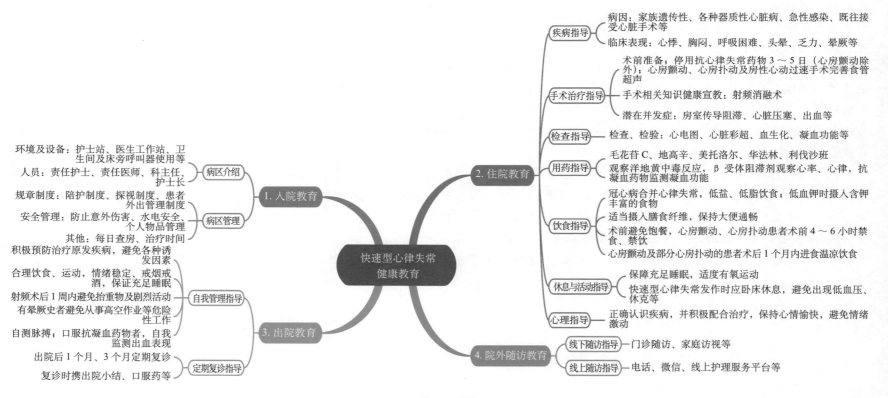

快速型心律失常健康教育思维导图

【定义】心律失常（arrhythmia）是指心脏冲动的频率、节律、起源部位、传导速度或激动次序的异常。快速型心律失常是指心律失常发生时心率快，包括窦性心动过速（心率＞ 100 次 / 分）、房性心动过速、心房扑动、心房颤动、室性心动过速、心室扑动和心室颤动。

【病因】①窦性心动过速：是人体生理性或病理性反应、应激反应的表现；②房性心动过速：冠心病、慢性阻塞性肺疾病（COPD）、洋地黄中毒、大量饮酒、代谢障碍均可为致病原因；③心房扑动：多发生于心脏病，如风湿性心脏病、冠心病、高血压心脏病、先天性心脏病及修补术后心肌病等；④心房颤动：常发生于器质性心脏病、如冠心病、高血压心脏病、风湿性心脏病等；⑤室性心动过速：常发生于各种器质性心脏病，如冠心病、心肌梗死、心肌病、心力衰竭等；⑥心室扑动和心室颤动：常见于缺血性心肌病。

【临床特点】①窦性心动过速：可无症状。②房性心动过速：患者可有心悸、胸闷、头晕、胸痛、呼吸困难、乏力等症状。③心房扑动：心室率不快时可无症状，心室率快可引起心悸、胸闷、呼吸困难、头晕等症状，低血压时可诱发心绞痛与心力衰竭。④心房颤动：症状轻重受心室率快慢的影响，心室率不快时可无症状，但多数患者有心悸、胸闷、气促，心室率过快导致低血压时，可诱发心绞痛或心力衰竭。⑤室性心动过速：临床症状的轻重视发作时心室率、持续时间、基础心脏病变和心功能状态不同而异。非持续性室性心动过速患者通常无症状，持续性室性心动过速常伴明显血流动力学障碍与心肌缺血。临床上可出现气促、少量低血压、晕厥、心绞痛等。⑥心室扑动与心室颤动：表现意识丧失、抽搐、呼吸停止甚至死亡，触及大动脉搏动消失，听诊心音消失，血压无法测到。

【临床类型】①窦性心动过速；②房性心动过速；③心房扑动；④心房颤动；⑤室性心动过速；⑥心室扑动与心室颤动。

第三节　缓慢型心律失常

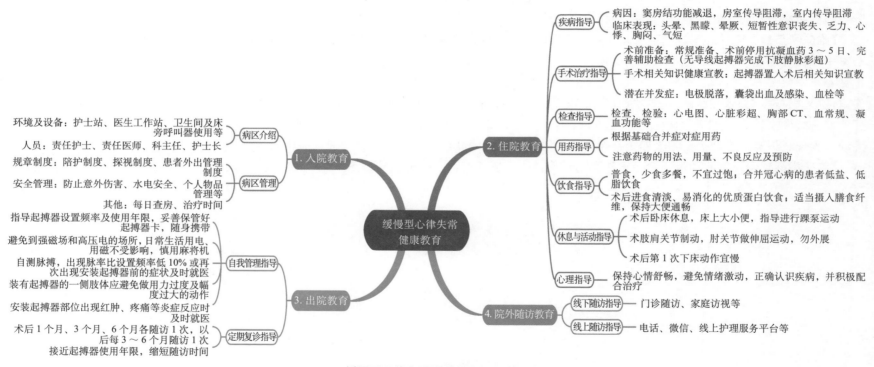

病区介绍
环境及设备：护士站、医生工作站、卫生间及床旁呼叫器使用等
人员：责任护士、责任医师、科主任、护士长

病区管理
规章制度：陪护制度、探视制度、患者外出管理制度
安全管理：防止意外伤害、水电安全、个人物品管理等
其他：每日查房、治疗时间

1. 入院教育

自我管理指导
指导起搏器设置频率及使用年限，妥善保管好起搏器卡，随身携带
避免到强磁场和高压电的场所，日常生活用电、用磁不受影响，慎用麻将机
自测脉搏，出现脉率比设置频率低 10% 或再次出现安装起搏器前的症状及时就医
装有起搏器的一侧肢体应避免做用力过度及幅度过大的动作
安装起搏器部位出现红肿、疼痛等炎症反应时及时就医

定期复诊指导
术后 1 个月、3 个月、6 个月各随访 1 次，以后每 3～6 个月随访 1 次
接近起搏器使用年限，缩短随访时间

3. 出院教育

缓慢型心律失常健康教育

2. 住院教育

疾病指导
病因：窦房结功能减退，房室传导阻滞，室内传导阻滞
临床表现：头晕、黑矇、晕厥、短暂性意识丧失、乏力、心悸、胸闷、气短

手术治疗指导
术前准备：常规准备、术前停用抗凝血药 3～5 日、完善辅助检查（无导线起搏器完成下肢静脉彩超）
手术相关知识健康宣教：起搏器置入术后相关知识宣教
潜在并发症：电极脱落、囊袋出血及感染、血栓等

检查指导
检查、检验：心电图、心脏彩超、胸部 CT、血常规、凝血功能等

用药指导
根据基础合并症对症用药
注意药物的用法、用量、不良反应及预防

饮食指导
普食，少食多餐，不宜过饱；合并冠心病的患者低盐、低脂饮食
术后进食清淡、易消化的优质蛋白饮食；适当摄入膳食纤维，保持大便通畅

休息与活动指导
术后卧床休息，床上大小便，指导进行踝泵运动
术肢肩关节制动，肘关节做伸屈运动，勿外展
术后第 1 次下床动作宜慢

心理指导
保持心情舒畅，避免情绪激动，正确认识疾病，并积极配合治疗

4. 院外随访教育
线下随访指导
门诊随访、家庭访视等
线上随访指导
电话、微信、线上护理服务平台等

缓慢型心律失常健康教育思维导图

【定义】缓慢型心律失常是指心律失常发生时心率慢，包括窦性心动过缓（心率＜ 60 次 / 分）、窦性停搏、窦房传导阻滞、病态窦房结综合征、房室传导阻滞、室内传导阻滞。

【病因】①窦性心动过缓：常见于健康的青年人、运动员及睡眠状态。②窦性停搏：多见于窦房结变性与纤维化、急性下壁心肌梗死、脑血管意外等病变。③病态窦房结综合征：纤维化与脂肪浸润、硬化与退行性变、淀粉样变性等均可损害窦房结，导致窦房结起搏与窦房传导功能障碍。④窦房传导阻滞：病因同病态窦房结综合征。⑤房室传导阻滞：部分健康的成年人、儿童及运动员可发生一度或二度Ⅰ型房室传导阻滞。冠心病、急性心肌梗死、冠状动脉痉挛、心肌炎等也可导致房室传导阻滞。⑥室内传导阻滞：以右束支传导阻滞较为常见，可发生于风湿性心脏病、先天性心脏病、房间隔缺损、高血压、冠心病和肺源性心脏病等。

【临床特点】①窦性心动过缓：一般无症状。②窦性停搏：过长时间的窦性停搏（＞3秒）且无逸搏发生时，患者可出现黑矇、短暂意识障碍或晕厥、阿-斯综合征，甚至死亡。③病态窦房结综合征：患者出现发作性头晕、黑矇、心悸、乏力和运动耐力下降、心绞痛、心力衰竭、短暂意识障碍或晕厥，甚至猝死。④窦房传导阻滞：可出现逸搏心律。⑤房室阻滞：一度房室传导阻滞患者通常无症状。二度房室传导阻滞可有心悸症状，也可无症状。三度房室传导阻滞症状取决于心室率的快慢与伴随病变，有疲倦、乏力、头晕、晕厥、心绞痛、心力衰竭症状。房室传导阻滞心室率过慢导致脑缺血，患者可出现阿-斯综合征，严重者可致猝死。⑥室内传导阻滞：单支、双支传导阻滞通常无临床症状。

【临床类型】①窦性心动过缓；②窦性停搏；③病态窦房结综合征；④窦房传导阻滞；⑤房室传导阻滞；⑥室内传导阻滞。

第四节　心力衰竭

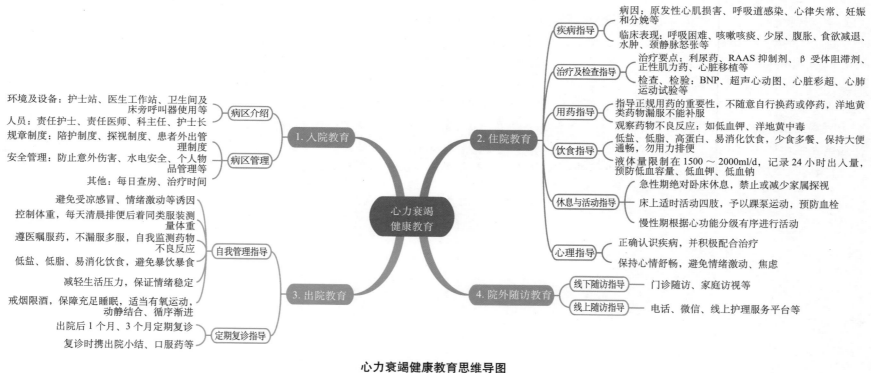

心力衰竭健康教育思维导图

【定义】心力衰竭简称心衰，是各种心脏结构或功能性疾病导致心室充盈和（或）射血功能受损，心排血量不能满足机体组织代谢需要，以肺循环和（或）体循环淤血、器官组织血液灌注不足为临床表现的一组综合征，主要表现为呼吸困难、体力活动受限和体液潴留。

【病因】心肌损害、高血压、主动脉瓣狭窄、肺动脉高压、肺动脉瓣狭窄、心脏瓣膜关闭不全、先天性心脏病、甲状腺功能亢进症、慢性贫血等。呼吸道感染是最常见、最重要的诱因，心律失常、过度劳累、情绪激动、妊娠和分娩等也是其常见诱因。

【分类】 ①按心力衰竭发生部位分类：左心衰竭、右心衰竭、全心衰竭；②按心力衰竭发生速度分类：急性心力衰竭、慢性心力衰竭；③按心力衰竭的性质分类：收缩性心力衰竭、舒张性心力衰竭；④按左室射血分数分类：射血分数降低的心力衰竭、射血分数保留的心力衰竭、射血分数中间值的心衰；⑤按心脏泵血能力的变化分类：低心排血量心力衰竭、高心排血量心力衰竭。

【流行病学】 我国心血管疾病现患人数约 3.3 亿，其中心力衰竭为 890 万，住院心力衰竭患者的病死率为 4.1%，出院后再入院率为 30%，预计未来 20 年内，心力衰竭患病率将增加 25%。根据 2020 年中国心力衰竭医疗质量控制报告，心力衰竭患者平均年龄为（67±14）岁，男性占 60.8%，瓣膜性心脏病所占比例逐年下降，高血压（56.3%）、冠心病（48.3%）成为目前我国心力衰竭患者的主要病因。感染是心力衰竭发作的首要原因，其次为心肌缺血和劳累。射血分数降低、射血分数中间值和射血分数保留的心力衰竭分别占 40.2%、21.8% 和 38.0%。

【临床特点】 ①左心衰竭：以肺循环淤血和心排血量降低为主要表现。其特点如下：a. 呼吸困难，可表现为劳力性呼吸困难、夜间阵发性呼吸困难或端坐呼吸；b. 咳嗽、咳痰和咯血，白色浆液性泡沫状痰为特点，偶可见痰中带血丝，严重者可表现为粉红色泡沫痰。②右心衰竭：以体循环淤血为主要表现。其特点如下：a. 水肿，为对称性、下垂性、凹陷性水肿；b. 肝颈静脉回流征阳性。

第五节 心脏瓣膜病

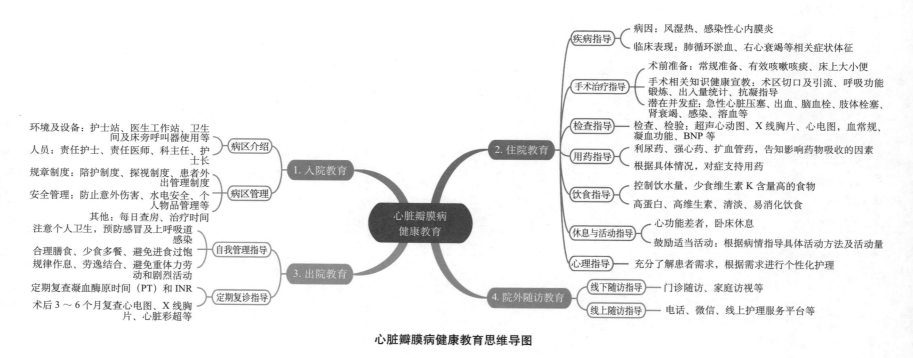

心脏瓣膜病健康教育思维导图

【定义】心脏瓣膜病是各种原因 [炎症粘连和纤维化、缺血坏死、黏液瘤样变性、钙质沉着或先天发育畸形等引起的心脏瓣膜（瓣叶、腱索、乳头肌、瓣环或瓣结构相关的心室壁）解剖结构或功能上的异常，造成单个或多个瓣膜急性或慢性狭窄和（或）关闭不全] 导致心脏血流动力学显著变化，并出现一系列的临床症候群。心脏瓣膜病是常见的后天性心脏病之一，约占我国心脏外科患者的 30%，最常见的是风湿性瓣膜病（rheumatic valvular heart disease），简称风心病。随着我国人口老龄化进程加速，老年退行性瓣膜病也越来越受到重视。

【病因】瓣膜病的常见病因有风湿性心脏病、先天性瓣膜畸形、瓣膜退行性病变、结缔组织病、感染性心内膜炎、冠心病、左心室扩大等。

【临床特点】①风湿性瓣膜病仍是我国瓣膜性心脏病的主要病因，而退行性瓣膜病的患病人数近几年明显增加。我国瓣膜性心脏病患者中，55.1% 为风湿性瓣膜病变，21.3% 为退行性瓣膜病变。②主动脉瓣狭窄者，可见劳力性呼吸困难、心绞痛、劳力性晕厥、血栓栓塞等表现；主动脉瓣关闭不全者，可见心悸、呼吸困难、胸痛、晕厥、疲乏等表现；二尖瓣狭窄者，可见呼吸困难、咳嗽、咯血、胸痛、血栓栓塞等表现；二尖瓣关闭不全者，严重者可见劳力性呼吸困难、端坐呼吸、咯血、活动耐力下降等表现。

【临床类型】根据病因分为以下类型：风湿性心脏瓣膜病、退行性心脏瓣膜病、感染性心脏瓣膜病等。

第六节 冠状动脉粥样硬化性心脏病

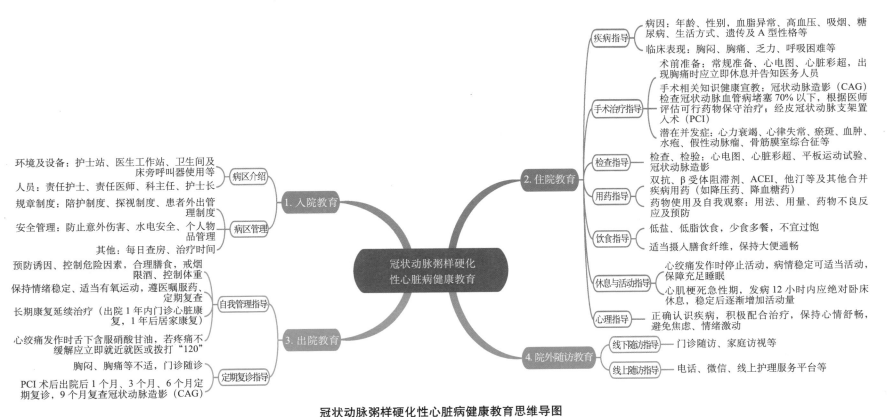

冠状动脉粥样硬化性心脏病健康教育思维导图

【定义】冠状动脉粥样硬化性心脏病指冠状动脉粥样硬化使血管腔狭窄和阻塞，导致心肌缺血缺氧或坏死而引起的心脏病，简称冠心病（CHD）。冠心病是动脉粥样硬化导致器官病变最常见的类型，近年来发病率逐渐增高，已成为严重威胁人类健康的疾病之一。

【流行病学】冠心病多发于 40 岁以上成年人，男性发病早于女性，近年来有年轻化趋势。根据 2013 年国家卫生服务数据调查，城市 15 岁及以上人口冠心病患病率为 1.23%，农村为 0.81%，随年龄增长发病率显著增加，60 岁及以上人群发病率为 2.78%。近年来虽然采取了诸多的预防及治疗措施，但冠心病死亡率仍呈上升趋势。由于农村人口饮食结构变化及防治水平较低，其发病率与死亡率已高于城市人口。根据《2018 中国卫生健康统计年鉴》提供的数据，2017 年中国城市居民冠心病死亡率为 115.32/10 万，农村居民冠心病死亡率为 122.04/10 万，农村地区高于城市地区。

【病因】病因尚未完全明确。研究表明，本病是在多种因素作用下不同环节所致的冠状动脉粥样硬化，这些因素亦称为危险因素。主要危险因素包括年龄、性别、血脂异常、高血压、吸烟、糖尿病、肥胖、家族史、A 型性格、口服避孕药等。

【临床分型】动脉粥样硬化过程的动态性变化导致冠心病出现多种临床表现类型。1979 年世界卫生组织将其分为 5 型：①隐匿型或无症状性冠心病；②心绞痛；③心肌梗死；④缺血性心肌病；⑤猝死。近年来通常按发病机制、临床表现和治疗原则不同，分为急性冠脉综合征（ACS）和慢性冠脉综合征（CCS）。前者包括不稳定型心绞痛（USAP）、非 ST 段抬高心肌梗死（NSTEMI）和 ST 段抬高心肌梗死（STEMI）；后者包括稳定型心绞痛、缺血性心肌病、隐匿型冠心病和 ACS 后稳定的病程阶段。

第七节 先天性心脏病

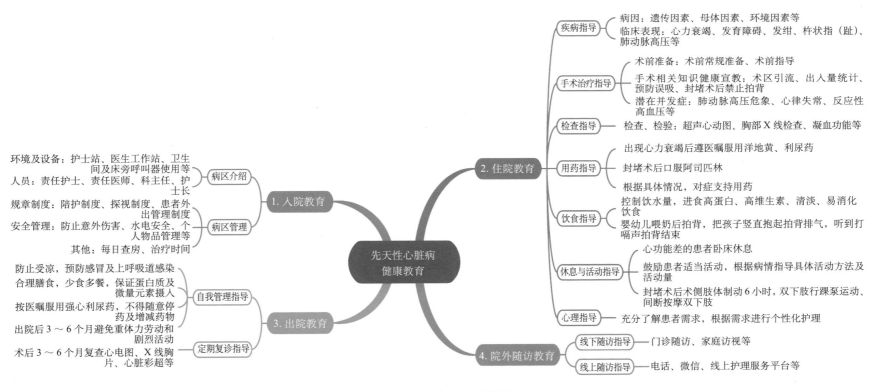

先天性心脏病健康教育思维导图

【定义】先天性心脏病（congenital heart disease，CHD）是指在胚胎发育时期由于心脏及大血管的形成障碍或发育异常而引起的解剖结构异常，或出生后应自动关闭的通道未能闭合（在胎儿属正常）的情形，是居首位的最常见的一种先天畸形，占我国常见出生缺陷的1/3。

【病因】 其发生与胎儿发育的宫内环境因素、母体情况和遗传基因有关。

【临床特点】 ①我国先天性心脏病的发病率在 9‰ 左右，每年 15 万～ 20 万例 CHD 患儿出生，其中约 25% 患儿属于复杂先天性心脏病。②左向右分流型表现为分流量较小，大多数不出现症状；分流量较大，早期可出现反复上呼吸道感染、咳嗽、发热、体格生长发育迟缓、充血性心力衰竭，晚期可出现肺动脉高压；右向左分流型表现为不同程度的发绀为主要症状，杵状指（趾）、气促、运动耐力差、法洛四联症可见"靴形心"。

【临床类型】 根据左、右两侧心腔及大血管之间有无分流可将其分为 3 类。①左向右分流型（潜伏发绀型）：在心房、心室和大动脉之间存在异常通道，早期由于体循环压力高于肺循环，血液从左向右分流患者无发绀；当剧烈哭闹、屏气或病情发展到晚期，导致肺动脉或右心室压力增高并超过左心压力时，血液自右向左分流而出现发绀，如动脉导管未闭、房间隔缺损和室间隔缺损等。②右向左分流型（发绀型）：由于心脏解剖结构异常，如右心室流出道狭窄，致使右心压力增高并超过左心，使血流从右向左分流；或因大动脉起源异常，使大量静脉血流入体循环，患者出现持续性发绀，如法洛四联症和完全性大动脉转位等。③无分流型（非发绀型）：心脏左、右两侧或动、静脉之间无异常通路或分流，患者一般无发绀，如肺动脉或主动脉狭窄、先天性主动脉瓣或二尖瓣狭窄等。根据 2018 年美国成人先天性心脏病指南中，根据解剖及病理生理复杂程度分为简单、中度复杂、非常复杂。

第八节 缩窄性心包炎

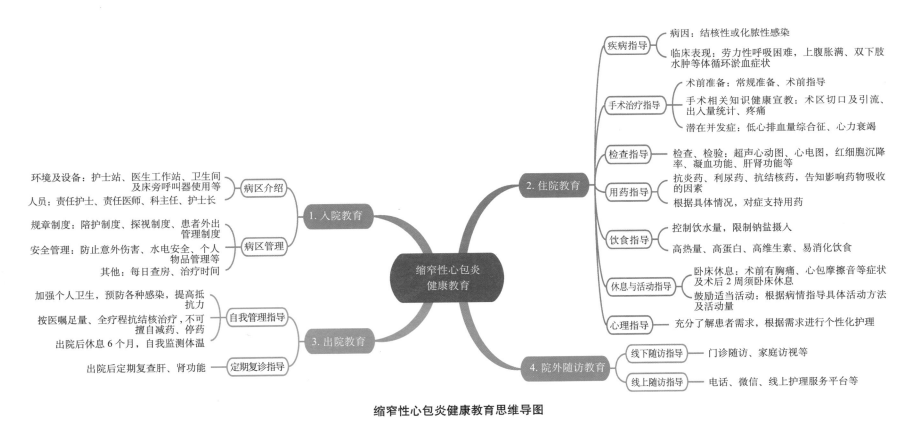

缩窄性心包炎健康教育思维导图

【定义】缩窄性心包炎是由于心包壁层及脏层的慢性炎症病变，导致心包增厚、粘连甚至钙化，使心脏舒张期充盈受限，从而降低心脏功能，造成全身血液循环障碍的疾病。正常心包腔分为脏层和壁层，壁层正常厚度一般≤2mm，心包病变常可累及心外膜下心肌，严重时导致心肌萎缩、纤维变性、脂肪浸润和钙化、心包脏层和壁层广泛粘连，心包增厚一般为 0.3 ～ 0.5cm，甚至 1cm 或以上。

【病因】可大致分为结核性、外伤性、化脓性、放射性及非特异性等。结核性为目前我国缩窄性心包炎的首要病因，非特异性为发达国家最常见的病因。

【临床特点】①由于部分患者起病隐匿，几个月或几年后才开始有临床表现，且临床症状缺乏特异性，易漏诊、误诊，有报道漏诊率高达27%～49%。②继发全身血液循环障碍，几乎所有病例均有不同程度的乏力和劳力性呼吸困难；97%的病例有下肢水肿及颈静脉充盈，77%的病例有胸腔积液，64%的病例有肝大；此外全身水肿、腹水、胸痛、咳嗽及发热等也是常见的临床表现。③有血压低、脉搏快、1/3出现奇脉、30%合并心房颤动、静脉压明显升高、黄疸、肺底湿啰音、心脏视诊见收缩期心尖回缩、触诊有舒张期搏动撞击感、叩诊心浊音正常或扩大等体征。④一般不出现夜间阵发性呼吸困难和端坐呼吸。

【临床类型】①按病因分型：可分为结核性缩窄性心包炎、外伤性缩窄性心包炎、化脓性缩窄性心包炎、放射性缩窄性心包炎及非特异性缩窄性心包炎等类型；②按发病时间长短分型：在一年内发生缩窄称为急性缩窄性心包炎，超过一年称为慢性缩窄性心包炎。

第九节　主动脉夹层

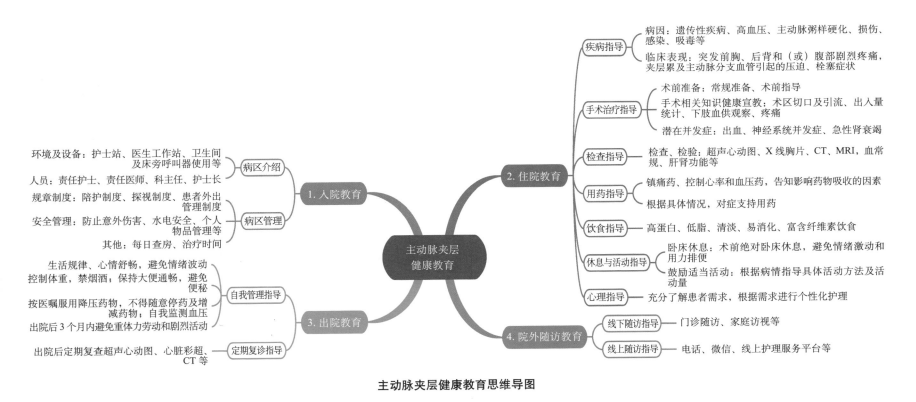

主动脉夹层健康教育思维导图

【定义】主动脉夹层指主动脉腔内的血液通过主动脉内膜撕裂口进入主动脉中膜，沿主动脉长轴方向扩展，形成主动脉壁真假两腔分离的病理状态，并沿着主动脉壁纵轴延伸剥离的严重心血管疾病。具有起病急、病情重、死亡率高的发病特点。主要致死原因为主动脉夹层破裂至胸腔、腹腔及心包腔，导致进行性纵隔或腹膜后出血、急性心肌梗死、急性肾衰竭等。

【病因】主要与以下因素有关。①高血压：约 80% 的主动脉夹层患者合并有高血压；②遗传性疾病：如马方综合征、Turner 综合征等；

③先天性心血管畸形：先天性主动脉缩窄和主动脉瓣畸形；④主动脉壁中层退行性变；⑤损伤：包括创伤性损伤和医源性损伤。

【临床特点】①好发于 50～70 岁男性，男女比约为 3：1，是致命性心血管急危重症，48 小时内病死率可高达 50%。发病有相对时间规律，一年之内冬季易发，一天之内上午 6～10 时和下午 3 时易发。②急性起病，突发胸腹部或腰背部剧烈疼痛，休克和血肿压迫相应的主动脉分叉血管时出现的脏器缺血症状。③以疼痛、血压升高或降低、主动脉夹层动脉瘤破裂等为主要表现。

【临床类型】

（1）De Bakey 分型将本病分为 3 型。① Ⅰ 型：内膜撕裂口位于升主动脉或弓部，夹层病变扩张累及胸、腹主动脉至髂总动脉，即概括整个主动脉的全程；② Ⅱ 型：内膜撕裂位于和夹层病变局限于升主动脉。③ Ⅲ 型：内膜撕裂在左锁骨下动脉远侧，位于主动脉峡部。

（2）Stanford 分型将本病分为 2 型。① Stanford A 型：病变累及升主动脉（相当于 De Bakey Ⅰ 型和 Ⅱ 型），夹层远端可以终止于不同部位，又称近端型，约占全部病例的 2/3；② Stanford B 型：病变始于降主动脉（相当于 De Bakey Ⅲ 型），又称远端型，约占全部病例的 1/3。

第十节 下肢动脉硬化闭塞症

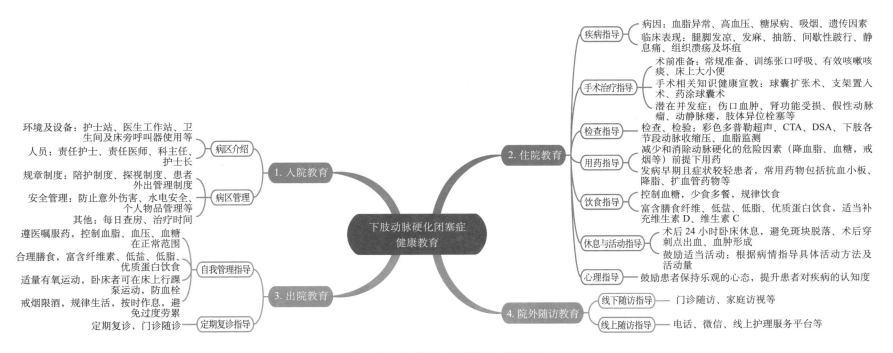

下肢动脉硬化闭塞症健康教育思维导图

【定义】下肢动脉硬化闭塞症是指由于动脉粥样硬化造成的下肢供血动脉内膜增厚、管腔狭窄或闭塞，病变肢体血液供应不足，引起下肢间歇性跛行、皮温降低、疼痛、甚至发生溃疡或坏死等临床表现的慢性进展性疾病，常为全身性动脉硬化血管病变在下肢动脉的表现。

【病因】主要病因是动脉粥样硬化，也有其他特殊病因，如血管闭塞性脉管炎、大动脉炎、外伤等。吸烟与下肢动脉硬化闭塞症的发生明显相关。其次，高龄（＞70 岁）、高血压、糖尿病、高脂血症、高尿酸、高体重、高血液黏度、高精神压力、缺乏体育运动等均是其常见病因。

【临床特点】下肢动脉硬化闭塞症发病的临床特点：①发病率随年龄增长而上升，70 岁以上人群的发病率为 15% ～ 20%。男性发病率略高于女性。②主要症状有间歇性跛行、静息痛等。体征主要有肢端皮温下降、皮肤菲薄、毛发脱落等营养障碍性改变，下肢动脉搏动减弱或消失，动脉收缩压下降，肢体溃疡、坏疽等。③大部分早期病例没有间歇性跛行等典型肢体缺血症状，有时仅表现为下肢轻度麻木不适，但是在这部分患者可以检测到动脉功能的异常（如运动后踝肱指数降低），且心血管缺血性事件风险增加。

【临床类型】按照 Fontaine 分类法分为 4 期，包括轻微主诉期、间歇性跛行期、静息痛期、组织坏死期。①轻微主诉期：只会感觉到患肢皮肤温度下降，怕冷，患肢可能会出现轻度麻木，活动后容易疲劳，且肢端容易发生足癣感染。②间歇性跛行期：在行走过程中，由于患肢缺血和缺氧的影响，容易导致消退的肌肉产生痉挛、疼痛、无力等，所以必须停止行走，休息后症状缓解。当再次行走一段距离后以上症状还会出现。③静息痛期：当病情进一步发展，患肢会发生病变，进而导致患肢处于严重的缺血状态，即使在休息时，也会感觉到明显的疼痛、麻木感，严重影响了生活质量。④组织坏死期：患肢病变会进一步发展至闭塞期，由于侧支循环有限，所以会出现营养障碍症状。进而发生溃疡、坏疽，早期溃疡、坏疽都发生在足趾部，而且随着病变的进一步发展，会逐渐向上发展至足部、踝部和小腿。

第十一节　下肢深静脉血栓

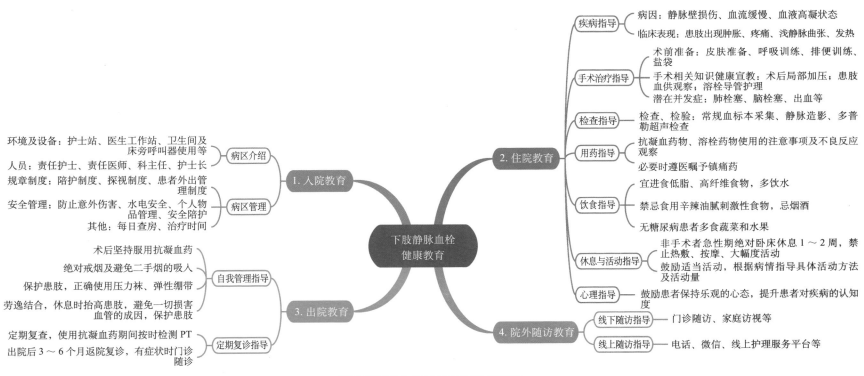

下肢深静脉血栓健康教育思维导图

【定义】深静脉血栓形成是指血液在深静脉内不正常凝固、阻塞管腔，从而导致静脉回流障碍，是常见的血栓类疾病。全身主干静脉均可发病，尤其多见于下肢。急性期，当血栓脱离腿部的静脉，游走到肺，阻塞肺部血管，可形成严重而致命的肺栓塞。

【病因】静脉壁损伤、血流缓慢、血液高凝状态是导致深静脉血栓的 3 个主要因素。①静脉壁损伤：可因静脉输注各种刺激性溶液导致静脉炎，骨折碎片损伤血管，静脉周围的感染病灶等引起静脉壁损伤，启动内源性凝血系统，导致血栓形成；②血流缓慢：常见于手术、肢体制动、长期卧床或久坐者；③血液高凝状态：主要见于肿瘤、产后、长期服用避孕药、创伤、术后等。

【临床特点】主要表现为血栓静脉远端回流障碍症状，可出现肢体肿胀、疼痛、浅静脉曲张、发热等症状。

【临床类型】①上肢深静脉血栓形成；②上、下腔静脉血栓形成；③下肢深静脉血栓形成：最常见，根据血栓形成的解剖部位又分为 3 型，即小腿肌肉静脉丛血栓形成（周围型）、髂股静脉血栓形成（中央型）、全下肢深静脉血栓形成（混合型）。

第3章 血液系统疾病

第一节 再生障碍性贫血

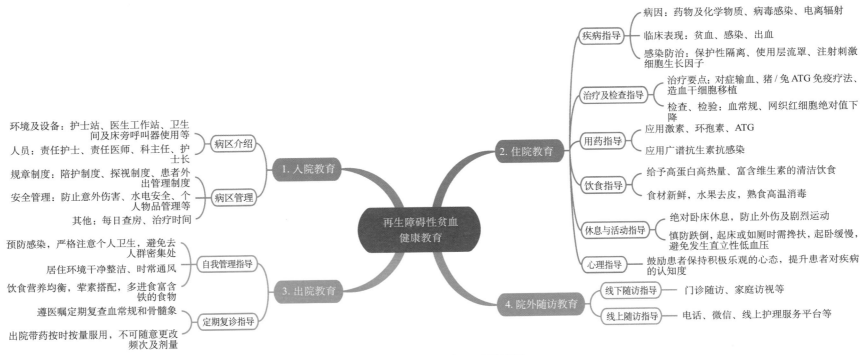

再生障碍性贫血健康教育思维导图

【定义】再生障碍性贫血简称再障，是一种可能由不同病因和发病机制引起的骨髓造血功能衰竭症。主要表现为骨髓造血功能低下，可见进行性贫血、感染、出血和全血细胞减少。

【病因与流行病学】目前 50% 以上的患者无法找到明确的发病原因。与药物及化学物质、病毒感染、电离辐射等因素有关。近年来，多数学者认为，再障的主要发病机制是免疫异常、造血微环境异常与造血干祖细胞的缺陷导致异常免疫损伤的结果；可发生于各年龄段，老年人发病率较高，男、女发病率无差异。

【临床特点】①全血细胞减少；②进行性贫血、出血、感染；③多无肝、脾、淋巴结肿大。

【临床分型】根据患者的病情、血常规、骨髓象及预后，分为重型再障（SAA）和非重型再障（NSAA）。①重型再障：起病急，进展快，病情重，贫血表现为苍白、乏力、头晕、心悸和气短症状进行性加重；出血表现为皮肤出血点、紫癜或大片瘀斑，口腔黏膜有血疱，出现眼结膜出血、鼻出血、牙龈出血等。深部脏器出血时可见呕血、咯血、便血、血尿、阴道出血、眼底出血和颅内出血，后者常危及患者生命。多数患者发热在 39℃ 以上，不易控制，感染以呼吸道感染最常见，其次消化道、泌尿生殖道及皮肤、黏膜等，常合并败血症。②非重型再障：起病和进展较缓慢，贫血、感染和出血的程度较轻，更易控制。

第二节　急性白血病

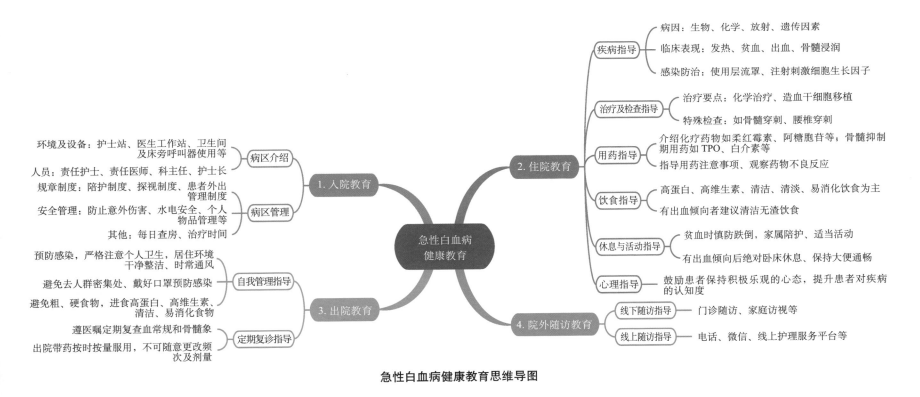

急性白血病健康教育思维导图

【**定义**】白血病是一类造血干细胞的恶性克隆性疾病。其克隆中白血病细胞增殖失控、分化障碍、凋亡受阻，而停滞在细胞发育的不同阶段。在骨髓和其他造血组织中，白血病细胞大量增生累积，并浸润其他器官和组织，而正常造血功能受到抑制，以外周血中出现形态各异、数量不等的幼稚细胞为特征。

【**病因与流行病学**】白血病的病因迄今尚未明确，主要与生物因素、化学因素、放射因素、遗传因素等有关，其他恶性血液肿瘤最终均可能发展为白血病。上述各种因素均可促发遗传基因突变或染色体畸变，而使白血病细胞株形成，联合人体免疫功能的缺陷，使已形成的肿瘤细胞不断增殖，最终导致白血病的发生。白血病的发病率，男性略高于女性，各年龄组均可发病。

【临床特点】本病起病急缓不一，表现各异。急性起病者常表现为持续高热或严重出血，缓慢起病者则多表现为日趋明显的面色苍白、疲乏或轻度出血。部分患者因月经过多或拔牙后出血不止就医时被发现。

【临床表现】①贫血常为首发症状，呈进行性加重，50% 的患者就诊时已为重度贫血。贫血的原因主要是骨髓中白血病细胞极度增生与干扰，造成正常红细胞生成减少。此外，无效红细胞生成、溶血及出血也可导致贫血。②持续发热是白血病最常见的症状和就诊的主要原因之一，50% 以上的患者以发热起病。大多数发热由继发感染导致，但白血病本身也能引起发热，即肿瘤性发热。③几乎所有的患者在整个病程中都有不同程度的出血，出血可发生于全身任何部位，以皮肤瘀点、紫癜、瘀斑，鼻出血、牙龈出血、女性月经量过多常见，严重时发生颅内出血可导致死亡。

第三节　特发性血小板减少性紫癜

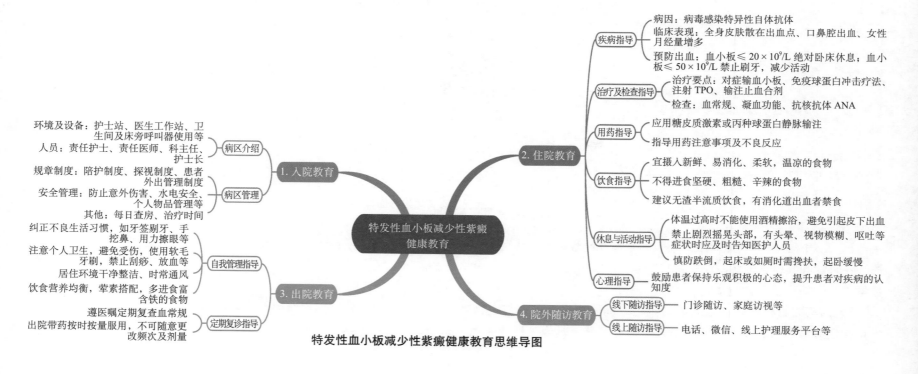

特发性血小板减少性紫癜健康教育思维导图

【定义】特发性血小板减少性紫癜又称原发免疫性血小板减少症，是一种复杂的、多种机制共同参与的获得性自身免疫病，主要是由于患者对自身血小板抗原的免疫失耐受，导致血小板受到免疫性破坏和生成抑制，以致出现程度不等的血小板减少。

【发病机制与流行病学】自身免疫功能紊乱，患者体内出现特异性自身抗体，自身抗体致敏的血小板被单核巨噬细胞系统过度破坏，导致血小板减少；自身抗体损伤巨核细胞或抑制巨核细胞释放血小板，导致血小板生成不足，出现一系列临床表现。发病率为（0.5～1）/万，育龄期女性发病率高于同龄男性，60 岁以上人群发病率增高。

【临床特点】成人起病隐匿，临床以自发性的皮肤、黏膜及内脏出血，血小板计数减少，骨髓巨核细胞发育、成熟障碍等为特征。

【临床表现】①多数患者出血较轻且局限，但易反复发生。主要是皮肤、黏膜的出血，如瘀点、紫癜、瘀斑、外伤后不易止血和（或）牙龈出血、鼻出血等。女性患者常伴有月经量过多，内脏出血较少见。②患者可伴有明显乏力。③因长期出血导致丢失过多，可出现不同程度的贫血。

第四节　多发性骨髓瘤

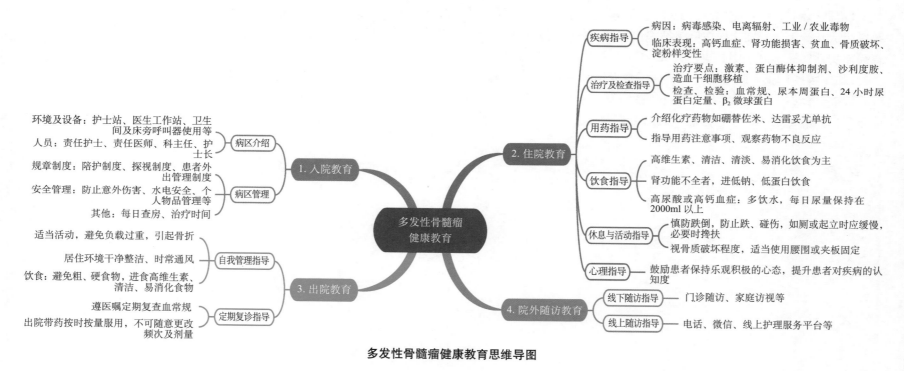

多发性骨髓瘤健康教育思维导图

【定义】多发性骨髓瘤是浆细胞恶性增殖性疾病。骨髓中有大量异常浆细胞克隆性增生，引起广泛骨性骨骼破坏、骨质疏松，血清中出现单克隆免疫球蛋白，正常的多克隆免疫球蛋白合成受到抑制，尿中出现本周蛋白，从而引起不同程度的相关脏器与组织损伤。

【病因】多发性骨髓瘤病因迄今尚未明确，可能与病毒感染、电离辐射、接触工业或农业毒物、慢性抗原刺激及遗传因素等有关。

【临床特点】多发性骨髓瘤起病缓慢，早期可数月至数年无症状。①骨骼损害：暴发性骨痛、病理性骨折和高钙血症；②不同程度的肾损害；③患者易激发各种感染，严重者可发生败血症导致死亡；④ 90% 以上患者会出现不同程度的贫血；⑤不同程度的鼻出血、牙龈出血和皮肤紫癜等；⑥ 2% ～ 5% 的患者有头晕、眩晕、眼花、耳鸣、手指麻木等高黏滞综合征表现；⑦少数患者有舌、腮腺肿大，心脏扩大，腹泻或便秘，皮肤苔藓样变等淀粉样变性现象；⑧神经损害：如胸、腰椎破坏压迫脊髓所致截瘫较常见。

【疾病分型】①一般分型：孤立型、多发型、弥漫型、髓外型、白血病型。②根据免疫球蛋白分型：a. IgG 型，占 50%～60%，易感染，但高钙血症和淀粉样变较少见；b. IgA，占 20%，高钙血症明显，淀粉样变及出血倾向明显，预后差；c. IgD 型，少见，瘤细胞分化较差，易并发浆细胞性白血病，100% 有肾损害的发生，预后差；d. IgM 型，易发生高黏滞血症和雷诺现象；e. 轻链型：病情进展快，骨质破坏严重，易发生肾衰竭和淀粉样变性；f. 不分泌型：见于年轻人，骨髓中幼稚浆细胞增多，有溶骨改变或弥漫性骨质疏松。

第五节 淋 巴 瘤

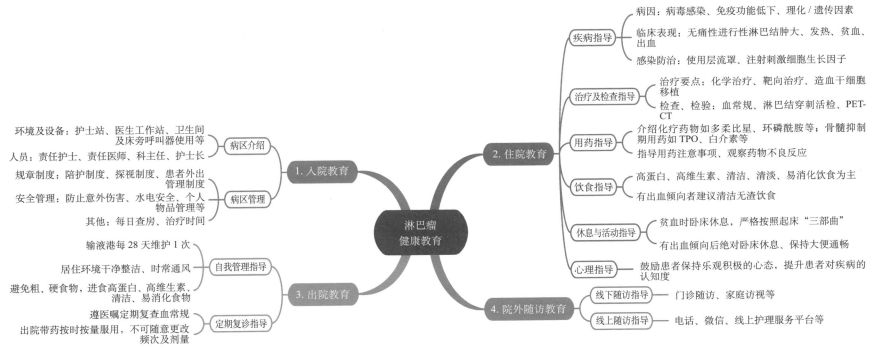

淋巴瘤健康教育思维导图

【定义】淋巴瘤是起源于淋巴结和淋巴组织的恶性肿瘤，其发生大多与免疫应答过程中淋巴细胞增殖分化产生的某种免疫细胞恶变有关。可发生于身体任何部位的淋巴结或结外淋巴组织，通常以实体瘤形式生长于淋巴组织丰富的组织器官中，其中以淋巴结、扁桃体、脾及骨髓等部位最易受累。

【发病机制】淋巴瘤的病因与发病机制尚不清楚。①常见病毒感染，如 EB 病毒；②免疫缺陷与淋巴瘤发病密切相关；③其他因素，如幽门螺杆菌抗原存在与胃黏膜相关性淋巴样组织结外边缘区淋巴瘤发病有密切关系。我国淋巴瘤的发病率占全部恶性肿瘤的 5% 左右，排在恶性肿瘤死亡的第 11 ～ 13 位。

【临床特点】临床上以进行性、无痛性淋巴结肿大和（或）局部肿块为特征，同时伴有相应器官受压迫或浸润受损症状。临床上因组织病理学结果将其分为霍奇金淋巴瘤（HL）和非霍奇金淋巴瘤（NHL）两大类，两者均发生于淋巴组织，但其流行病学、病例特点和临床表现方面明显不同。

【临床表现】HL 多见于青年；NHL 见于各年龄组，随着年龄的增长而发病增多。①多以进行性、无痛性的颈部或锁骨上淋巴结肿大为首发症状，其次是腋下、腹股沟等处的淋巴结肿大；② 30% ～ 40% 的 HL 以原因不明的持续发热为首发症状，很少出现周期热，但 NHL 一般在病变广泛时才发热，多为高热，退热时大汗淋漓可为本病特征之一；③ HL 常伴皮肤瘙痒的特异表现，也可能是唯一的全身症状；④ 17% ～ 20% 的 HL 患者饮酒后，病变局部发生"酒精疼痛"；⑤ NHL 的肿瘤扩散导致组织器官受累，如肝、胃肠道、脊柱、口、鼻咽部等。

第4章 消化系统疾病

第一节 消化性溃疡

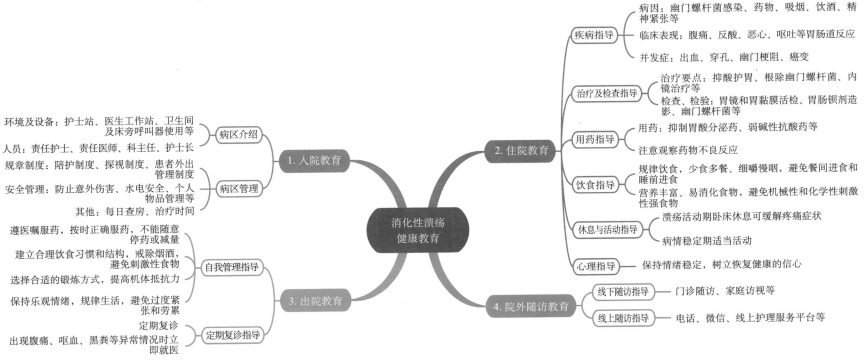

消化性溃疡健康教育思维导图

【定义】消化性溃疡指胃肠道黏膜被自身消化而形成的溃疡，可发生于食管、胃、十二指肠、胃-空肠吻合口附近及含有胃黏膜的Meckel憩室。

【病因】①幽门螺杆菌感染；②胃酸/胃蛋白酶对黏膜自身消化所致；③药物因素：非甾体抗炎药、糖皮质激素、化疗药物等；④其他因素：吸烟、胃十二指肠运动异常、应激等。

【临床特点】①腹痛：上腹部疼痛是本病的主要症状（可为钝痛、灼痛、胀痛甚至剧痛，或呈饥饿样不适感），疼痛部位多位于上腹中部、偏右或偏左；②反酸、嗳气、恶心、呕吐、食欲减退等消化不良症状，也可有失眠、多汗、缓脉等自主神经功能失调表现；③并发症：出血、穿孔、幽门梗阻、癌变。

【临床类型】①胃溃疡：好发于胃角、胃窦、胃小弯，主要表现为餐后疼痛，餐前缓解；②十二指肠溃疡：好发于十二指肠球部，主要表现为空腹疼痛，进餐后缓解，午夜痛多见；③特殊类型的消化性溃疡：无症状性溃疡、老年人消化性溃疡、复合性溃疡、幽门管溃疡、球后溃疡。

第二节　食　管　癌

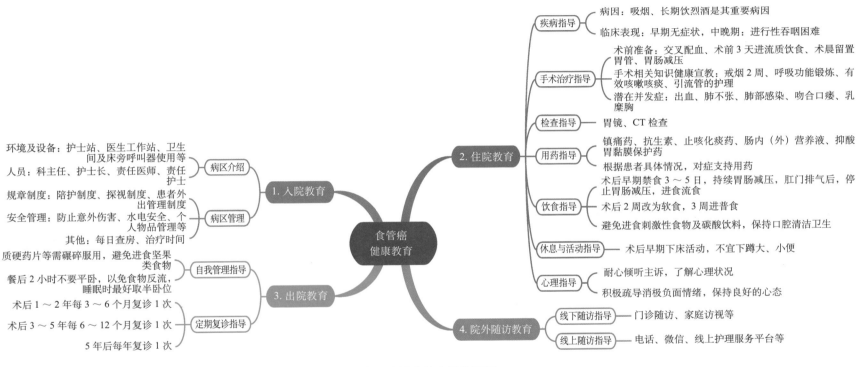

食管癌健康教育思维导图

【定义】食管癌是指从下咽到胃食管结合部位之间上皮来源的癌，是一种常见的上消化道恶性肿瘤，目前被列为全球第八大癌症。全世界每年新发食管癌病例 180 万例，因食管癌死亡约 46 万例，鳞状上皮癌是最常见的食管癌类型，占全球食管癌的 80%。我国每年新发病例约 70 万例，占全球新发病例的 39%，死亡病例高达 27 万例，占全球的 58%，无论是新发病例还是死亡病例均居世界之首。男性发病率高于女性，男女比例（1.3～2.7）：1。发病年龄多在 40 岁以上，以 60～64 岁年龄组发病率最高。

【**病因**】病因至今尚未明确，可能与下列因素有关。①亚硝胺及真菌：亚硝胺是公认的化学致癌物；②营养不良及微量元素缺乏；③饮食习惯；④遗传因素和基因；⑤其他因素。

【**临床特点**】①早期常无明显症状，吞咽粗硬食物时可能偶有不适，包括哽噎感、胸骨后烧灼样、针刺样或牵拉摩擦样疼痛。食物通过缓慢或停滞感、异物感。哽噎、停滞感常通过饮水而缓解或消失。②中晚期进行性吞咽困难、吐黏液痰为其典型症状，先是难以下咽干硬的食物，继而只能进半流食、流食，最后滴水难进。患者逐渐消瘦、贫血、脱水和无力。由于长期不能正常进食最终呈现恶病质状态；若有肝、脑等脏器转移，可出现黄疸、腹水、昏迷等状态。

【**临床类型**】我国食管癌绝大多数为鳞状上皮癌，占 80% 以上；美国和欧洲食管腺癌占 70% 以上。以中胸段食管癌最多，其次为下胸段，上胸段少见。贲门部腺癌可向上延伸累及食管下段。按病理形态，中晚期食管癌可分为以下 4 型：①髓质型；②蕈伞型；③溃疡型；④缩窄型。

第三节 上消化道出血

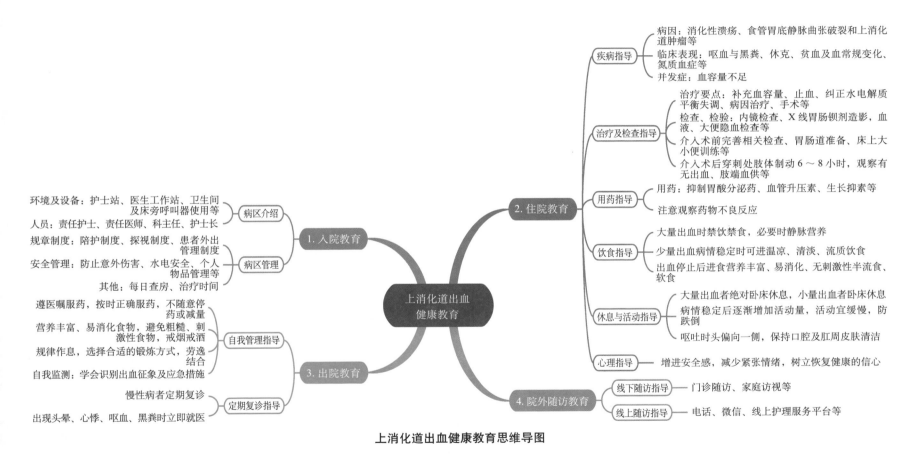

上消化道出血健康教育思维导图

【定义】上消化道出血是指屈氏韧带以上的消化道，包括食管、胃、十二指肠、胰、胆道病变引起的出血，以及胃空肠吻合术后的空肠病变出血。

【病因】常见的有消化性溃疡、急性胃黏膜损害、食管胃底静脉曲张破裂出血、胃癌、食管贲门撕裂综合征等消化系统疾病，也包括血液病、尿毒症、血管性疾病等全身性疾病。

【临床特点】①呕血与黑粪（特征性表现）；②失血性周围循环衰竭：头晕、心悸、乏力、出汗、口渴、晕厥；③大量出血后，多数患者在 24 小时内出现发热，一般不超过 38.5℃，可持续 3 ~ 5 天；④氮质血症：血中尿素氮浓度增高；⑤上消化道大量出血后，均有急性失血性贫血。

【临床类型】根据病因可分为以下类型：①上胃肠道疾病致上消化道出血；②门静脉高压引起食管胃底静脉曲张破裂或门静脉高压性胃病致上消化道出血；③胃肠道邻近器官或组织的疾病致上消化道出血；④全身性疾病致上消化道出血。

第四节 胃 脘 痛

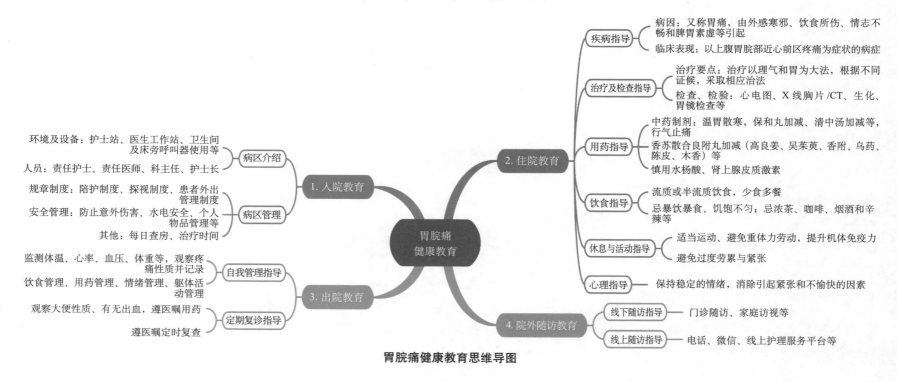

胃脘痛健康教育思维导图

【**定义**】胃脘痛又称胃痛，是由外感邪气、内伤、饮食、情志、脏腑功能失调等导致气机郁滞，胃失所养，以上腹胃脘部近歧骨（剑突）处疼痛为主症的病证。

【**病因**】①病邪犯胃：外感寒邪或过食生冷，皆使胃寒而痛；饮食不节，可以发生热痛或食痛。②肝胃不和：忧郁恼怒伤肝，肝气失于疏泄，横逆犯胃而致胃脘疼痛。③脾胃虚寒：素体虚弱，劳倦过度，饥饱失常，久病不愈，使中气虚寒而痛。

【**临床特点**】以中上腹痛为主，良恶性溃疡在症状上无明显区别，可能与所选病例局限于胃角有关，波及胃窦的溃疡因靠近幽门易引起梗阻，症状较重而局限于胃角的溃疡则症状较轻；胃角处于胃酸较高的环境中，与胃酸接触机会较多，有利于溃疡的形成。而溃疡边缘经过反复退化及再生，可能形成病理性增生，进而产生恶变，主要为管状腺癌，其次为低分化腺癌。

【**临床类型**】中医学者按照胃脘痛的病因、发病性质、部位等特点将其分为胃阴亏耗、寒邪客胃、肝气犯胃、湿热中阻、脾胃虚寒、饮食伤胃、瘀血停胃等不同证型，近年来收治的胃痛患者中，常见的为饮食伤胃、肝气犯胃、湿热中阻、脾胃虚寒等证型。

第五节　胃　　癌

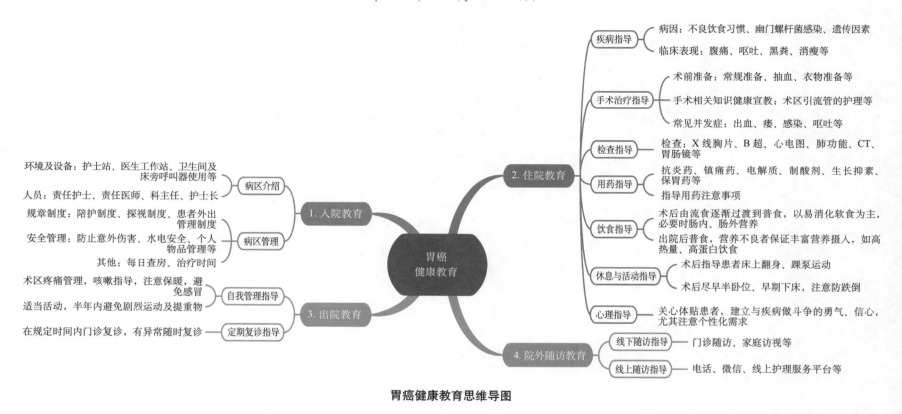

胃癌健康教育思维导图

【定义】胃癌是指原发于胃的上皮源性恶性肿瘤。全球每年新发 120 万，中国约占 40%，在我国各种恶性肿瘤中发生率、死亡率均位居第三。我国早期胃癌占比很低，仅约 20%，大多发现时已经是进展期，总体 5 年生存率不足 50%。随着胃镜检查的普及，早期胃癌比例逐渐增高。

【病因】胃癌的病因尚未完全清楚，目前认为与环境地域、饮食习惯、幽门螺杆菌感染、癌前疾病和癌前病变、遗传和基因等因素有关。

【临床特点】早期胃癌常无特异性症状，随着病情的进展可出现胃炎、胃溃疡的症状，如上腹部隐痛、嗳气、反酸、进食后饱胀、恶心等消化道症状。进展期除了上述症状外，常出现体重减轻、贫血、乏力，胃部疼痛，恶心、呕吐，出血、黑粪，腹泻等。晚期可出现严重消瘦、贫血、水肿、发热、黄疸、恶病质等。早期无明显体征，进展期乃至晚期可出现上腹部深压痛、上腹部肿块、胃肠梗阻、腹水征、锁骨上淋巴结肿大、直肠前窝肿物、脐部肿块等。

【临床类型】 根据发展所处的阶段可以分为早期和进展期。①早期胃癌：仅局限于黏膜和黏膜下层，不论病灶大小或有无淋巴转移；②进展期胃癌：癌组织超出黏膜下层侵入胃壁肌层为中期胃癌，病灶达浆膜下层或超出浆膜向外浸润至邻近器官或有转移者为晚期胃癌。

第六节 胆 石 症

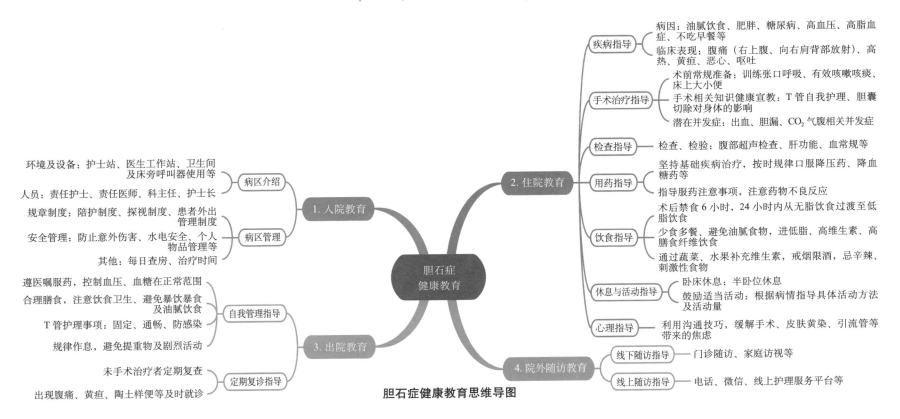

胆石症健康教育思维导图

【定义】胆石症包括发生在胆囊和胆管内的结石，是胆道系统的常见病和多发病。在我国，胆石症的发病率已达 10%，女性与男性的比例为 2.57 ∶ 1。随着饮食习惯改变及卫生条件改善，胆固醇结石的比例已明显高于胆色素结石。在我国，胆囊结石的发病率逐渐增加，而原发性胆管结石的发病率逐渐下降。

【病因】胆囊结石是综合性因素作用的结果，任何影响胆固醇与胆汁酸磷脂浓度比例和造成胆汁淤积的因素都能导致结石形成，其主要与胆汁中胆固醇过饱和、胆固醇成核过程异常及胆囊功能异常有关。原发性肝外胆管结石多为棕色胆色素类结石，其成因与胆汁淤滞、胆道感染、胆道梗阻、胆道异物（包括蛔虫残体、虫卵、华支睾吸虫、缝线线结等）、胆管解剖变异等因素有关。继发性肝外胆管结石主要是胆囊结石排入胆总管内引起，多为胆固醇类或黑色素结石，也可因肝内胆管结石排入胆总管引起。肝内胆管结石成因复杂，主要与胆道感染、胆道寄生虫（蛔虫、华支睾吸虫）、胆汁淤滞、胆道解剖变异、营养不良等有关。

【临床特点】①胆囊结石的临床症状取决于结石的大小、位置、有无阻塞与感染等。大多数患者可无症状，称为无症状胆囊结石。部分患者仅在进食过多、吃油腻食物、工作紧张或疲劳时感觉上腹部或右上腹隐痛，或有饱胀不适、嗳气、呃逆等，易被误诊为"胃病"。少数患者可出现胆绞痛：右上腹或上腹部阵发性疼痛，或持续性疼痛阵发性加剧，常向右肩胛部或背部放射，可伴有恶心、呕吐。常发生于饱餐、进食油腻食物后或睡眠中体位改变时。②肝外胆管结石平时无症状或仅有上腹不适，当结石造成胆管梗阻时可出现腹痛或黄疸，如继发感染，可表现为典型的 Charcot 三联征，即腹痛、寒战高热及黄疸。腹痛发生在剑突下或右上腹，呈阵发性绞痛或持续性疼痛阵发性加剧，疼痛可向右肩背部放射，常伴恶心、呕吐。黄疸呈间歇性和波动性。出现黄疸时，可有尿色加深、大便颜色变浅和皮肤瘙痒等症状，胆管完全梗阻时大便呈陶土样。③肝内胆管结石可多年无症状，或患者仅有上腹部和胸背部胀痛不适。伴发急性胆管炎时引起的寒战、高热和腹痛。梗阻和感染仅发生在某肝段、肝叶胆管时，患者可无黄疸；双侧肝内胆管结石或合并肝外胆管结石时可出现黄疸。

【临床类型】按照胆结石发生的部位分为胆囊结石和肝内外胆管结石。肝外胆管结石按照病因分为原发性和继发性结石。

第七节　急性梗阻性化脓性胆管炎

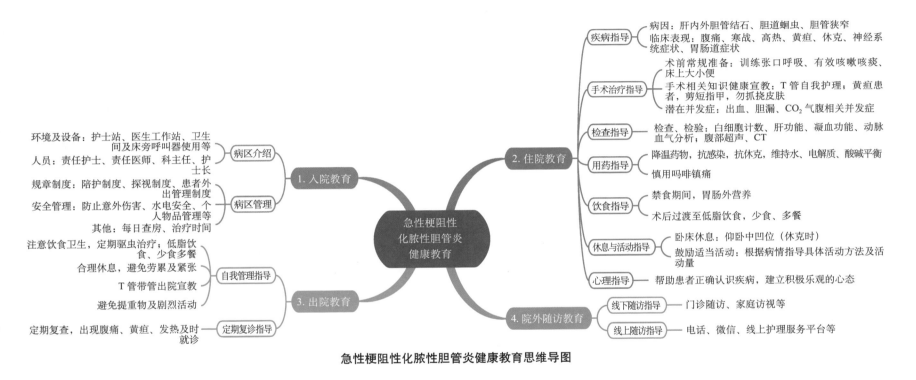

急性梗阻性化脓性胆管炎健康教育思维导图

【**定义**】急性梗阻性化脓性胆管炎是急性胆管炎的严重阶段，又称急性重症胆管炎，本病的发病基础是胆道梗阻和细菌感染。男女发病比例接近，青壮年多见。

【**病因**】在我国，最常见的原因为肝内外胆管结石，其次为胆道蛔虫和胆管狭窄。在国外，恶性肿瘤、胆道良性病变引起狭窄和先天性胆道解剖异常等较常见。近年来，因手术及介入治疗后胆肠吻合口狭窄，PTC、ERCP、安置内支架等引起者逐渐增多。

【**临床特点**】发病急，病情进展迅速，多数患者有反复胆道感染病史和（或）胆道手术史。除具有 Charcot 三联征外，还有休克及中枢神经系统受抑制的表现，称为 Reynolds 五联征。①腹痛：突发剑突下或右上腹持续性疼痛，阵发性加重，并向右肩胛下及腰背部放射。②寒战、高热：体温持续升高，呈弛张热。③黄疸：多数患者可出现不同程度的黄疸，肝外梗阻者黄疸较肝内梗阻者明显。④休克：口唇发绀，呼吸浅快，脉搏细速达 120～140 次/分，血压在短时间内迅速下降，可出现全身出血点或皮下瘀斑。⑤神经系统症状：神志淡漠、嗜睡、神志不清，甚至昏迷；合并休克者可表现为烦躁不安、谵妄等。胃肠道症状：多数患者伴恶心、呕吐等消化道症状。

第八节　梗阻性黄疸

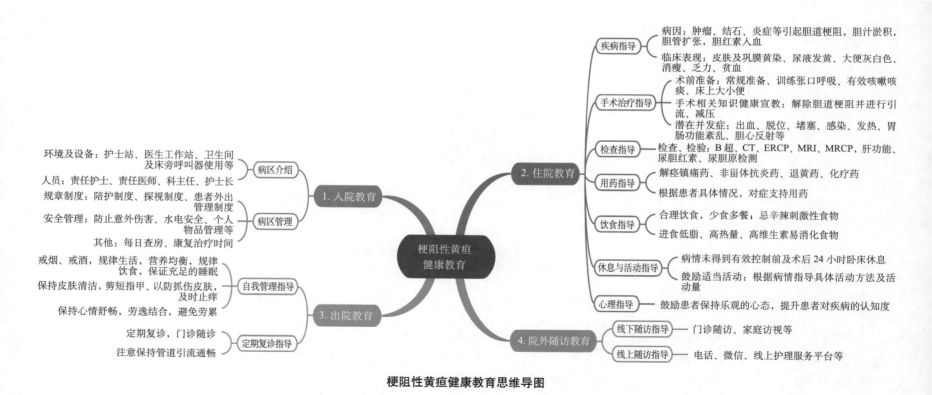

梗阻性黄疸健康教育思维导图

【定义】梗阻性黄疸又称外科性黄疸，是临床较常见的病理状态，主要由于肝外或肝内胆管部分或完全机械性梗阻，胆汁由胆管排入肠道的过程受到阻碍，导致胆汁淤滞、酯型胆红素反流入血引起的黄疸。

【病因】胆管因多种原因发生梗阻后，梗阻上部的胆管内则有大量胆汁淤积，胆管扩张，压力升高，胆汁通过破裂的小胆管和毛细胆管流入组织间隙和血窦，引起血内胆红素增多（胆汁酸盐也进入血液循环），产生黄疸。

【临床特点】主要临床表现包括黄疸（即皮肤、巩膜黄染）、皮肤瘙痒、厌食、恶心、乏力等，发生胆道感染或脓毒血症时可伴有发热，由结石引起的黄疸还可伴疼痛等症状。一般当总胆红素 > 34.2μmol/L 时，患者可出现巩膜黄染；排出尿液中结合胆红素增加时，尿液颜色加深。此外，由于肠道内缺乏胆红素降解产物，可出现陶土便。结石性黄疸病情常呈波动性，恶性梗阻性黄疸则呈进行性加重。胆管癌在肿瘤发生溃疡、坏死脱落时黄疸可暂时消退。

【临床类型】①由肿瘤引起的梗阻性黄疸：患者通常年龄较大，黄疸存在时间长，呈进行性加重，伴有体重减轻、极度消瘦、贫血、无力等表现。肿瘤较突出者可在腹部触及形状不规则、质硬的肿块，与周围组织界限不清。②由结石引起的梗阻性黄疸：黄疸的程度会随着结石的情况变化，当结石完全嵌顿引起胆道炎症水肿导致胆道完全梗阻时，黄疸会随之加深；当结石松动，炎症水肿消退时，黄疸会有所减轻。因结石引起的胆道梗阻，常有右上腹疼痛，呈持续性的钝痛、隐痛、绞痛，结石嵌顿时疼痛剧烈，难以缓解；结石引起的梗阻性黄疸并发感染时，可有发热。③由胆管炎引起的梗阻性黄疸：常见引起梗阻性黄疸的胆管炎有急性化脓性胆管炎、硬化性胆管炎，表现为发热，体温常在39℃以上，波动幅度大，24小时内波动范围超过2℃。寒战者多为急性化脓性胆管炎，持续低热数天不退者常是硬化性胆管炎。④胆道蛔虫引起的梗阻性黄疸：主要表现为上腹部绞痛。

第九节 急性胰腺炎

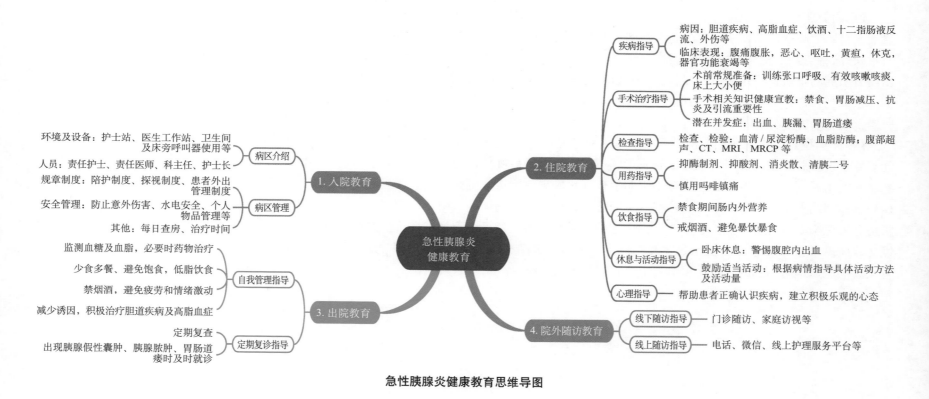

急性胰腺炎健康教育思维导图

【定义】急性胰腺炎指胰腺分泌的胰酶在胰腺内被异常激活，对胰腺自身及其周围脏器产生消化作用而引起的炎症性疾病，是一种消化系统常见急腹症。急性胰腺炎严重程度不一，轻型仅表现为水肿，病程可呈自限性，预后良好；重型出现胰腺坏死，病情险恶，病死率高。

【病因】急性胰腺炎有多种致病危险因素，包括胆道疾病、高脂血症和饮酒等。国内由胆道疾病引起的胰腺炎最为常见，近年来高脂血症性胰腺炎发病率有增高的趋势，已超越酒精性胰腺炎，位居第二。

【临床特点】①腹痛：是急性胰腺炎的主要症状。常于饱餐和饮酒后突然发作，腹痛剧烈，呈持续性、刀割样疼痛。疼痛位于上腹正中偏左，严重时两侧腰背部有放射痛，以左侧为主。胆源性胰腺炎的腹痛始于右上腹，逐渐向左侧转移，并向左肩、左腰背部放射。腹痛常持续 24 小时以上不缓解，部分患者呈蜷曲体位或前倾位可有所缓解。②腹胀：与腹痛同时存在，是腹腔神经丛受刺激产生肠麻痹的结果。早期为反射性，继发感染后则由腹膜后的炎症刺激所致。腹膜后炎症越严重，腹胀越明显。腹水可加重腹胀，腹压增高可致腹腔间隔室综合征。③恶心呕吐：发作早且频繁，呕吐物为胃、十二指肠内容物，呕吐后腹痛不缓解。④发热：早期可有低热，38℃左右；合并胆道感染时常伴寒战、高热。胰腺坏死伴感染时，持续高热为主要症状之一。⑤休克和器官功能障碍：早期以低血容量性休克为主，后期合并感染性休克。伴急性呼吸衰竭时可出现呼吸困难和发绀；有胰性脑病者可引起中枢神经系统症状，如感觉迟钝、意识模糊甚至昏迷；病情严重者甚至可有 DIC 表现。

【临床类型】按病理变化程度分为以下几种。①轻症急性胰腺炎：为水肿性胰腺炎，约占急性胰腺炎的 60%，无器官功能衰竭和局部或全身并发症。②中症急性胰腺炎：伴有一过性器官功能衰竭（48 小时内可自行恢复），约占急性胰腺炎的 30%，出现局部或全身并发症。③重症急性胰腺炎：约占 10%，多为出血坏死性胰腺炎，伴有持续器官功能障碍（超过 48 小时），累及呼吸系统、心血管和肾。

第十节　肝　硬　化

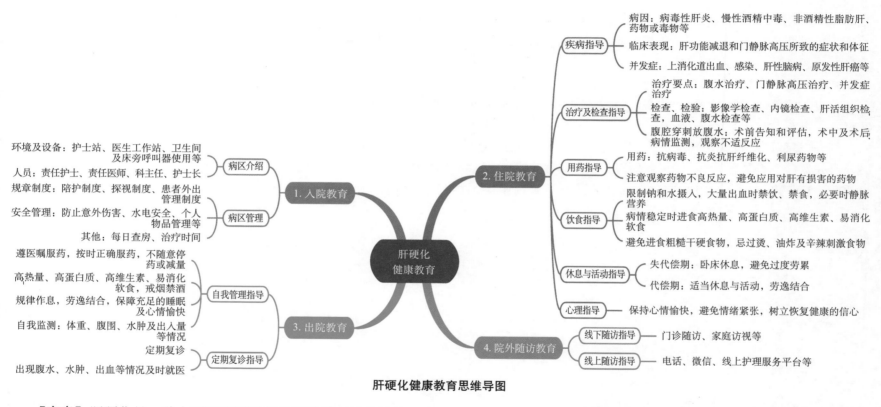

肝硬化健康教育思维导图

【定义】肝硬化是一种由不同病因引起的慢性进行性弥漫性肝病。病理特点为广泛的肝细胞坏死、再生结节形成、结缔组织增生，正常肝小叶结构破坏和假小叶形成。

【病因】病毒性肝炎是我国肝硬化的主要病因。慢性酒精中毒、营养障碍、药物或化学毒物、胆汁淤积、遗传和代谢性疾病、循环障碍、免疫疾病、寄生虫感染等也可引起肝硬化。

【临床特点】①早期主要表现为疲倦乏力、食欲减退、消化不良、消瘦、上腹部隐痛不适、腹胀腹泻等，逐渐出现黄疸、出血和贫血、内分泌失调、脾大、侧支循环建立和开放、腹水等；②并发症：上消化道出血、感染、肝性脑病、原发性肝癌、肝肾综合征、电解质和酸碱平衡紊乱、肝肺综合征、门静脉血栓形成。

【临床类型】 ①代偿期肝硬化：早期无症状或症状轻，以乏力、食欲减退、发热为主，可伴有腹胀、恶心、厌油腻、上腹部隐痛及腹泻等，肝功能多在正常范围或轻度异常；②失代偿期肝硬化：主要为肝功能减退和门静脉高压所致的全身多系统症状和体征。

第十一节 肝 癌

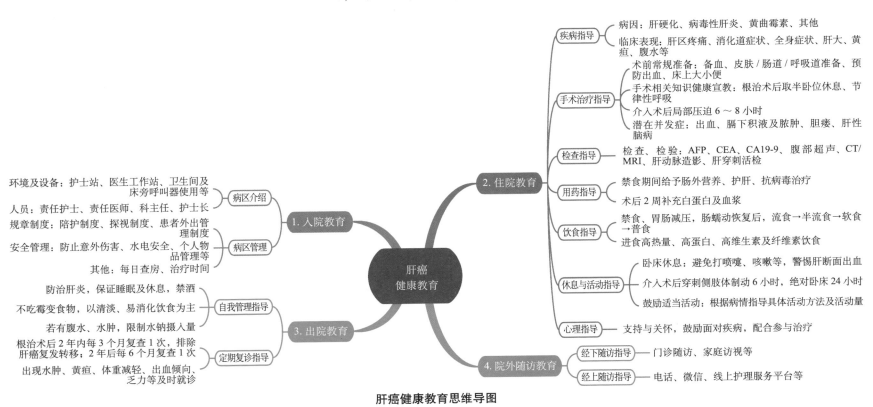

肝癌健康教育思维导图

【定义】原发性肝癌是全球范围内最常见的恶性肿瘤之一。据统计，2020年全球肝癌新发患者905 677例，死亡患者830 180例。我国是原发性肝癌的高发地区。我国原发性肝癌患病人数占全球肝癌总人数的50%。在我国，肝癌发病率和死亡率在常见恶性肿瘤中分别位于第五位、第二位，东南沿海地区发病率较其他地区高，农村发病率高于城市。患者的年龄大多为40～50岁，男性比女性多见。

【病因】病因尚不完全清楚，可能与肝硬化、病毒性肝炎、黄曲霉毒素等有关。

【临床特点】肝癌早期缺乏典型的临床表现，中、晚期可有局部和全身症状。①肝区疼痛：多为右上腹或中上腹持续性钝痛、胀痛或刺痛，夜间或劳累后加重。疼痛部位与病变位置有密切关系，如位于肝右叶顶部的癌肿累及膈肌时，疼痛可牵涉至右肩背部；左肝癌常表现为胃区疼痛；当肝癌结节发生坏死、破裂，引起腹腔内出血时，则表现为突发右上腹剧痛、腹膜刺激征等表现。②消化道症状：表现为食欲减退、腹胀等消化道症状，易被忽视，且早期不明显。③全身症状：消瘦、乏力、发热。④癌旁综合征（paracarcinoma syndrome）：主要有低血糖症、红细胞增多症、高钙血症和高胆固醇血症，也可有皮肤卟啉症、类癌综合征、肥大性骨关节病、高血压和甲状腺功能亢进等。

【临床类型】根据肝癌病理形态分为3型：结节型、巨块型和弥漫型。按肿瘤大小分为4类：微小肝癌（直径≤2cm），小肝癌（2cm＜直径≤5cm），大肝癌（5cm＜直径≤10cm）和巨大肝癌（直径＞10cm）。按病理组织分为3型：肝细胞癌、肝内胆管细胞癌和混合性肝细胞-胆管细胞癌，其中肝细胞癌占85%～90%。

第十二节 肝 移 植

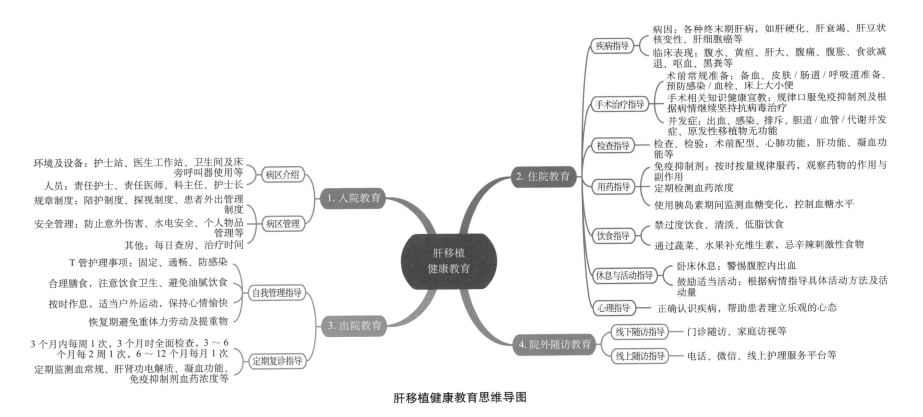

肝移植健康教育思维导图

【定义】肝移植是指通过手术的方法将一个健康的肝脏移植到受者体内，使之恢复原有的肝功能，以代偿受者肝脏因终末疾病而丧失的功能。

【病因】治疗各种终末期肝病。①肝实质疾病：如终末期肝硬化、肝衰竭、难复性肝外伤、先天性肝纤维疾病等。②先天性肝代谢障碍性疾病：如 α_1 抗胰蛋白酶缺乏症、肝豆状核变性、肝糖原贮积症、酪氨酸血症等。③终末期胆道疾病：如先天性胆道闭锁、胆汁性肝硬化、肝内胆管闭锁等。④肝脏肿瘤不能手术切除者：如多发性肝腺瘤病、巨大肝血管瘤等良性肿瘤；肝细胞癌胆管细胞癌等恶性肿瘤或同时合并肝硬化者。

　　【临床类型】临床常见的肝移植术式有：①经典原位肝移植；②背伏式肝移植；③改良背伏式肝移植；④劈裂式肝移植。

第十三节　急性阑尾炎

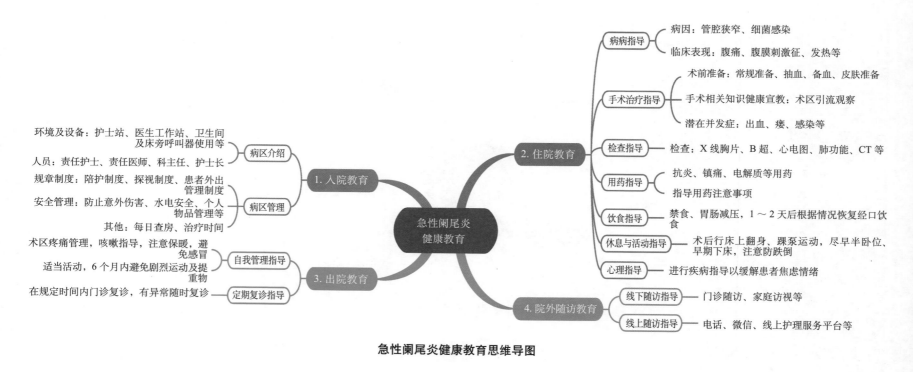

急性阑尾炎健康教育思维导图

　　【定义】急性阑尾炎是指发生于阑尾的急性化脓性感染，是外科常见的急腹症之一。好发于青壮年，以 20～30 岁多见，男性多于女性。大多数患者能获得良好的治疗效果，少数因解剖位置、临床表现多变而误诊，并发症较多且较严重。

【病因】 ①阑尾管腔堵塞：是急性阑尾炎最常见的病因，淋巴滤泡明显增生、肠石堵塞、异物、食物残渣、炎性狭窄等均会引起阑尾管腔堵塞。②细菌入侵：阑尾管腔堵塞后，细菌繁殖并分泌毒素，损伤黏膜上皮，形成溃疡。

【临床特点】 转移性右下腹疼痛是其典型表现，疼痛发作多始于右上腹部，逐渐向脐周转移，位置不固定，6～8 小时后疼痛转移并局限于右下腹。70%～80% 的患者表现出典型的转移性疼痛，部分患者在发病初期即表现为右下腹痛。

【临床类型】 根据临床过程和病理解剖变化，通常分为 4 种类型。①急性单纯性阑尾炎：属于轻型阑尾炎或疾病早期，多局限于黏膜和黏膜下层，阑尾轻度肿胀，表面有少量纤维性渗出物；②急性化脓性阑尾炎：常由急性单纯性阑尾炎发展而来，阑尾肿胀明显，高度充血，表面有脓性渗出物，溃疡面可深达肌层和浆膜层，腔内有积脓，又称为急性蜂窝织炎性阑尾炎；③坏疽性及穿孔性阑尾炎：属于重型阑尾炎，多见于儿童和老年人，严重者引起局限性或弥漫性腹膜炎，穿孔部位多位于阑尾根部和尖端；④阑尾周围脓肿：如果急性阑尾炎化脓、坏疽、穿孔过程缓慢，则大网膜和邻近肠管可移至右下腹，将阑尾包裹，形成炎性肿块或阑尾周围脓肿。

第十四节　炎性肠病

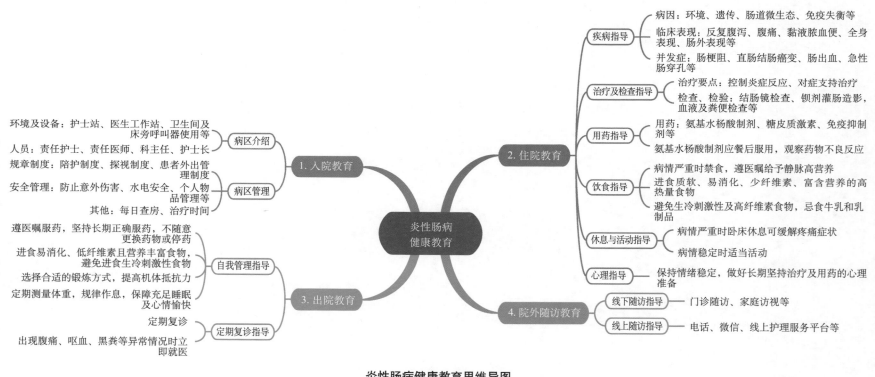

炎性肠病健康教育思维导图

【定义】炎性肠病是一类多病因引起异常免疫介导的慢性肠道炎症，有终身复发倾向。溃疡性结肠炎和克罗恩病是其主要疾病类型。

【病因】病因尚未完全明确，目前认为其发病与下列因素有关。①环境因素：饮食、吸烟、卫生条件、生活方式或暴露于某些不明因素；②遗传因素：本病有一定遗传性；③感染因素：多种微生物参与了 IBD 的发生与发展；④免疫因素：持续的天然免疫反应及 Th1 细胞异常激活等释放出各种炎症介质及免疫调节因子参与了肠黏膜屏障的免疫损伤。

【临床特点】①腹泻；②腹痛；③黏液脓血便；④发热、营养障碍等全身表现；⑤口腔黏膜溃疡、结节性红斑、关节炎等肠外表现。

【临床类型】①初发型：首次发作；②慢性复发型：最多见，发作期与缓解期交替；③慢性持续型：病变范围广，症状持续 6 个月以上；④急性暴发型：病情严重，全身毒血症状明显，易发生大出血和其他并发症。

第十五节　痔

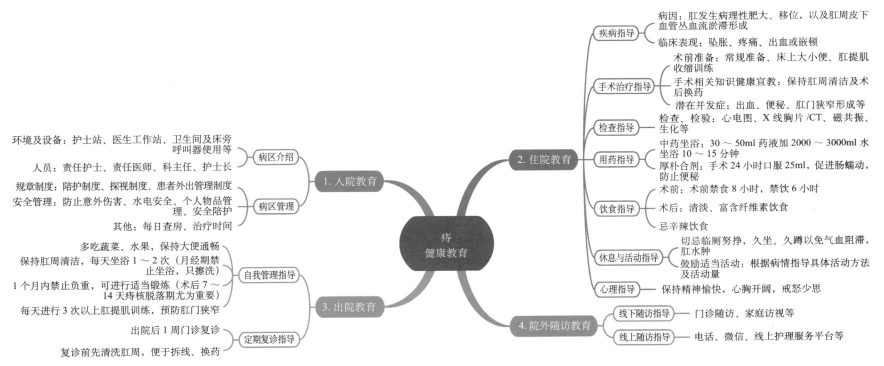

痔健康教育思维导图

【定义】痔是指直肠末端黏膜下和肛管皮下的静脉丛发生扩大、曲张所形成柔软的静脉团，多见于成年人。痔是临床上比较常见的一种肛肠疾病，可发生于任何年龄阶段的人群，其发病率随着年龄的增长呈升高趋势。

【病因】最常见的病因有解剖因素、长期腹压增高、排便习惯改变等。中医学认为本病系饮食不节、劳倦过度、情志内伤或长期便秘、泻痢日久、妇女妊娠，以及风、湿、燥、热四气相合，导致脏腑阴阳失调，气血运行失畅，经络交错，缩滞不散所致。

【临床特点】痔的临床特点为：①疼痛；②便血可为无痛、间歇性、便后鲜血，便时滴血或手纸上带血，便秘、饮酒或进食刺激性食物后加重；③肛门肿物；④坠胀或异物感还可伴有炎症、血栓等。

【临床类型】根据痔的发生部位不同可分为以下类型。①内痔：位于齿线上方，表面覆盖直肠黏膜，常见于直肠下端的左侧正中、右前及右后3处（截石位3、7、11点）；内痔因病程长短不同分为Ⅰ期（便血，无痔块脱出）、Ⅱ期（排便时有痔脱出，便后可自行还纳）、Ⅲ期（排便或久站、咳嗽、劳累、负重时痔脱出，需用手还纳，还纳后还会脱出）。②外痔：位于齿线以下，表面盖以皮肤，肉眼可见，以疼痛和有异物感为主要症状。③混合痔：在齿线附近，被皮肤黏膜交界组织覆盖，由痔内静脉和痔外静脉丛之间彼此吻合相通的静脉形成，有内痔和外痔两种特性。

第十六节　肛　　瘘

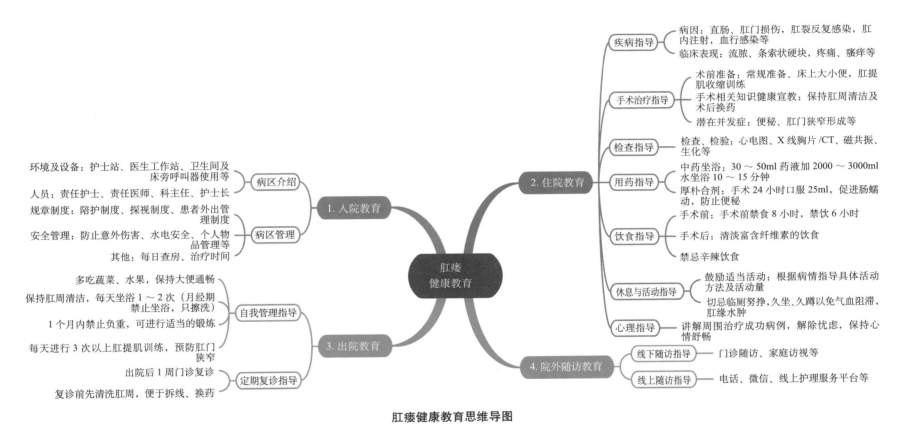

肛瘘健康教育思维导图

环境及设备：护士站、医生工作站、卫生间及床旁呼叫器使用等

人员：责任护士、责任医师、科主任、护士长

规章制度：陪护制度、探视制度、患者外出管理制度

安全管理：防止意外伤害、水电安全、个人物品管理等

其他：每日查房、治疗时间

病区介绍

病区管理

1. 入院教育

多吃蔬菜、水果，保持大便通畅

保持肛周清洁，每天坐浴 1～2 次（月经期禁止坐浴，只擦洗）

1 个月内禁止负重，可进行适当的锻炼

每天进行 3 次以上肛提肌训练，预防肛门狭窄

出院后 1 周门诊复诊

复诊前先清洗肛周，便于拆线、换药

自我管理指导

定期复诊指导

3. 出院教育

肛瘘健康教育

2. 住院教育

疾病指导

病因：直肠、肛门损伤，肛裂反复感染，肛内注射，血行感染等

临床表现：流脓、条索状硬块，疼痛、瘙痒等

手术治疗指导

术前准备：常规准备、床上大小便，肛提肌收缩训练

手术相关知识健康宣教：保持肛周清洁及术后换药

潜在并发症：便秘、肛门狭窄形成等

检查指导

检查、检验：心电图、X 线胸片 /CT、磁共振、生化等

用药指导

中药坐浴：30～50ml 药液加 2000～3000ml 水坐浴 10～15 分钟

厚朴合剂：手术 24 小时口服 25ml，促进肠蠕动，防止便秘

饮食指导

手术前：手术前禁食 8 小时，禁饮 6 小时

手术后：清淡富含纤维素的饮食

禁忌辛辣饮食

休息与活动指导

鼓励适当活动：根据病情指导具体活动方法及活动量

切忌临厕努挣，久坐、久蹲以免气血阻滞，肛缘水肿

心理指导

讲解周围治疗成功病例，解除忧虑，保持心情舒畅

4. 院外随访教育

线下随访指导

门诊随访、家庭访视等

线上随访指导

电话、微信、线上护理服务平台等

【定义】肛瘘是指肛门周围的肉芽肿性管道，由内口、瘘管、外口 3 部分组成；内口常位于直肠下部或肛管，多为 1 个，外口在肛周皮肤上，可为 1 个或多个，经久不愈或间歇性反复发作，是常见的直肠肛管疾病之一，多见于青壮年男性。

【病因】绝大多数肛瘘由直肠肛管周围脓肿发展而来，以化脓性感染多见，少数为特异性感染，如结核、溃疡性结肠炎等；其他如直肠肛管外伤继发感染、直肠肛管恶性肿瘤溃破感染等所致，但少见。

　　【临床特点】①典型症状：肛门流脓、肿痛、肿块、瘙痒等症状，脓液经常刺激瘘口周围皮肤，致肛门皮肤瘙痒或湿疹；②其他症状：常伴有排便困难、贫血、身体消瘦、精神萎靡、神经衰弱等。

　　【临床类型】①根据瘘口与瘘管的数目分类：单纯性肛瘘，只存在单一瘘管；复杂性肛瘘，存在多个瘘口和瘘管，甚至有分支。②根据瘘管所在的位置分类：低位肛瘘瘘管，位于外括约肌深部以下；高位肛瘘，瘘管位于外括约肌深部以上。

第十七节　直肠肛管周围脓肿

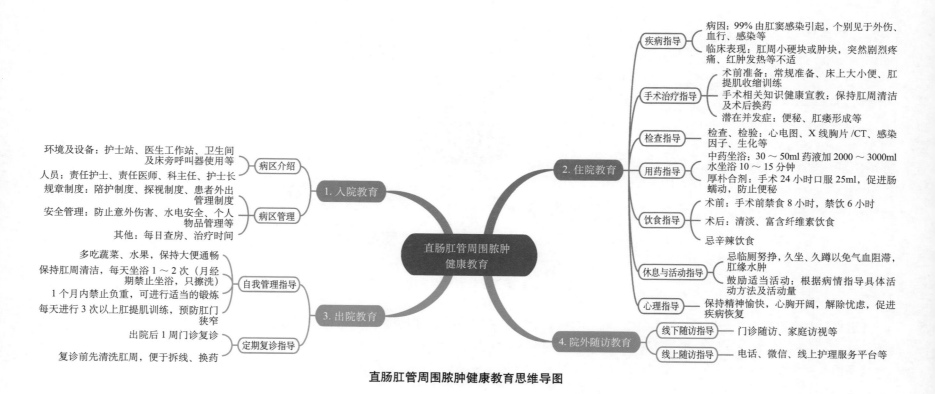

直肠肛管周围脓肿健康教育思维导图

【定义】直肠肛管周围脓肿简称肛周脓肿，中医学称为肛痈。肛周脓肿是发生于肛门、肛管和直肠周围的急性化脓感染性疾病，属于细菌感染，是肛瘘的前身。本病与肛瘘是肛肠三大疾病之一，多见于 20～40 岁男性，男性发病率是女性的 3～4 倍，小儿发病率也相对较高。

【病因】本病属于肠道内细菌感染，"肠道菌"是源头，是致病的要素；"肛窦"是感染的入口，也是脓肿和成瘘后的内口；"肛腺"是感染的途径，它先发生感染，然后蔓延；"肛周间隙"是最终的发病部位；肠道菌进入肛窦致其发炎，堵塞肛腺开口，致肛腺液流出受阻，引起肛腺感染，感染通过肌间隙、淋巴管蔓延至肛周间隙，最后形成肛管直肠周围脓肿。

【临床特点】肛周脓肿的临床特点：①肛周持续性剧痛，且这种疼痛持续不减；②红肿、皮肤温度高、伴硬结和触痛、可有波动感；③发热，最高能超过 40℃；④部分患者还会出现大小便不畅、食欲减退、失眠。

【临床类型】①根据肛周脓肿的发病过程：可分为肛隐窝炎症阶段、肛管直肠周围脓肿阶段、肛瘘形成阶段；②根据脓肿位置的高低：可分为肛周皮下脓肿、会阴筋膜下脓肿、肛管后间隙脓肿、坐骨直肠窝脓肿、括约肌肌间隙脓肿、直肠黏膜下脓肿、直肠后间隙脓肿、骨盆直肠窝脓肿。

第十八节   直肠息肉

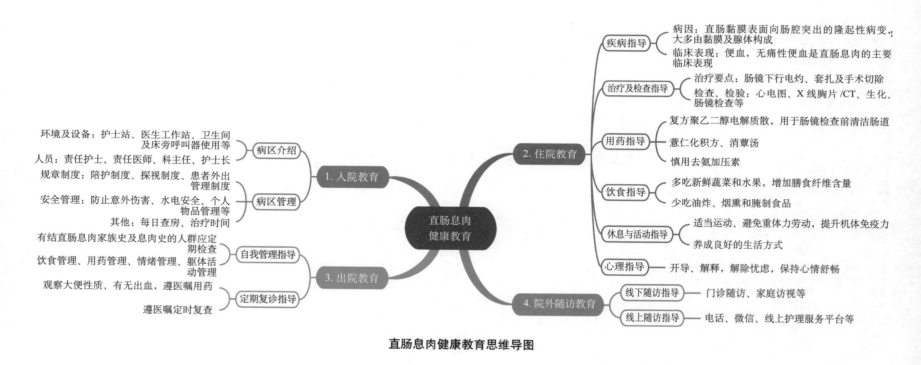

直肠息肉健康教育思维导图

【定义】直肠息肉是指肠黏膜表面发生异常生长的组织。有研究报道 80% 的结直肠癌是由结直肠腺瘤随着病程进展导致，而腺瘤是结直肠息肉中一种最常见的类型。随着人们医疗意识和肠镜检查的普及，结直肠息肉检出率有了很大的提升，通过肠镜行息肉切除术以预防结直肠癌。

【病因】①长期便秘：便秘的患者经常是几天排便一次，粪便长期在肠道内储存会产生各种毒素，导致肠黏膜出现慢性炎症，易生长息肉；②遗传因素：从研究情况表明，结肠息肉形成与基因突变和遗传因素有密切关系；③炎症刺激：肠黏膜长期被炎症刺激，可引起肠黏膜的息肉生成；④不良生活习惯：生活不规律，也可引起肠道细胞突变。

【临床特点】①间断性便血或大便表面带血，多为鲜红色，继发炎症感染可伴多量黏液或黏液血便，可有里急后重，便秘或大便次数增多；②少数患者可有腹部闷胀不适，隐痛或腹痛症状；③大便习惯和性状改变，包括大便时间、次数改变，以及便秘或不明原因腹泻，大便会变细，或成扁形，有时还附着有血痕。

【临床类型】直肠息肉临床上分为炎性息肉与增生性息肉，炎性息肉与肠道的炎症刺激有一定关系，主要通过药物保守治疗，以改善局部症状为主，如有腹部疼痛的情况，可以使用解痉镇痛药物治疗；增生性的息肉需要通过手术进行切除治疗。

第十九节　大　肠　癌

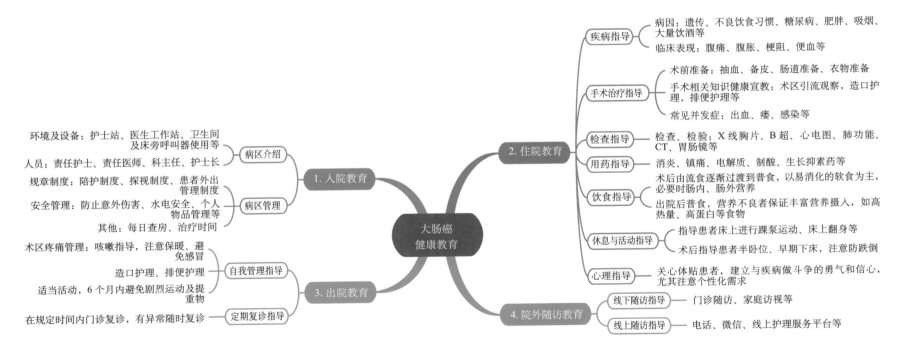

大肠癌健康教育思维导图

【定义】大肠癌又称结直肠癌，是大肠黏膜上皮起源的恶性肿瘤，70%由腺瘤性息肉演变而来，是常见的消化道肿瘤。可发生在各段大肠，70%发生于左侧，尤以乙状结肠和直肠多见，其发病率和死亡率在恶性肿瘤中分别位居第三和第五，且呈现出明显的上升趋势。发病率随着年龄的增长逐渐上升，尤其以60岁以上显著增加，男性高于女性。

【病因】病因尚不明确，大量研究证据表明是由遗传、环境、生活方式等多方面因素共同作用的结果。

【临床特点】早期结直肠癌可无明显症状，病情发展到一定程度可出现：①排便习惯改变；②大便性状改变，变细、血便、黏液便等；③腹痛或腹部不适；④腹部肿块；⑤肠梗阻相关症状；⑥贫血、消瘦、乏力、低热等全身症状。

【临床类型】根据病情进展大体分型如下。①早期大肠癌：癌细胞穿透结直肠黏膜肌层浸润至黏膜下层，但未累及固有肌层，包括局限于黏膜层但有固有膜浸润的黏膜内癌。②进展期结直肠癌：包括肿瘤主体向肠腔内突出的隆起型；肿瘤形成深达或贯穿肌层的溃疡型；肿瘤向肠壁各层弥漫浸润，使局部肠壁增厚，但表面常无明显溃疡或隆起的浸润型。

第二十节　腹股沟疝

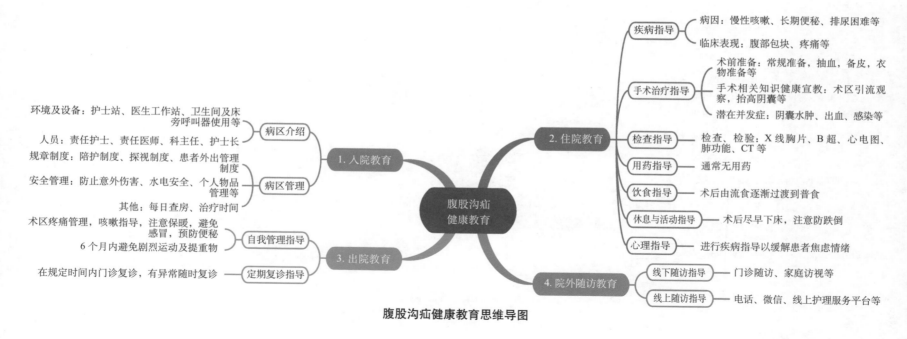

腹股沟疝健康教育思维导图

【定义】腹股沟疝是指发生在腹股沟区的腹外疝，即腹腔脏器或组织连同腹膜壁层，经腹壁上腹股沟区薄弱点或孔隙，向体表突出而形成。男性多见，男女发病率之比约为 15 ∶ 1，右侧较左侧多见。典型的腹股沟疝具有疝环、疝囊、疝内容物和疝被盖等结构。其中腹股沟斜疝是最常见的腹外疝，发病率占全部腹外疝的 75%～90%，占腹股沟疝的 85%～95%，多见于儿童和成年人；腹股沟直疝多见于老年人。

【病因】病因尚未完全清楚，但与性别、年龄、家族史有关。总体上包括先天性因素和后天性因素。先天性因素主要有鞘状突不闭锁或闭锁不全、腹股沟管发育不良等；后天性因素较多，如腹横筋膜薄弱或缺损、腹横肌和腹内斜肌发育不全或萎缩、慢性肝病等各种引起腹股沟区腹壁的组织代谢或成分改变、长期吸烟、下腹部手术等。

【临床特点】腹股沟斜疝的基本临床表现即腹股沟区一个突出的椭圆形或梨形肿块，可经腹股沟管进入阴囊，回纳后压住深环疝块不再突出，伴有不同程度的疼痛及其他症状，比较容易嵌顿。腹股沟直疝表现为患者站立时腹股沟内侧端、耻骨结节外上方的一半球形肿块，不伴疼痛或其他症状，平卧后多能自行消失，不需要推送复位，很少进入阴囊，极少发生嵌顿。

【临床类型】腹股沟疝包括腹股沟斜疝、腹股沟直疝，其中腹股沟斜疝包括：①易复性斜疝，表现为腹股沟区肿块和偶尔胀痛，常无其他症状，肿块常在站立、行走、咳嗽或劳动时出现，多为带蒂柄的梨形，可降至阴囊或大阴唇，可回纳，有指尖冲击感；②难复性斜疝，除胀痛稍重外，主要特点是疝块不能完全回纳，伴有消化不良、便秘等症状；③嵌顿性斜疝，表现为肿块突然增大，并伴明显疼痛，不能回纳，多发生在强体力劳动或用力排便等腹压骤增时；④绞窄性斜疝，临床症状多较严重，绞窄时间长，可致肠管坏死、破裂，严重者可发生急性腹膜炎、脓毒症而危及生命。

第二十一节　代谢综合征

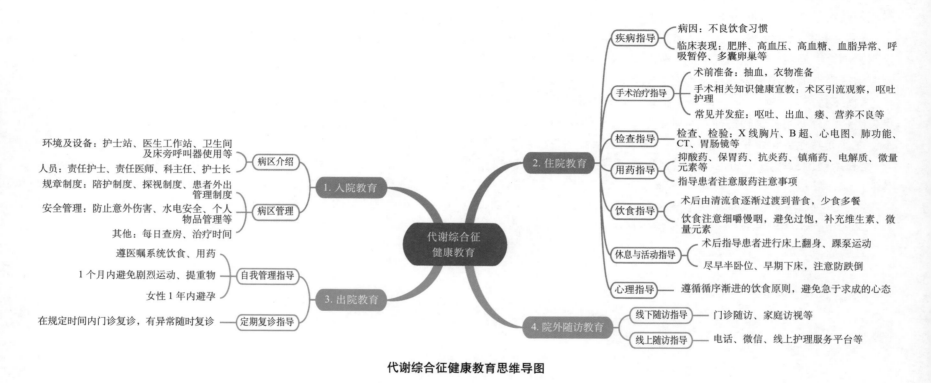

代谢综合征健康教育思维导图

【定义】代谢综合征是一组以糖耐量减低、糖尿病、肥胖（尤其是中心性肥胖）、高血压、脂代谢紊乱为代表的多重代谢相关性疾病的集合，是导致糖尿病、心脑血管疾病的危险因素。

【病因】代谢综合征的发生是复杂的遗传与环境因素相互作用的结果，中心性肥胖和胰岛素抵抗是当前公认的代谢综合征的重要致病因素，同时血脂紊乱、高血压等也有可能导致代谢综合征。

【临床特点】代谢综合征的临床表现多样，是多种疾病在不同个体的不同组合。主要包括肥胖、肥胖通气不足综合征、高血压、左心室肥厚、心肌劳损甚至充血性心力衰竭，女性可出现多囊卵巢伴月经稀发或闭经、多毛及男性化等内分泌代谢紊乱表现，2 型糖尿病或葡萄糖调节受损、血脂异常等。

第二十二节　老年慢性便秘

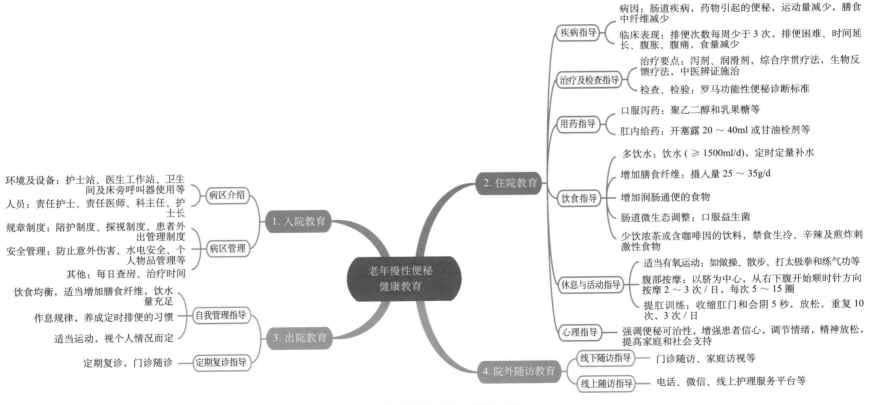

老年慢性便秘健康教育思维导图

【定义】老年慢性便秘指食物残渣在肠道内滞留时间过长，过量水分被吸收，导致粪便干硬，排出困难。患者多出现排便次数减少、排便困难和（或）粪便干结，便后无舒畅感。

【病因】①饮食结构不合理：a. 肉类摄入多，膳食纤维摄入少，肠蠕动减慢；b. 饮水量不足；c. 不良饮食行为。②运动量少。③药物因素。④疾病因素，常见引起老年人便秘发生的疾病有肠道疾病、神经系统疾病等。⑤精神心理因素，精神心理状态是影响排便的重要因素。

【临床特点】排便次数每周少于 3 次，排便困难、时间延长，腹胀、腹痛，食量减少。老年人便秘主要为慢性便秘，目前慢性便秘主要根据罗马Ⅳ标准进行诊断：根据患者主诉，便秘症状出现 6 个月以上，其中至少 3 个月有症状，且至少 1/4 的排便情况符合以下 2 项或 2 项以上：①排便费力感、干球粪或硬粪。②排便不尽感、肛门直肠梗阻感和（或）堵塞感。③需要手法辅助排便，每周排便少于 3 次。便秘是老年人的常见症状，中国老年人便秘发生率是 18.1%，而在长期卧床的老年人中可高达 80%。

【临床类型】依据便秘的原因及危险因素，将老年人便秘分为原发性便秘和继发性便秘。原发性便秘主要为功能性便秘；继发性便秘主要包括器质性疾病相关便秘和药物相关性便秘。①慢性功能性便秘：又称为结肠性便秘，是老年人最常见的便秘类型。由于大肠功能异常而导致的便秘，主要表现为排便时腹部不适，排便次数减少和便意减少。根据患者的肠道动力和直肠肛门功能改变的特点将便秘分为 4 个亚型：慢传输型便秘、排便障碍型便秘、混合型便秘和正常传输型便秘。②器质性疾病相关性便秘：又称直肠型便秘，由于直肠及其周围组织发生病变导致的便秘，常见疾病包括肠道疾病、脑血管疾病等。③药物相关性便秘：目前老年人常用且可能会引起或加重便秘的药物包括阿片类镇痛药、三环类抗抑郁药等。

第二十三节 营养不良

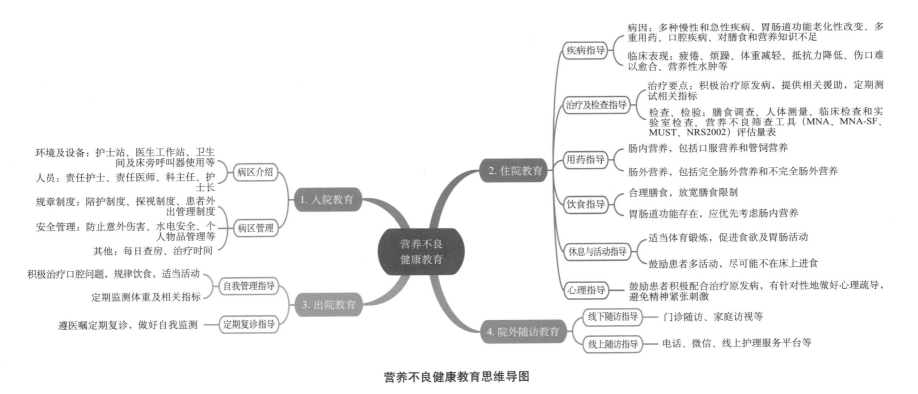

营养不良健康教育思维导图

【定义】营养不良是指人体的饮食摄入与躯体的需求不匹配，包括营养不足和营养过剩。老年人营养不良常特指营养不足，是各种原因导致的非自主性体重丢失、能量储备减少及蛋白质缺乏，即蛋白质 - 能量营养不良。老年人由于生理代谢的变化、疾病的发生、心理适应能力下降以及社会、经济因素影响，容易发生各类营养缺乏性疾病。中华医学会肠外肠内营养学会提出营养不良诊断标准为体重指数（BMI）＜ 18.5kg/m²，合并一般状况差。

【病因】随年龄增长，老年人咀嚼、吞咽功能下降，胃肠蠕动能力减退，胃酸分泌减少，胃排空延迟，胃肠道菌群失调均会影响营养物质的利用和吸收。急慢性疾病和多重用药及活动能力降低，使得老年人容易出现早饱和食物摄入不足，也是老年人发生营养不良的重要原因。老年人营养不良与衰弱、肌少症、抑郁等密切相关。

【临床特点】主要有精神萎靡、表情淡漠、全身乏力、反复感冒、逐渐消瘦等症状。体重下降和逐渐消瘦是营养不良的主要临床表现之一，也是一项易察觉易监测的指标。

【临床类型】①消瘦型营养不良：常见于慢性疾病或长期饥饿的患者。主要原因是热量摄入不足，表现为严重的肌肉和脂肪消耗，但免疫力、伤口愈合能力和应激能力尚可，精神食欲尚可。②低蛋白血症型营养不良：常见于长期蛋白质摄入不足或应激状态下。临床表现为明显的生化指标异常。③混合型营养不良：蛋白质 - 能量缺乏性营养不良是临床上最常见的营养不良类型，是因为热量和蛋白质摄入量均不足所致。此型常见于消化道疾病、晚期肿瘤等患者。

第5章 泌尿系统疾病

第一节 慢性肾小球肾炎

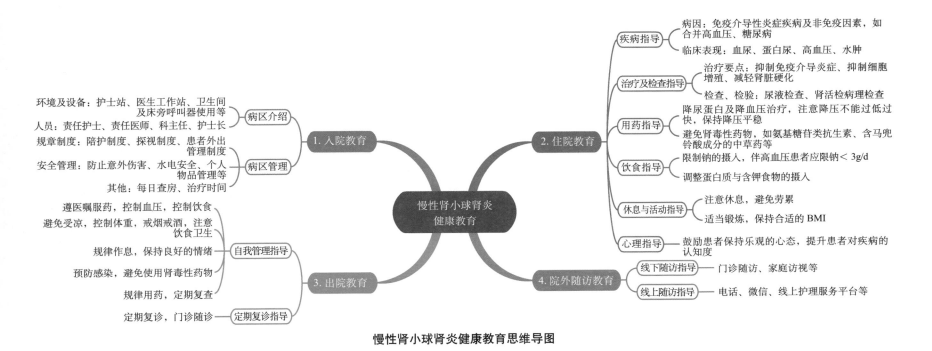

慢性肾小球肾炎健康教育思维导图

【定义】慢性肾小球肾炎又称慢性肾炎，是一组以蛋白尿、血尿、高血压和水肿为基本临床表现，可有不同程度肾功能减退的肾小球疾病。

【病因】本病病因不明。可由各种原发性肾小球疾病迁延不愈发展而成，少数由急性肾小球肾炎演变而来。在导致病程慢性化的机制中，除了原发病的免疫介导性炎症导致进行性肾实质受损外，非免疫非炎症因素也占有重要作用。

【临床特点】①可发生于任何年龄，以青中年男性多见。②多数起病隐匿，可有一个相当长的无症状尿异常期。③或仅有倦怠、食欲减退、腰膝酸软等非特异性症状。④慢性肾炎患者的临床表现呈多样性，个体差异较大：蛋白尿和血尿出现较早，进行差异较大。早期水肿时有时无，且多为眼睑和（或）下肢的轻、中度水肿，晚期持续存在。患者可有不同程度的高血压，随着病情的发展可逐渐出现夜尿增多、肾功能进行性减退。

【临床类型】根据病理类型分为：①系膜增生性肾小球肾炎，分为 IgA 和非 IgA。IgA 型占肾小球疾病的 24.3%，发病存在明显的地区差异，且本病的发病与感染和遗传因素有关。②系膜毛细血管性肾小球肾炎：占原发性肾小球疾病的 10%～20%，特点为患病率高和治疗难度大。③膜性肾病：占肾小球疾病的 24.9%，8%～15% 的 MN 会出现进行性肾功能恶化。④局灶节段性肾小球硬化：占比 4.6%，早期受累肾小球较少，容易被漏诊或误诊，激素治疗反应差，预后不佳。IgA 肾病和系膜毛细血管性肾小球肾炎仍然是我国肾活检患者中最常见的原发肾小球肾炎类型。

第二节　肾病综合征

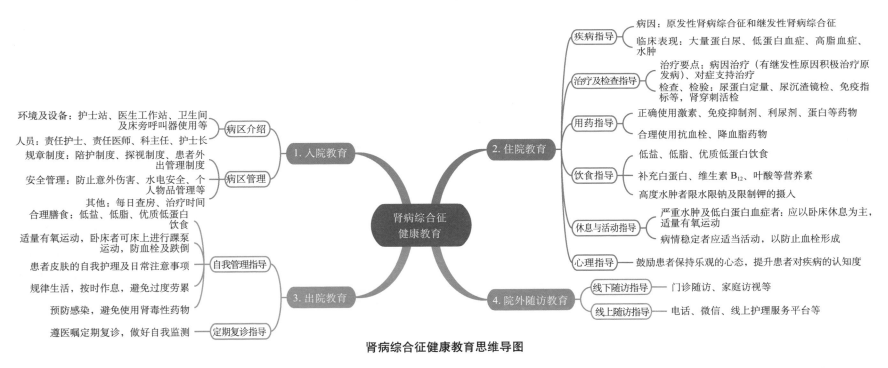

肾病综合征健康教育思维导图

【定义】肾病综合征是指因各种肾脏疾病所致的以大量蛋白尿（＞ 3.5g/d）、低白蛋白血症（＜ 30g/d）、水肿、高脂血症为临床表现的一组综合征。

【病因】凡能引起肾小球滤过膜损伤的因素都可导致肾病综合征，遗传、免疫、感染、药物及环境因素可参与其中。

【临床类型】肾病综合征按病因可分为原发性肾病综合征和继发性肾病综合征两大类。原发性肾病综合征由原发性肾小球疾病引起，约占肾病综合征的 75%；继发性肾病综合征指继发于全身性或其他系统疾病的肾损害，约占 25%。

【临床特点】①大量蛋白尿：大量蛋白尿是患者最主要的临床表现，也是肾病综合征的最基本的病理生理机制。大量蛋白尿是指成人尿蛋白排出量＞ 3.5g/d。在正常生理情况下，肾小球滤过膜具有分子屏障及电荷屏障作用；若因原发性或继发性病因导致原尿中蛋白含量增多，远超过近曲小管回吸收量时，即形成大量蛋白尿。在此基础上，凡增加肾小球内压力及导致高灌注、高滤过的因素（如高血压、高蛋白饮食或大量输注血浆蛋白）均可加重尿蛋白的排出。②低蛋白血症：即血清白蛋白水平在 30g/L 以下。其主要原因是尿中丢失白蛋白。③水肿：其主要症状为水肿，特点为水肿首先出现于皮下组织较疏松部位，如眼睑、颜面等处，然后出现于下肢（常从踝部开始），多为指压凹陷性水肿，严重的可发展至全身，引起胸腔积液、腹水、心包积液。水肿与体位有明显的关系，如出现一侧下肢与体位无关的固定性水肿时应怀疑下肢深静脉血栓形成。但也有部分患者水肿可不明显。④高脂血症：血浆胆固醇、三酰甘油和磷脂均明显升高。除水肿、蛋白尿外，临床还可表现为血尿、高血压及不同程度的肾功能减退。

第三节　慢性肾脏病

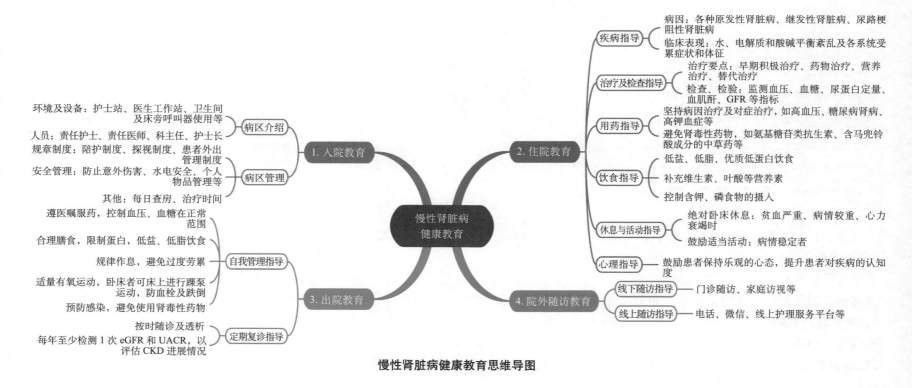

慢性肾脏病健康教育思维导图

【定义】慢性肾脏病，指各种原因引起的慢性肾脏结构或功能异常（肾损伤时间≥3个月），伴或不伴肾小球滤过率（GFR）下降，表现为肾脏病理检查异常或肾损伤（血、尿成分异常或影像学检查异常）；或不明原因的 GFR 下降 [< 60ml/（min·1.73m²）] 超过 3 个月。CKD 具有患病率高、知晓率低、预后差和医疗费用高等特点，是心脑血管疾病、糖尿病和恶性肿瘤等疾病之外，又一种严重危害人类健康的疾病。

【病因】最常见的病因有原发性和继发性肾小球肾炎、糖尿病肾病、高血压肾小球动脉硬化、肾小管间质性疾病、肾血管疾病、遗传性肾病等。我国常见的病因依次为原发性肾小球肾炎、糖尿病肾病、高血压肾小球动脉硬化、狼疮性肾炎、梗阻性肾病、多囊肾等。

【临床特点】慢性肾脏病起病缓慢，CKD1～3 期常无明显临床症状或仅有乏力、腰酸、夜尿增多、食欲减退等症状。当发展至残存肾单位无法代偿满足机体最低需求时，才出现明显症状。

【临床类型】基于估算肾小球滤过率（eGFR）的慢性肾脏病分期：① G1：eGFR [ml/（min·1.73m²）]≥90（描述正常或增高）；② G2：eGFR [ml/（min·1.73m²）] 60～89（轻度下降）；③ G3a：eGFR [ml/（min·1.73m²）] 45～59（轻至中度下降）；④ G3b：eGFR[ml/（min·1.73m²）] 30～44（轻至中度下降）；⑤ G4：eGFR [ml/（min·1.73m²）] 15～29（重度下降）；⑥ G5：eGFR [ml/（min·1.73m²）] < 15（肾衰竭）。

第四节　IgA 肾病

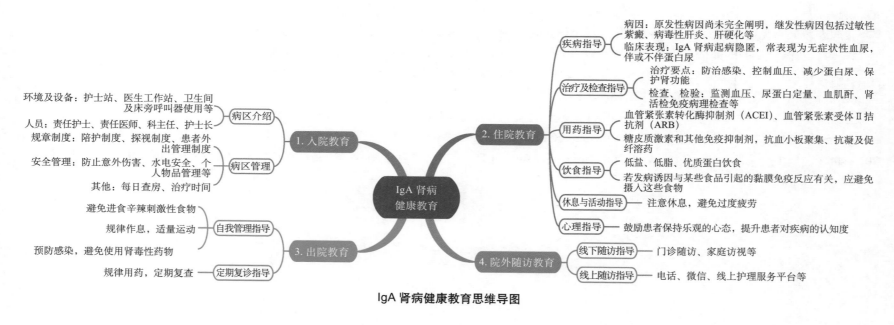

IgA 肾病健康教育思维导图

【定义】IgA 肾病是指肾小球系膜区以 IgA 或 IgA 沉积为特征的肾小球疾病，是目前世界范围内最常见的原发性肾小球疾病，也是我国最常见的肾小球疾病，多见于年长儿和青年；多数 IgAN 患者呈良性病程，有 20% ～ 40% 的 IgA 肾病患者 10 ～ 20 年后会发展为终末期肾脏病。

【病因】原发性 IgA 肾病的发病机制尚不完全清楚，现有证据表明免疫和炎症机制在 IgA 肾病发病中起重要作用。继发性 IgA 肾病的常见原发病包括过敏性紫癜、病毒性肝炎、肝硬化、系统性红斑狼疮、强直性脊柱炎、类风湿关节炎、混合性结缔组织疾病、结节性多动脉炎、结节性红斑、银屑病、溃疡性结肠炎、克罗恩病、肿瘤、艾滋病等。IgA 肾病进展的危险因素主要有肾小球硬化、肾间质纤维化、高血压、大量蛋白尿和肾功能减退。

【临床特点】①无症状血尿，伴或不伴蛋白尿；②起病数小时前或数日内有上呼吸道或消化道感染前驱症状；③发作性无痛性肉眼血尿，持续数小时或数日；④多见于儿童或年轻人；⑤全身症状轻重不一。

【临床类型】IgA 肾病目前广泛采用牛津分型，具体包括系膜细胞增生（CM0/L）、内皮细胞增生（E0/1）、节段性硬化或粘连（S0/1）及肾小管萎缩或肾间质纤维化（TO/1/2）、细胞或细胞纤维性新月体（CO/1/2）等病理指标。牛津分型可重复性好、可信度高，且能预测疾病预后的病理指标从而指导临床诊治，推动了目前 IgA 肾病病理分类研究的进展。但研究表明牛津分型存在不少争议，该分型在推广临床使用前，应在全球不同地区、不同种族的患者中进行更大规模的检验研究。

第五节　慢性肾衰竭（血液透析）

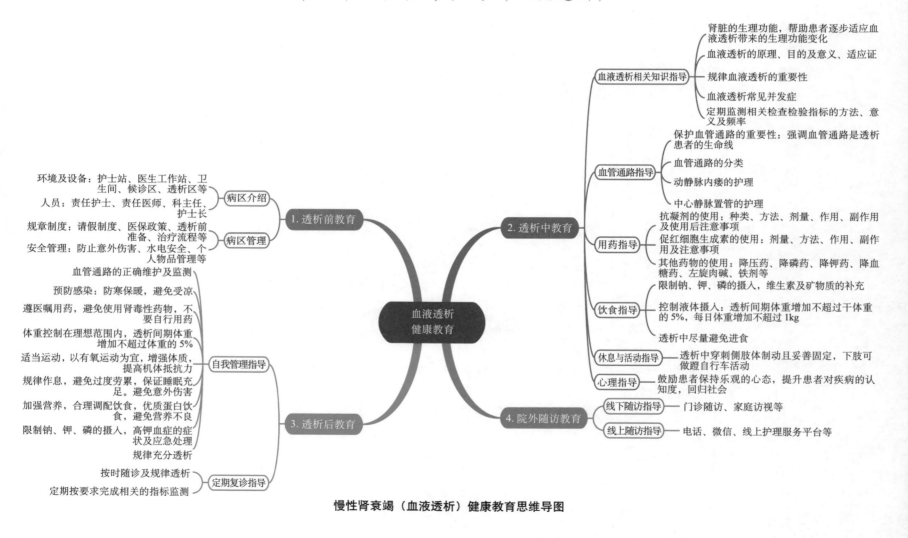

环境及设备：护士站、医生工作站、卫生间、候诊区、透析区等

人员：责任护士、责任医师、科主任、护士长

规章制度：请假制度、医保政策、透析前准备、治疗流程等

安全管理：防止意外伤害、水电安全、个人物品管理等

病区介绍

病区管理

1. 透析前教育

血管通路的正确维护及监测

预防感染：防寒保暖，避免受凉

遵医嘱用药，避免使用肾毒性药物，不要自行用药

体重控制在理想范围内，透析间期体重增加不超过体重的5%

适当运动，以有氧运动为宜，增强体质，提高机体抵抗力

规律作息，避免过度劳累，保证睡眠充足。避免意外伤害

加强营养，合理调配饮食，优质蛋白饮食，避免营养不良

限制钠、钾、磷的摄入，高钾血症的症状及应急处理

规律充分透析

自我管理指导

按时随诊及规律透析

定期按要求完成相关的指标监测

定期复诊指导

3. 透析后教育

血液透析健康教育

肾脏的生理功能，帮助患者逐步适应血液透析带来的生理功能变化

血液透析的原理、目的及意义、适应证

规律血液透析的重要性

血液透析常见并发症

定期监测相关检查检验指标的方法、意义及频率

血液透析相关知识指导

保护血管通路的重要性：强调血管通路是透析患者的生命线

血管通路的分类

动静脉内瘘的护理

中心静脉置管的护理

血管通路指导

抗凝剂的使用：种类、方法、剂量、作用、副作用及使用后注意事项

促红细胞生成素的使用：剂量、方法、作用、副作用及注意事项

其他药物的使用：降压药、降磷药、降钾药、降血糖药、左旋肉碱、铁剂等

用药指导

限制钠、钾、磷的摄入，维生素及矿物质的补充

控制液体摄入：透析间期体重增加不超过干体重的5%，每日体重增加不超过1kg

透析中尽量避免进食

饮食指导

透析中穿刺侧肢体制动且妥善固定，下肢可做蹬自行车活动

休息与活动指导

鼓励患者保持乐观的心态，提升患者对疾病的认知度，回归社会

心理指导

2. 透析中教育

门诊随访、家庭访视等

线下随访指导

电话、微信、线上护理服务平台等

线上随访指导

4. 院外随访教育

慢性肾衰竭（血液透析）健康教育思维导图

【定义】慢性肾衰竭简称慢性肾衰，指各种原发性或继发性慢性肾脏病持续进展引起肾小球滤过率（GFR）下降和肾功能损害，出现以代谢产物潴留，水、电解质、酸碱平衡紊乱和全身各系统症状为主要表现的临床综合征。

【病因】慢性肾衰竭常见病因有原发性和继发性肾小球肾炎、糖尿病肾病、高血压肾小动脉硬化、肾小管间质性疾病、肾血管疾病、遗传性肾病等。西方发达国家糖尿病肾病、高血压肾小动脉硬化是慢性肾衰竭的两大主要病因。我国常见的病因依次为原发性肾小球肾炎、糖尿病肾病、高血压肾小动脉硬化、狼疮性肾炎、梗阻性肾病、多囊肾等。

慢性肾衰竭进展缓慢，但在一些诱因下短期内可急剧加重。引起慢性肾衰竭持续进展、恶化的危险因素主要有高血糖、高血压、蛋白尿、低白蛋白血症、吸烟等。引起慢性肾衰竭急剧加重的危险因素包括：①累及肾脏的疾病复发或加重；②有效血容量不足；③肾脏灌注急剧减少（如肾动脉狭窄应用 ACEI、ARB 类药物）；④严重高血压未得到有效控制；⑤肾毒性药物；⑥尿路梗阻；⑦其他，如严重感染、其他器官功能衰竭等。

【临床特点】慢性肾衰竭在早期常无明显临床症状或仅有乏力、腰酸、夜尿增多、食欲减退等表现。当发展至残存肾单位无法代偿满足机体最低需求时，才出现明显症状。尿毒症时出现全身多个系统的功能紊乱。

【临床分期】慢性肾衰竭根据肾功能损害程度分为 4 期：肾功能代偿期、肾功能失代偿期、肾衰竭期和尿毒症期，分别大致相当于 CDK2 期和 3a 期、3b 期、4 期、5 期。

第六节 肾 移 植

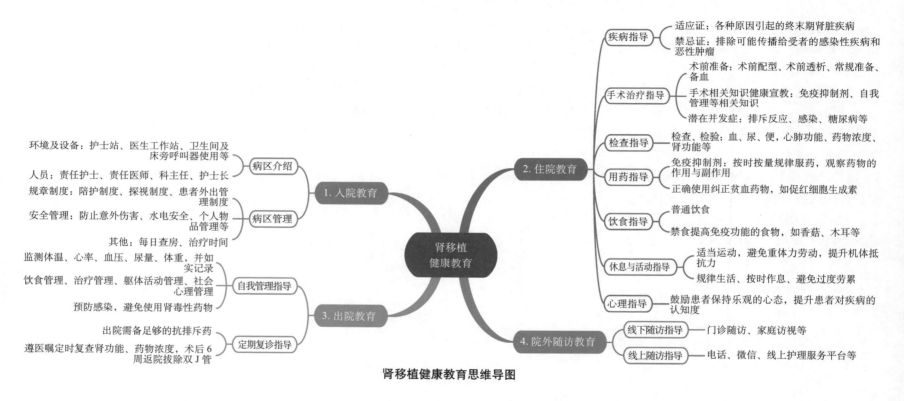

肾移植健康教育思维导图

【定义】肾移植是终末期肾脏疾病的最佳治疗方式，指将来自供体的肾脏通过手术植入受者体内，从而恢复肾功能。

【病因】各种肾脏疾病发展到尿毒症期，只有透析治疗或肾移植手术才能挽救生命，与透析治疗相比，移植肾能完全替代生理功能，绝大部分患者移植术后肾脏生理功能可完全恢复，具有良好的生活质量和远期生存率。

【临床特点】肾移植受者术前临床表现同慢性肾衰竭。术后应注意排斥反应（发热、疼痛、乏力、血尿、尿量减少等）及并发症（感染、移植肾破裂、深静脉血栓等）等相关临床表现。

【临床类型】移植物的排斥反应是肾移植的主要并发症，根据排斥反应的发生机制、病理改变、发病时间与临床特点将其分为以下4种类型。①超急性排斥反应：是临床表现中最为剧烈且后果最严重的一类排斥反应。多为体内预存的供体特异性抗体（donor specific antibody，DSA）所致，属于Ⅱ型变态反应。②急性加速性排斥反应：多发生在移植术后2～5天，发生越早，程度越重，严重时可致移植肾破裂出血，移植肾功能迅速丧失。③急性排斥反应：是最常见的排斥反应类型，多发生在移植术后早期，由于各种新型免疫抑制剂的不断推出，其发生率在逐步下降，目前1年内的发生率低于15%。由于移植后远期（如5年、10年以上）偶可发生急性排斥反应且症状多不典型，如不能及时发现和处理可导致移植肾严重损害甚至失功。④慢性排斥反应：一般发生于移植手术3个月之后，持续6个月以上，并有特征性组织学和影像学变化。大多数慢性排斥反应的病因是多重性的，同时包括免疫性和非免疫性肾脏损伤机制。

第七节　泌尿系结石

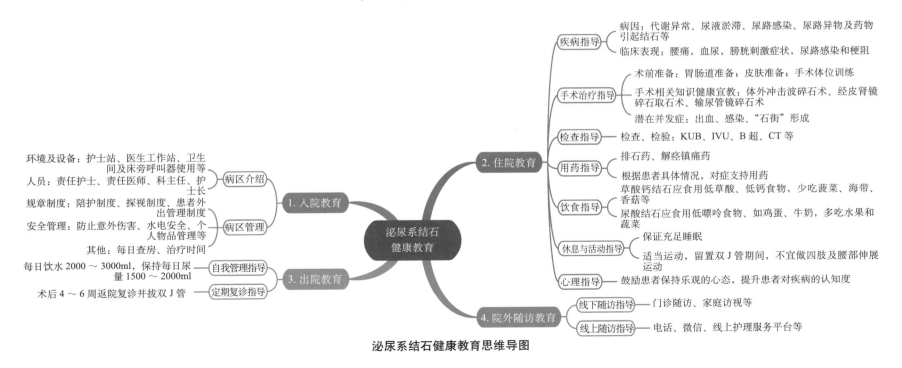

泌尿系结石健康教育思维导图

【定义】泌尿系结石又称尿路结石，是泌尿外科的常见病，在住院患者中居首位，欧美国家流行病学资料显示尿路结石总体患病率为 1%～20%，我国不同地区尿路结石患病率不同，为 1.5%～18%，整体南方高于北方，年新发病率（150～200）/10 万，其中 25% 的患者需住院治疗。近年来，全世界范围内尿路结石的发病率均有升高趋势，5～10 年的复发率最高可达 50% 以上，目前认为，尿路结石好发于 30～60 岁人群，以体力劳动者多见，男性发病率高于女性，但近年来男女之间的差异正逐渐缩小。同时，尿路结石的形成还受到环境气候、地域、民族、饮食习惯、遗传等因素的影响，形成各种成分的结石、临床特点各异。

【病因】①代谢异常：饮食、遗传等多种因素导致的代谢异常可导致结石形成；形成尿结石的物质排出增加：尿液中钙、草酸、尿酸或胱氨酸排出量增加；尿 pH 改变；尿中抑制晶体形成和聚集的物质减少；尿量减少。②局部因素：尿路梗阻、感染和尿路存在异物均是诱发结石形成的局部因素。③药物相关因素：如服用尿液的浓度高而溶解度比较低的药物，如氨苯蝶啶，或能够诱发结石形成的药物，如乙酰唑胺。

【临床特点】上尿路结石的临床特点如下。①疼痛：肾结石可引起肾区疼痛伴肋脊角叩击痛，输尿管结石可引起肾绞痛或输尿管绞痛，典型表现为疼痛剧烈难忍。②血尿：通常为镜下血尿，少数为肉眼血尿。③恶心、呕吐：输尿管结石引起尿路梗阻时，使输尿管管腔内压力增高，管壁局部扩张、痉挛或缺血。由于输尿管与肠有共同的神经支配而导致恶心、呕吐，常与肾绞痛伴发。④膀胱刺激症状：结石伴感染或输尿管膀胱壁段结石时，可有尿频、尿急、尿痛。

【临床类型】根据结石位置分为以下类型。①上尿路结石：肾和输尿管结石；②下尿路结石：膀胱结石和尿道结石。

第八节　前列腺增生

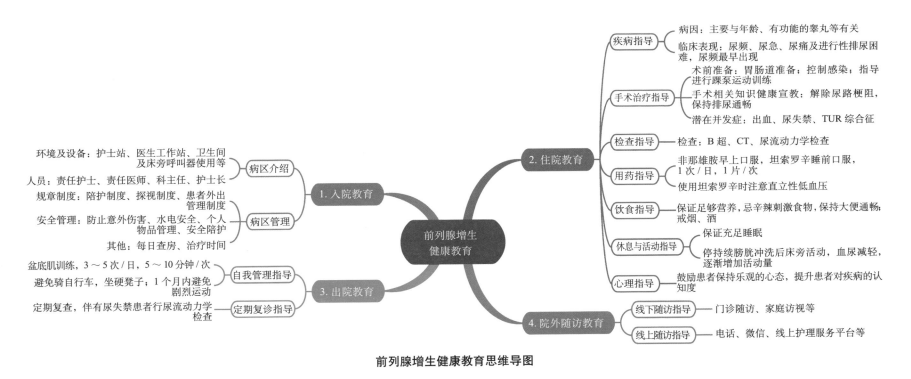

前列腺增生健康教育思维导图

【定义】良性前列腺增生（BPH）也称前列腺增生症，是引起男性老年人排尿障碍原因中最常见的一种良性疾病，主要表现为组织学上的前列腺间质和腺体成分的增生、解剖学上的前列腺增大，尿流动力学上的膀胱出口梗阻，临床表现为下尿路症状及相关并发症。

【病因】有关前列腺增生发病机制的研究很多，但至今病因仍不完全清楚。目前公认老龄和有功能的睾丸是前列腺增生发病的两个重要因素，二者缺一不可。BPH 随着前列腺的增大而增大，男性在 45 岁以后前列腺有不同程度的增生，多在 50 岁以后出现临床症状。

【临床特点】①尿频：是前列腺增生最常见的早期症状，夜间更为明显。尿频的原因，早期是因增生的前列腺充血刺激引起。随着病情发展，梗阻加重，残余尿量增多，膀胱有效容量减少，尿频逐渐加重。②排尿困难：是前列腺增生最重要的症状，病情发展缓慢，典型表现为排尿迟缓、续断、尿流细而无力、射程短、终末滴淋、排尿时间延长。如梗阻严重时，残余尿量较多时，常需要用力并增加腹压以帮助排尿，排尿终末常有尿不尽感。③前列腺增生在任何阶段可因气候变化、劳累、饮酒、便秘、久坐等因素，使前列腺突然充血、水肿导致急性尿潴留。④前列腺增生合并感染或结石时，可出现尿频、尿急、尿痛症状。

【诊断】①国际前列腺症状评分（International Prostate Symptom Score，IPSS）：是量化 BPH 下尿路症状的方法，是目前国际公认的判断 BPH 患者症状严重程度的最佳手段；②直肠指检：是重要的检查方法，前列腺增生患者均需做此项检查；③超声：采用经腹壁或直肠途径进行，经腹壁超声检查时膀胱需要充盈，扫描可清晰显示前列腺的体积大小。经直肠超声检查对前列腺内部结构显示得更为清晰；④尿流率检查：一般认为排尿在 150 ～ 400ml 时，如最大尿流率＜ 15ml/s 表明排尿不畅；如＜ 10ml/s 则表明梗阻较为严重。

第九节　精索静脉曲张

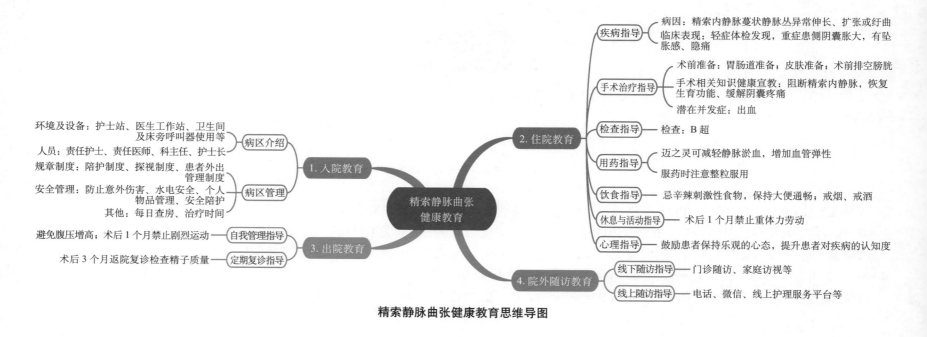

精索静脉曲张健康教育思维导图

【定义】精索静脉曲张是指精索内静脉蔓状静脉丛的异常伸长、扩张和纡曲。精索静脉曲张可分为原发性和继发性，临床上以原发性精索静脉曲张为多见。原发性精索静脉曲张多见于青壮年，发病率占男性人群的 10% ～ 15%。以左侧发病为多。

【病因】原发性精索静脉曲张是由于精索内静脉瓣发育不全，静脉丛壁的平滑肌或弹性纤维薄弱等原因所致。原发性精索静脉曲张左侧明显高于右侧的原因包括：左侧精索静脉比右侧长 8 ～ 10cm；左侧精索静脉压大于右侧；左精索内静脉呈直角注入左肾静脉；左肾静脉通过主动脉和肠系膜上动脉之间；左精索内静脉下段位于乙状结肠后面等。这些解剖结构使左精索内静脉容易受压，并增加静脉回流阻力。继发性精索静脉曲张则多因为腹膜后肿瘤、肾肿瘤等压迫精索内静脉，或下腔静脉、肾静脉癌栓，使静脉回流受阻所致等。

【临床特点】原发性精索静脉曲张如病变轻，一般多无症状，易被忽视，仅在体检时发现。症状严重时，可表现为患侧阴囊胀大，有坠胀、隐痛感，步行或站立过久则症状加重，平卧后症状可缓解或消失。

【临床分类】临床上按精索静脉曲张的程度可分为 4 级。①亚临床型：在休息或做 Valsalva 动作时，无症状或无法看见静脉曲张，但可通过超声检查发现；②Ⅰ度：触诊不明显，但 Valsalva 试验时可触及曲张静脉；③Ⅱ度：外观无明显异常，触诊可触及曲张的静脉；④Ⅲ度：曲张静脉如蚯蚓团状，视诊和触诊均明显。

第十节　膀胱肿瘤

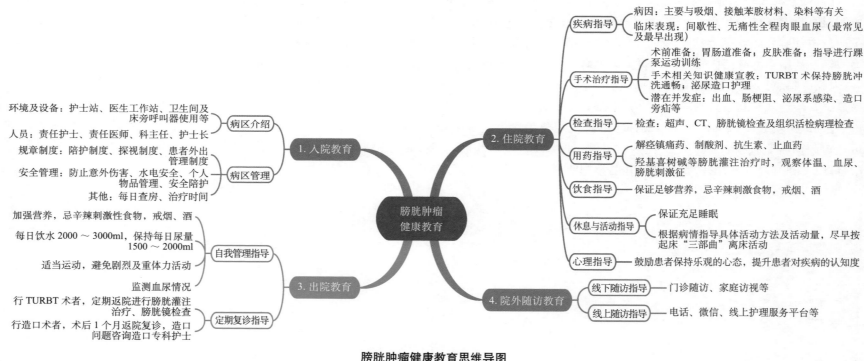

膀胱肿瘤健康教育思维导图

【定义】膀胱肿瘤是泌尿系统最常见的肿瘤。绝大多数来自上皮组织，其中 90% 以上为尿路上皮癌，鳞癌和腺癌各占 2%～3%；1%～5% 来自间叶组织，多数为肉瘤如横纹肌肉瘤，多见于儿童。

【病因】引起膀胱癌的病因很多，并且其发生具有时间和空间的多中心性，危险因素包括：①吸烟是最重要的致癌因素，约 1/3 膀胱癌与吸烟有关。吸烟可使膀胱癌发病风险增加 2～4 倍。可能与香烟含有多种芳香胺的衍生物致癌物质有关。戒烟后膀胱癌的发病率会有所下降。

②长期接触工业化学产品如染料、皮革、橡胶、塑料、油漆等，发生膀胱癌的风险显著增加。现已肯定主要致癌物质是联苯胺、β- 萘胺、4-氨基双联苯等。可在 30 ～ 50 年后发病。③膀胱慢性感染与异物长期刺激如膀胱结石、膀胱憩室、血吸虫感染或长期留置导尿管等，会增加膀胱癌的发生风险，其中以鳞癌多见。④其他长期大量服用含非那西丁的镇痛药、食物中或由肠道菌作用产生的亚硝酸盐及盆腔放射治疗等，均可成为膀胱癌的病因。多数膀胱癌是由于癌基因的激活和抑癌基因的失活导致的，这些基因的改变不仅增加了膀胱癌的患病风险，且与膀胱癌侵袭力及预后密切相关。

【临床特点】发病年龄大多数为 50 ～ 70 岁。男：女约为 4：1。血尿是膀胱癌最常见的症状。约 85% 的患者表现为间歇性无痛全程肉眼血尿，可自行减轻或停止，易给患者造成"好转"或"治愈"的错觉而贻误治疗。有时可仅为镜下血尿。出血量与肿瘤的大小、数目及恶性程度并不一致。尿频、尿急、尿痛多为膀胱癌的晚期表现，常因肿瘤坏死、溃疡或并发感染所致。少数广泛原位癌或浸润性癌最初可仅表现为膀胱刺激症状，其预后不良。三角区及膀胱颈部肿瘤可造成膀胱出口梗阻，导致排尿困难和尿潴留肿瘤侵及输尿管可致肾积水、肾功能不全。广泛浸润盆腔或转移时，出现腰骶部疼痛、下肢水肿、贫血、体重下降等症状。骨转移时可出现骨痛。鳞癌多为结石或感染长期刺激所致，可伴有膀胱结石。

【临床分类】根据癌肿浸润膀胱壁的深度，目前采用的是 2009 TNM 分期标准，是判断预后最有价值的指标之一，临床上将 Tis、Ta 和 T1 期肿瘤分为非肌层浸润性膀胱癌（NMIBC），T2 及以上则称为肌层浸润性膀胱癌（MIBC）。原位癌属于非肌层浸润性膀胱癌，但一般分化不良，恶性程度高，易向肌层浸润性进展。

第6章　内分泌与代谢疾病

第一节　甲状腺功能减退症

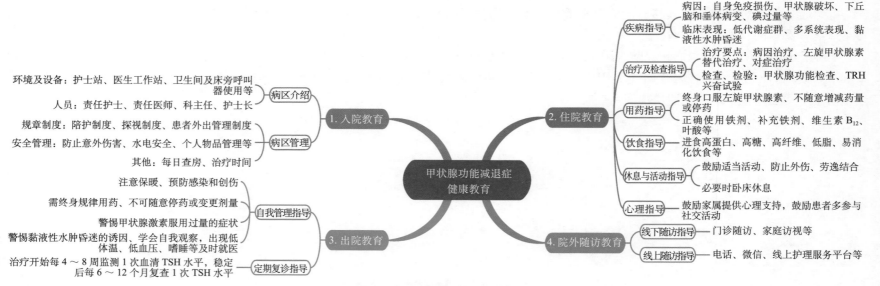

甲状腺功能减退症健康教育思维导图

环境及设备：护士站、医生工作站、卫生间及床旁呼叫器使用等

人员：责任护士、责任医师、科主任、护士长　——　病区介绍

规章制度：陪护制度、探视制度、患者外出管理制度

安全管理：防止意外伤害、水电安全、个人物品管理等　——　病区管理

其他：每日查房、治疗时间

病区介绍、病区管理　——　1. 入院教育

注意保暖、预防感染和创伤

需终身规律用药、不可随意停药或变更剂量

警惕甲状腺激素服用过量的症状　——　自我管理指导

警惕黏液性水肿昏迷的诱因、学会自我观察，出现低体温、低血压、嗜睡等及时就医

治疗开始每 4～8 周监测 1 次血清 TSH 水平，稳定后每 6～12 个月复查 1 次 TSH 水平　——　定期复诊指导

自我管理指导、定期复诊指导　——　3. 出院教育

病因：自身免疫损伤、甲状腺破坏、下丘脑和垂体病变、碘过量等

临床表现：低代谢症群、多系统表现、黏液性水肿昏迷　——　疾病指导

治疗要点：病因治疗、左旋甲状腺素替代治疗、对症治疗

检查、检验：甲状腺功能检查、TRH 兴奋试验　——　治疗及检查指导

终身口服左旋甲状腺素、不随意增减药量或停药

正确使用铁剂、补充铁剂、维生素 B_{12}、叶酸等　——　用药指导

进食高蛋白、高糖、高纤维、低脂、易消化饮食等　——　饮食指导

鼓励适当活动、防止外伤、劳逸结合

必要时卧床休息　——　休息与活动指导

鼓励家属提供心理支持，鼓励患者多参与社交活动　——　心理指导

疾病指导、治疗及检查指导、用药指导、饮食指导、休息与活动指导、心理指导　——　2. 住院教育

门诊随访、家庭访视等　——　线下随访指导

电话、微信、线上护理服务平台等　——　线上随访指导

线下随访指导、线上随访指导　——　4. 院外随访教育

【定义】甲状腺功能减退症简称甲减，指各种原因导致的甲状腺激素合成和分泌减少或组织作用减弱导致的全身代谢减低综合征。其病理特征是黏多糖在组织和皮肤堆积，表现为黏液性水肿。

【病因】甲减的病因复杂，故甲减发病机制因病因不同而异，以原发性甲减多见，约占全部甲减的 99%，其中自身免疫、甲状腺手术和甲状腺功能亢进症（甲亢）^{131}I 治疗所致三大原因占原发性甲减病因的 90% 以上；中枢性和继发性甲减少见，是由于下丘脑和（或）垂体病变引起的促甲状腺激素释放激素（TRH）或促甲状腺激素（TSH）合成和分泌减少所致。先天性甲减是由于甲状腺缺如或异位、甲状腺激素合成的相关基因异常所致。

【流行病学】甲减的患病率差异较大，与促甲状腺激素诊断切点值、性别、年龄、中国、种族等因素有关，成年甲减患病率女性高于男性，且随年龄增长而升高。亚临床甲减患病率高于临床甲减。国外报道甲减的患病率为 5%～10%。根据 2010 年我国十大城市甲状腺疾病患病率调查，以 TSH > 4.2mIU/L 为诊断切点，我国甲减的患病率为 17.8%，其中亚临床甲减患病率为 16.7%，临床甲减患病率为 1.1%。

【临床特点】本病常隐匿发病，进展缓慢，病程较长，早期症状缺乏特异性，典型症状通常在几个月甚至几年后才显现出来。主要表现以代谢率减低和交感神经兴奋性下降为主，本病可累及心脏出现心包积液和心力衰竭，重症患者可以发生黏液性水肿昏迷。

【临床类型】①根据病变发生的部位分类：原发性甲减、中枢性甲减、甲状腺激素抵抗综合征。②根据病变的原因分类：自身免疫性甲减、药物性甲减、甲状腺手术后甲减、^{131}I 治疗后甲减、特发性甲减、垂体或下丘脑肿瘤手术后甲减等。③根据甲状腺功能减退的程度分类：临床甲减、亚临床甲减。④按起病年龄分类：功能减退始于胎儿或新生儿期，称为克汀病；功能减退始于性发育前儿童，称为幼年型甲减；功能减退始于成人称成年型甲减。

第二节　甲状腺功能亢进症

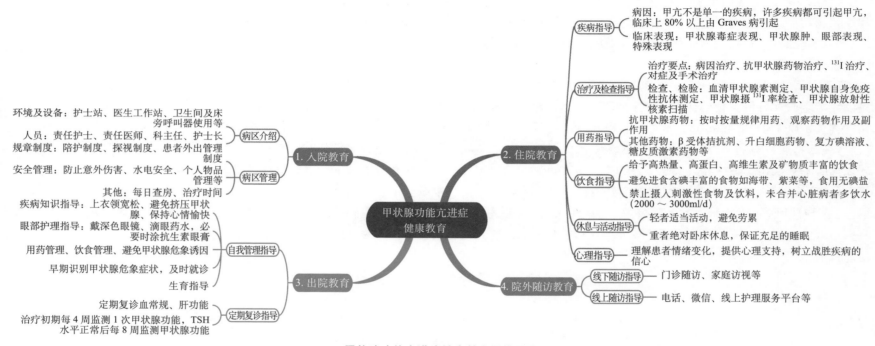

环境及设备：护士站、医生工作站、卫生间及床旁呼叫器使用等

人员：责任护士、责任医师、科主任、护士长

规章制度：陪护制度、探视制度、患者外出管理制度

安全管理：防止意外伤害、水电安全、个人物品管理等

其他：每日查房、治疗时间

疾病知识指导：上衣领宽松、避免挤压甲状腺、保持心情愉快

眼部护理指导：戴深色眼镜、滴眼药水，必要时涂抗生素眼膏

用药管理、饮食管理、避免甲状腺危象诱因

早期识别甲状腺危象症状，及时就诊

生育指导

定期复诊血常规、肝功能

治疗初期每4周监测1次甲状腺功能，TSH水平正常后每8周监测甲状腺功能

病区介绍

病区管理

自我管理指导

定期复诊指导

1. 入院教育

3. 出院教育

甲状腺功能亢进症健康教育

2. 住院教育

4. 院外随访教育

疾病指导

治疗及检查指导

用药指导

饮食指导

休息与活动指导

心理指导

线下随访指导

线上随访指导

病因：甲亢不是单一的疾病，许多疾病都可引起甲亢，临床上80%以上由Graves病引起

临床表现：甲状腺毒症表现、甲状腺肿、眼部表现、特殊表现

治疗要点：病因治疗、抗甲状腺药物治疗、^{131}I治疗、对症及手术治疗

检查、检验：血清甲状腺素测定、甲状腺自身免疫性抗体测定、甲状腺摄^{131}I率检查、甲状腺放射性核素扫描

抗甲状腺药物：按时按量规律用药、观察药物作用及副作用

其他药物：β受体拮抗剂、升白细胞药物、复方碘溶液、糖皮质激素药物等

给予高热量、高蛋白、高维生素及矿物质丰富的饮食

避免进食含碘丰富的食物如海带、紫菜等，食用无碘盐禁止摄入刺激性食物及饮料，未合并心脏病者多饮水（2000～3000ml/d）

轻者适当活动，避免劳累

重者绝对卧床休息，保证充足的睡眠

理解患者情绪变化，提供心理支持，树立战胜疾病的信心

门诊随访、家庭访视等

电话、微信、线上护理服务平台等

甲状腺功能亢进症健康教育思维导图

　　【定义】甲状腺功能亢进症简称甲亢，是由多种原因导致甲状腺本身产生过多的甲状腺激素（TH）所致的甲状腺毒症。甲状腺毒症指血液循环中甲状腺激素（TH）过多，引起以神经、循环、消化等系统兴奋性增高及代谢亢进为主要表现的一组临床综合征。

　　【病因】甲亢不是单一的疾病，许多疾病都可以引起甲亢。临床常见的原因是弥漫性毒性甲状腺肿（Graves病），占所有甲亢的80%以上。除此以外，多结节性毒性甲状腺肿、甲状腺自主高功能腺瘤、桥本甲状腺毒症、垂体TSH瘤等均可导致甲亢。

　　【流行病学】来自全国31省78 470名受试者的调查显示：临床甲亢患病率0.78%，亚临床甲亢患病率0.44%，Graves病（GD）患病率

0.53%。临床甲亢和 Graves 病多见于女性，患病高峰在 30 ～ 60 岁，60 岁后患病率显著降低。GD 发病率（15 ～ 30）/10 万人年。

【临床特点】甲状腺毒症临床表现如下。①高代谢症群：如怕热、多汗、皮肤湿热、体重下降等；②心血管系统：以高动力循环为特征；③消化系统：胃肠活动增强，食欲亢进、多食易饥，排便增多等；④神经精神系统：多言好动、情绪易激动、紧张焦虑、失眠等；⑤生殖系统：女性月经减少或闭经，男性阳痿；⑥肌肉骨骼系统：可伴发甲亢性周期性瘫痪、急性和慢性甲亢性肌病；⑦血液系统：可有白细胞和粒细胞的减少等；⑧ GD 特征性临床表现：弥漫性甲状腺肿、Graves 眼病（GO）、皮肤黏液性病变、甲亢肢端肥大。

【临床类型】①按照发病部位和病因分类：分为原发性甲亢、中枢性甲亢；②按照甲亢程度分类：分为临床甲亢和亚临床甲亢。

第三节　单纯性甲状腺肿

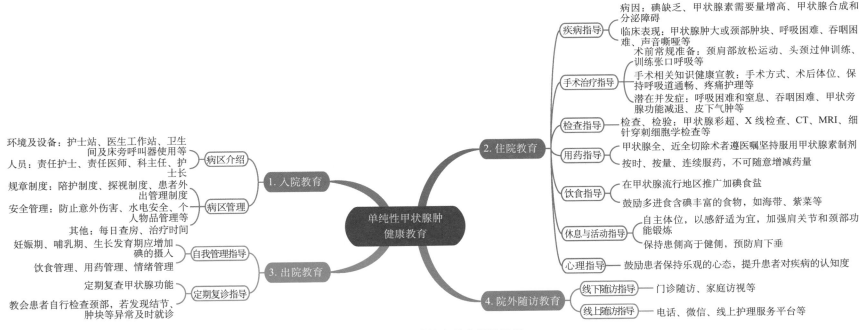

单纯性甲状腺肿健康教育思维导图

【定义】单纯性甲状腺肿又称地方性甲状腺肿，是由于机体缺碘、存在致甲状腺肿物质或甲状腺素合成酶缺陷所致的代偿性甲状腺肿大，不伴有明显的甲状腺功能亢进或减退。

【病因】①甲状腺素原料（碘）缺乏；②甲状腺素需要量增高；③甲状腺合成和分泌障碍。

【临床特点】①甲状腺肿大或颈部肿块：女性多见，一般无全身症状。甲状腺不同程度肿大，随吞咽上下活动。②压迫症状：甲状腺不同程度的肿大和肿大结节对周围器官引起的压迫症状是本病的主要临床表现。常见的为压迫气管、食管和喉返神经，出现气管弯曲、移位和呼吸道狭窄影响呼吸。开始只在剧烈活动时感觉气促，发展严重时甚至休息睡觉也有呼吸困难。受压过久还可使气管软骨变形、软化。少数喉返神经或食管受压者可出现声音嘶哑或吞咽困难。

病程久、体积巨大的甲状腺肿可下垂至颈下胸骨前方。甲状腺肿向胸骨后延伸生长形成胸骨后甲状腺肿，易压迫气管和食管，还可压迫颈深部大静脉，引起头颈部静脉回流障碍，出现面部青紫、肿胀及颈胸部表浅静脉怒张。

第四节　甲状腺癌

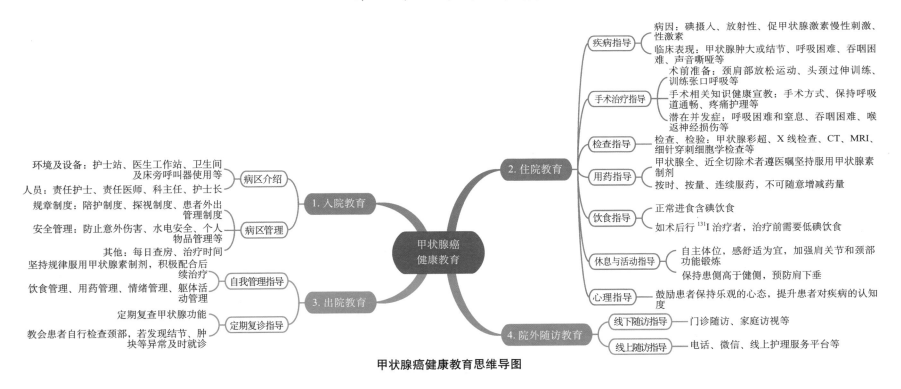

甲状腺癌健康教育思维导图

【**定义**】甲状腺癌是最常见的甲状腺恶性肿瘤，约占全身恶性肿瘤的 1%，是目前发病率增长最快的恶性肿瘤之一，在女性中的发病率是男性的 2～3 倍。除髓样癌外，大多数甲状腺癌起源等滤泡上皮细胞。

【**病因**】甲状腺癌的发病与多种因素相关，如肥胖、放射因素、碘摄入量、基因突变、应激等。

【**临床特点**】①甲状腺内发现肿块是最常见的表现。②随着病情进展，肿块迅速增大，压迫周围组织可产生一系列症状。③远处转移症状：乳头状癌颈部淋巴转移灶发生率高、出现早、范围广、发展慢、可有囊性变，滤泡状癌易发生远处转移，以血行转移为主，常转移至肺和骨。颈部淋巴转移在未分化癌发生较早，可出现颈部淋巴结肿大，有少部分患者甲状腺肿块不明显，而因转移灶就医时，应考虑甲状腺癌的可能：远处转移部位多见于扁骨（如颅骨、椎骨、胸骨、盆骨等）和肺。

【临床类型】①乳头状癌：约占成人甲状腺癌的 70% 和儿童甲状腺癌的全部。多见于 21～40 岁中青年女性，低度恶性，生长缓慢，较早出现颈部淋巴转移，预后较好。②滤泡状癌：约占 15%。多见于 50 岁左右妇女，中度恶性，发展较快，有侵犯血管倾向，33% 可经血行转移至肺、肝、骨及中枢神经系统，预后不如乳头状癌。③未分化癌：占 5%～10%。多见于 70 岁左右老年人，高度恶性、发展迅速，约 50% 早期便有颈部淋巴转移，或侵犯喉返神经、气管或食管，常经血行向肺、骨等远处转移，预后很差。④髓样癌：仅占 7%，常有家族史。来源于滤泡旁细胞（C 细胞），可分泌大量降钙素。恶性程度中等，可经淋巴转移和血行转移，预后不如乳头状癌及滤泡状癌，但较未分化癌预后好。

第五节　糖尿病

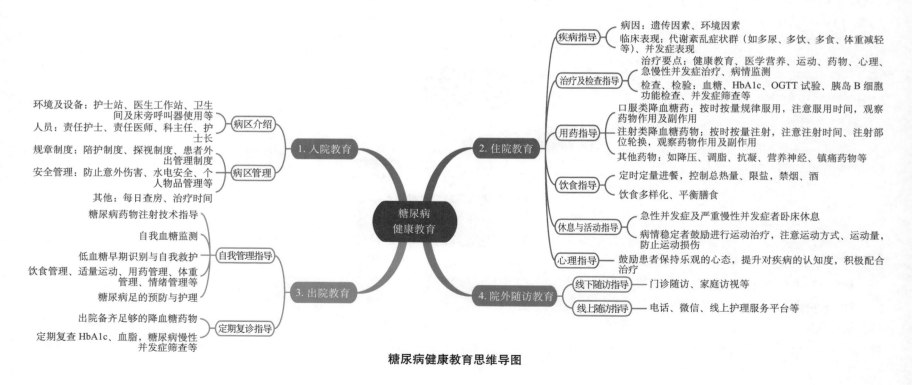

糖尿病健康教育思维导图

　　【定义】糖尿病是由遗传和环境因素共同作用而引起的一组以慢性高血糖为特征的代谢性疾病。因胰岛素分泌和（或）作用缺陷导致碳水化合物、蛋白质、脂肪、水和电解质等代谢紊乱。随着病程延长，可出现眼、肾、神经、心脏、血管等多系统器官损害。重症或应激时还可发生酮症酸中毒、高渗高血糖综合征等急性代谢紊乱。

　　【病因】糖尿病的病因和发病机制极为复杂，至今尚未完全阐明。不同类型的糖尿病其病因不同，即使在同一类型中也存在差异性。概括而言，引起糖尿病的病因可归纳为遗传因素和环境因素两大类。胰岛 B 细胞合成和分泌胰岛素，经血液循环到达体内靶细胞，与特异性受体结合并引发细胞内物质代谢效应，该过程中任何一个环节发生异常均可导致糖尿病。

　　【流行病学】糖尿病是常见病、多发病，是严重威胁人类健康的世界性公共卫生问题。根据国际糖尿病联盟（IDF）统计，2019 年全球糖尿病患病人数已达 4.63 亿，估计到 2045 年糖尿病患病人数将上升到 7.00 亿。近年来，随着我国老龄化、城市化加剧，超重和肥胖患病率增加，中国人的 2 型糖尿病遗传易感性等因素，糖尿病患病率呈逐年递增的趋势，截至 2022 年糖尿病患病率达 12.8%。

　　【临床特点】各种类型的糖尿病其临床特点不同。1 型糖尿病具有如下特点：起病年龄 < 30 岁；"三多一少"症状明显；常以酮症或酮症酸中毒起病，体型消瘦；空腹或餐后 2 小时 C 肽浓度明显降低；出现胰岛自身免疫标记物，如谷氨酸脱羧酶抗体（GADA）、胰岛细胞抗体（ICA）等。2 型糖尿病则具有如下特点：可发生在任何年龄，多见于 40 岁以上成年人和老年人，多数起病隐匿；症状相对较轻，50% 以上患者可长期无任何症状，常在体检时发现高血糖，随着病程进展，出现各种急慢性并发症，通常还有肥胖、血脂异常、高血压等代谢综合征表现及家族史。

　　【临床类型】根据 WHO（2019 年）的糖尿病病因学分型体系，根据病因学证据将糖尿病分为 6 种类型：① 1 型糖尿病；② 2 型糖尿病；③混合型糖尿病；④其他特殊类型糖尿病；⑤未分类糖尿病；⑥妊娠糖尿病。

第六节　肾上腺疾病

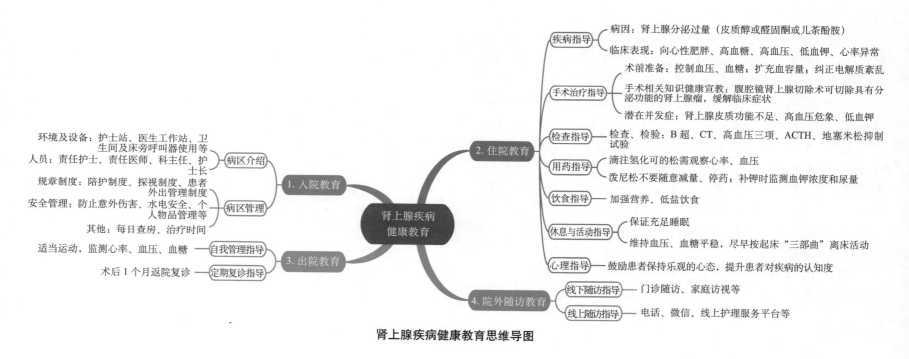

肾上腺疾病健康教育思维导图

【定义】肾上腺位于双侧肾上极内侧，左侧呈新月形，右侧呈三角形，每侧重 4 ~ 6g，其组织学结构分为皮质和髓质两部分。皮质占90%，由中胚层发育而来，按细胞排列，从外向内由球状带、束状带和网状带三层功能不同的细胞组成。皮质分泌类固醇激素，其中球状带分泌盐皮质激素，主要是醛固酮，调节水盐代谢；束状带分泌糖皮质激素，主要是皮质醇，调节糖、蛋白质和脂肪代谢；网状带分泌性激素，主要是雄激素。髓质占 10%，来自神经外胚层，主要分泌肾上腺素、去甲肾上腺素和多巴胺。肾上腺各部位病变导致其分泌异常均可引起不同的疾病。在外科治疗的肾上腺疾病中，以原发性醛固酮增多症、皮质醇增多症和儿茶酚胺症最为常见。转移性肾上腺癌也受到关注，它比原发性皮质醇癌更为多见，具有临床重要性。

【**病因**】①原发性醛固酮增多症：a. 分泌醛固酮的肾上腺皮质腺瘤；b. 单侧肾上腺皮质球状带增生；c. 双侧肾上腺皮质球状带增生；d. 分泌醛固酮的肾上腺皮质腺癌；e. 分泌醛固酮的异位肿瘤；f. 家族性醛固酮增多症。②皮质醇增多症：a. ACTH 依赖性库欣综合征；b. ACTH 非依赖性库欣综合征。③儿茶酚胺症（嗜铬细胞瘤）：起源于肾上腺髓质或肾上腺以外的交感神经及副交感神经的副神经节上的嗜铬细胞瘤，其中，肾上腺嗜铬细胞瘤约占 PHEO 的 90%，其中 10% 为双侧性。

【**临床特点**】①原发性醛固酮增多症的临床表现：30 ～ 50 岁多见，主要表现为高血压和低血钾。a. 高血压：几乎所有 PHA 的患者均有高血压，以舒张压升高为主，一般降压药物效果不佳。b. 肌无力，70% 患者呈持续性低血钾，30% 间歇性，患者表现为肌无力，甚至周期性瘫痪，首先累及四肢，重者发生软瘫，并影响呼吸和吞咽。可出现低血钾心电图改变。c. 烦渴、多饮多尿，以夜尿增多为主，主要是由肾浓缩功能下降引起。②皮质醇增多症的临床表现：多见于 15 ～ 30 岁女性。a. 向心性肥胖，满月脸，水牛背，悬垂腹，颈短，四肢肌萎缩。b. 皮肤菲薄，下腹壁、大腿内侧、腋下皮肤可见紫纹，可见痤疮和多毛。c. 高血压，部分患者轻度或中度高血压。d. 性腺功能紊乱，性欲减退，月经失调，甚至闭经。e. 其他症状，如骨质疏松症引起腰背痛及易发生病理性骨折；精神症状，如失眠、记忆力减退、注意力分散等。③儿茶酚胺症（嗜铬细胞瘤）的临床表现：a. 高血压，持续性高血压伴阵发性极度升高：最多见，占 50% 以上。b. 代谢紊乱：可出现血糖增高，尿糖，由于脂肪代谢加速，血中游离脂肪酸和胆固醇增高，少数患者还可能有低血钾表现。c. 儿茶酚胺心肌病：是 PHHEO 较为严重而特殊的并发症。

【**临床分类**】肾上腺各部分病变导致其分泌异常均可引起不同的疾病，包含：①原发性醛固酮增多症；②皮质醇增多症，也称库欣综合征（Cusing syndrome，CS）；③儿茶酚胺症；④无症状肾上腺肿物。

第七节　垂体腺瘤

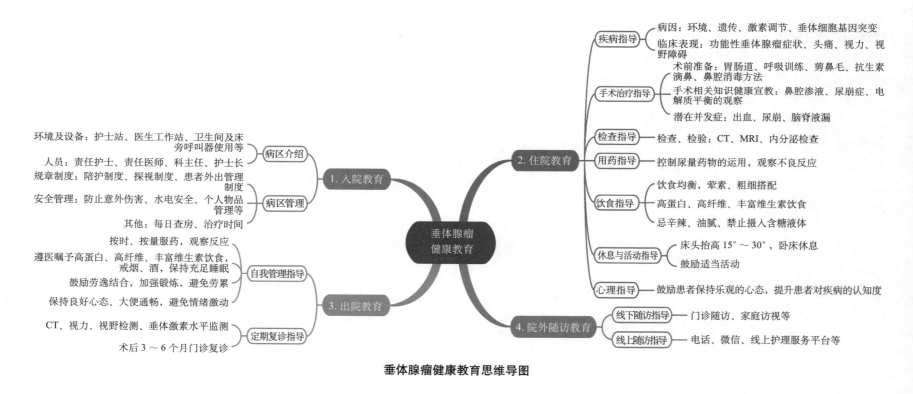

垂体腺瘤健康教育思维导图

【定义】来源于腺垂体的良性肿瘤，起病年龄多为 30～50 岁，女性多男性。垂体腺瘤可引起垂体激素分泌异常，对患者生长、发育、劳动力、生育能力功能有严重损害。

【病因】①由异常生理调节引起，如下丘脑激素的异常调节、生长因子及其受体的激活等；②遗传学：垂体腺瘤的发生是一个多步骤、多因素的发展过程，包括起始阶段和进展阶段。

【临床特点】有泌乳、闭经、不孕、性功能障碍、头晕、头痛等，可出现巨人症、向心性肥胖、水牛背、发作性高血压、一旦肿瘤过大，压迫周围重要神经结构，可出现头痛，视力、视野的改变，其他神经和脑损害。

【临床类型】①根据激素分泌类型分类：分为功能性垂体腺瘤（包括催乳素腺瘤、生长激素腺瘤、促甲状腺激素腺瘤、促肾上腺皮质激素腺瘤、促性腺激素腺瘤及混合性垂体腺瘤）和无功能性垂体腺瘤；②根据肿瘤大小分类：分为微腺瘤（直径＜1cm）、大腺瘤（直径≤1cm）和巨大腺瘤（直径＞4cm）；结合影像学分类、术中所见和病理学分为侵袭性垂体腺瘤和非侵袭性垂体腺瘤。

第 7 章　神经系统疾病

第一节　颅脑外伤

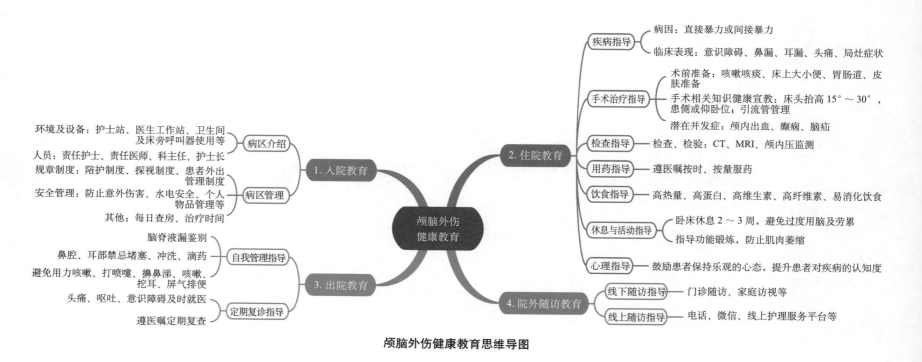

颅脑外伤健康教育思维导图

【定义】颅脑损伤多因外界暴力作用于头部而引起，仅次于四肢伤，其死亡率和致残率高居身体各部位损伤之首，主要因交通事故、坠落、跌倒、火器伤等所致。严重颅脑损伤往往伴有神经系统功能受损，甚至致残或死亡。

【病因】主要有两种：一种是暴力直接作用于头部引起的损伤，称为直接损伤；另一种是暴力作用于身体其他部位，然后传导至头部所造成的损伤，称为间接损伤。

【临床特点】①头皮损伤：a.皮下血肿血肿比较局限，周边较中心区更硬，无波动，帽状腱膜下血肿可扩散至全头，触之较软，可有明显波动；骨膜下血肿血肿张力较高，可有波动。b.头皮裂伤多数仅限于头皮，可深达骨膜，一般颅骨完整。c.头皮撕脱伤常将头皮自帽状腱膜下间隙全层撕脱，有时还连同部分骨膜，伤后失血多时易出现失血性休克。②颅骨骨折：a.颅盖骨折，如骨片陷入颅内时，临床上可出现相应病灶神经功能障碍、颅内高压和（或）癫痫。b.颅底骨折：耳、鼻出血或脑脊液漏，脑神经损伤，皮下或黏膜下淤血斑。③脑损伤：a.脑震荡伤后立即出现短暂的意识丧失，持续数秒至数分钟，一般不超过 30 分钟，即逆行性遗忘。多有头痛、头晕、疲乏无力、记忆力减退等症状。b.脑挫裂伤，认知障碍，运动和（或）感觉障碍，头痛，癫痫发作。c.弥漫性轴索损伤，意识障碍，瞳孔和眼球运动改变。④颅内血肿：a.硬膜外血肿典型意识障碍（昏迷—清醒—昏迷）同侧瞳孔扩大，瘫痪，颅内压增高；b.硬膜下血肿：意识障碍、瞳孔改变，颅内高压或脑疝；c.脑内血肿常伴有硬膜下血肿，症状相似。

【临床分期】①头皮损伤（头皮血肿、头皮裂伤、头皮撕脱伤）。②颅骨骨折（颅盖骨折、颅底骨折）。③脑损伤：a.根据脑损伤发生时间和机制分类分为原发性脑损伤和继发性脑损伤；b.按伤后脑组织与外界是否相通分类分为闭合性脑损伤和开放性脑损伤；c.按颅脑损伤严重程度分类，常用的是根据格拉斯哥昏迷评分分级，分为轻型，即 GCS 13 ～ 15 分，伤后昏迷时间 < 20 分钟；中型，即 GCS 9 ～ 12 分，伤后昏迷时间为 20 分钟至 6 小时；重型，即 GCS 3 ～ 8 分，伤后昏迷时间 > 6 小时，或者伤后 24 小时内意识障碍加深并昏迷 6 小时以上。④颅内血肿：根据血肿部分分为硬膜外血肿、硬膜内血肿、脑内血肿。

第二节　脑　膜　瘤

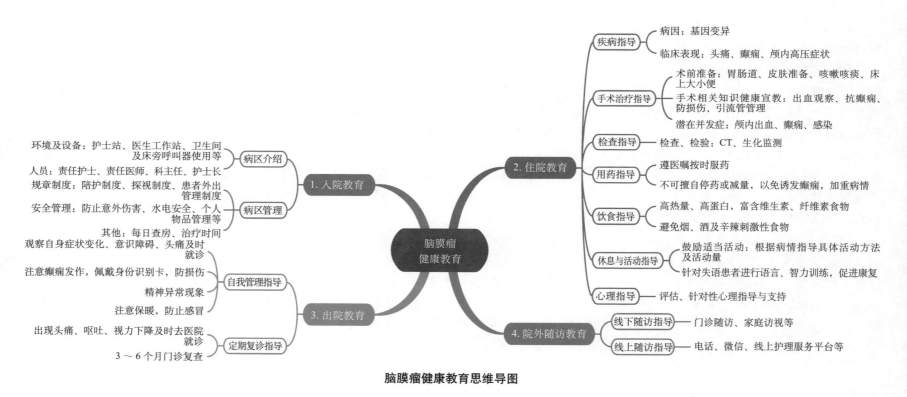

脑膜瘤健康教育思维导图

【定义】脑膜瘤是起源于脑膜及脑膜间的衍生物。可来自硬膜成纤维细胞和软脑膜细胞，但大部分来自蛛网膜细胞，女性多于男性，好发部位以大脑半球矢状窦最多，其次为大脑凸面、蝶骨和鞍结节，绝大部分为良性，一般生长缓慢，病程较长，呈膨胀性生长。

【病因】脑膜瘤的发生可能与内环境改变和基因变异有关，并非单一因素造成的，包括颅脑外伤、反射性照射、病毒感染及合并双侧听神经瘤等因素。脑膜瘤呈类圆形生长，包膜完整，与脑组织边界清楚。

【临床特点】①具有颅内占位病变的共同表现，如进行性头痛、呕吐和视盘水肿等颅内压增高症状；②可位于大脑功能区而导致神经功能缺损；③通常生长缓慢、病程长，一般为 2 ~ 4 年。但少数生长迅速，病程短，术后易复发和间变。

【临床类型】 按病理学特点可分为内皮型、血管型、砂粒型、混合型或移行型、脑膜肉瘤、恶性脑膜瘤等。

第三节　短暂性脑缺血发作

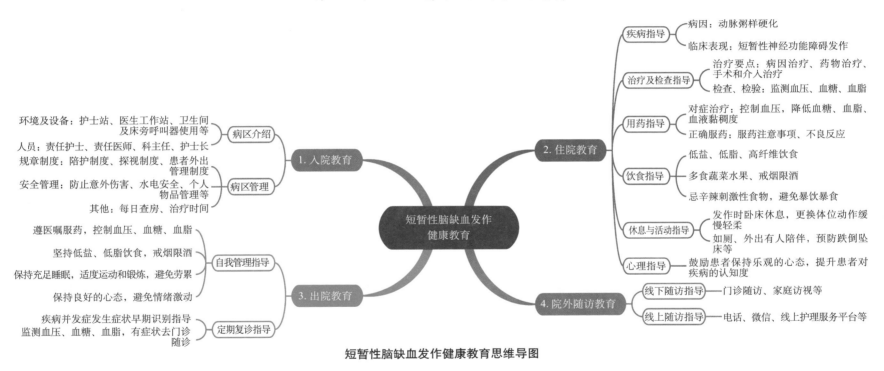

短暂性脑缺血发作健康教育思维导图

【定义】 短暂性脑缺血发作是脑、脊髓或视网膜局灶性缺血所致的、未发生急性脑梗死的短暂性神经功能障碍。

【危险因素】 高血压是短暂性脑缺血发作最重要的危险因素之一，其次为高胆固醇血症、糖代谢异常和糖尿病、睡眠呼吸暂停及不良生活习惯，如吸烟、饮食不当、缺乏体育锻炼、过量饮酒等。

【临床特点】 神经功能障碍持续时间短，症状反复发作，可自行缓解，其临床表现具有短暂性、发作性的特点，是缺血性脑卒中的高危信号。对短暂性脑缺血发作患者进行早期干预和治疗，能够显著降低脑卒中的复发风险，也是减轻脑卒中疾病负担的最佳方法。

【临床类型】 ①颈内动脉系统短暂性脑缺血发作：病灶对侧发作性肢体单瘫、偏瘫和面瘫、单肢或偏身麻木；病变侧单眼一过性黑矇或失明，对侧偏瘫及感觉障碍，优势半球受累可有失语；可能出现病灶对侧同向性偏盲。②椎基底动脉系统短暂性脑缺血发作：表现以眩晕、步态不稳、复视、耳鸣、短暂性全面遗忘症及猝倒为特征。

第四节　脑　梗　死

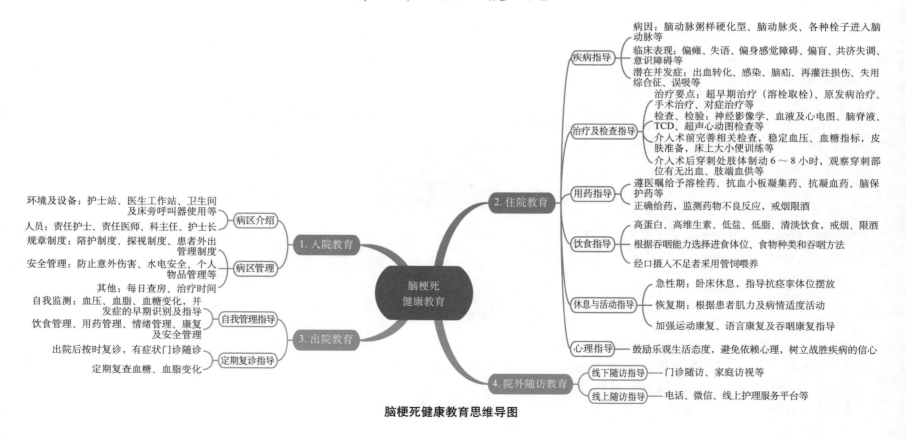

脑梗死健康教育思维导图

【定义】脑梗死又称缺血性脑卒中，是指因各种脑血管病变所致脑部血液供应障碍，导致局部脑组织缺血、缺氧性坏死，而迅速出现相应神经功能缺损的一类临床综合征，是脑卒中类型中最常见类型，占 70%～80%。根据发病机制不同分为脑血栓形成、脑栓塞和腔隙性脑梗死等类型，其中脑血栓形成是脑梗死最常见的类型，约占全部脑梗死的 60%。

【病因】脑梗死病因包括血管壁病变、心脏病和血流动力学改变、血液成分和血液流变学改变及其他。

【临床特点】脑梗死的临床表现取决于梗死灶的大小和部位，一般会出现局灶性神经功能缺损症状，以偏瘫、失语、偏身感觉障碍和共济失调等局灶症状为主，部分患者可有头痛、呕吐、意识障碍等全脑症状。

【临床类型】病因分型有助于判断预后、指导治疗和选择二级预防措施。目前国内外广泛使用脑梗死 TOAST 病因 / 发病机制分型，将缺血性脑卒中分为大动脉粥样硬化型、心源性栓塞型、小动脉闭塞型、其他明确病因型和不明原因型。

第五节   脑   出   血

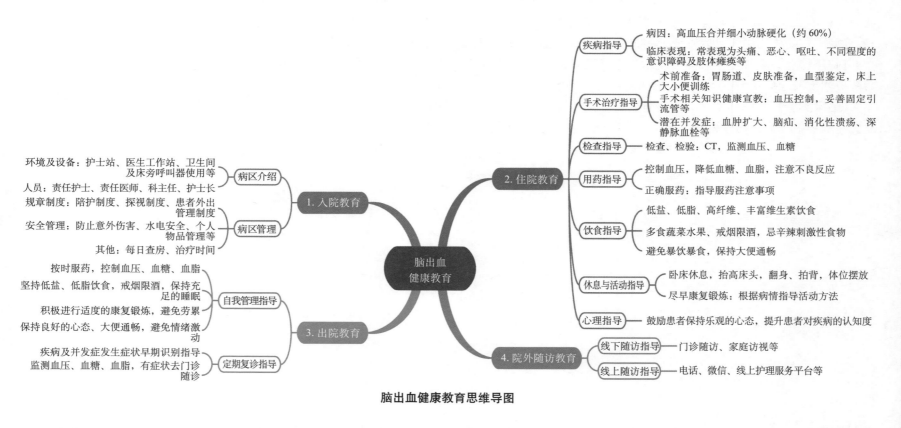

脑出血健康教育思维导图

【定义】脑出血是指脑实质内自发性、非创伤性血管破裂，导致血液在脑实质内聚集，占脑卒中患者的 25%～ 55%，是中国居民死亡和残疾的主要原因之一。

【病因】最常见的病因为高血压合并细、小动脉硬化，其他病因包括脑淀粉样血管病变、脑动脉炎、血液病等。

【临床特点】急性起病，体力活动或情绪激动时发病，症状于数分钟至数小时达高峰；局灶神经功能缺损症状，少数表现为全面神经功能缺损，常表现为头痛、恶心、呕吐、血压升高及不同程度的意识障碍和肢体瘫痪等。

【临床类型】 ①脑出血按部位分型：根据脑出血的部位，分为以下几种类型。a. 基底核区出血；b. 丘脑出血；c. 脑叶出血；d. 脑干出血；e. 小脑出血；f. 脑室出血。②按病因分型：以原发性脑出血和继发性脑出血分型较为公认，分为以下几种类型。a. 原发性脑出血：主要是高血压脑出血，少数为脑淀粉样血管病及不明原因的脑出血。在我国，原发性脑出血占所有脑出血的 80%～85%，合并高血压者可高达 70%～80%。b. 继发性脑出血：一般指有明确病因的脑出血，多由脑动静脉畸形、脑动脉瘤、抗凝血药物、溶栓治疗、抗血小板治疗、凝血功能障碍、脑肿瘤、脑血管炎、硬脑膜动静脉瘘、烟雾病、静脉窦血栓形成等引起，占脑出血的 15%～20%。

第六节 蛛网膜下腔出血

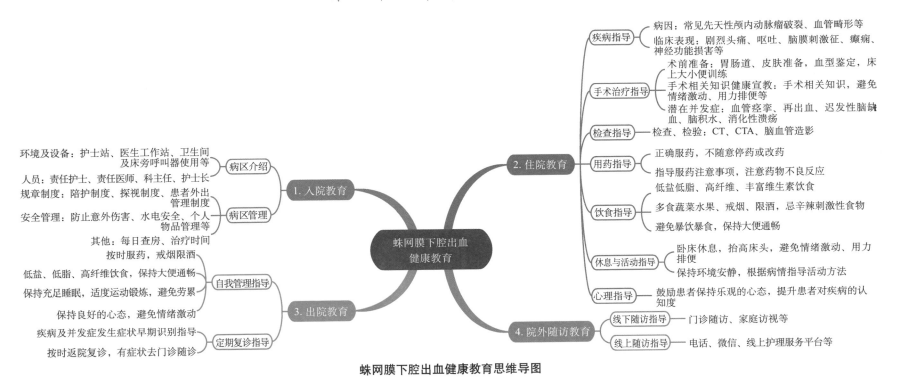

蛛网膜下腔出血健康教育思维导图

【定义】蛛网膜下腔出血分为自发性和外伤性两类，本节仅述自发性蛛网膜下腔出血，是指由各种病因引起脑底部或脑表面血管破裂后，血液流入蛛网膜下腔引起相应临床症状的一种脑卒中，占所有脑卒中的 5%～10%。病死率很高，应尽快行脑血管检查以明确病因，及时治疗。

【病因】最常见的病因是颅内动脉瘤（85%），其他病因包括非动脉瘤性中脑周围出血、硬脑膜动静脉瘘、夹层动脉瘤、血管炎、颅内肿瘤、血液病及抗凝治疗并发症等。动脉瘤、高血压、吸烟、酗酒等为独立危险因素，常见诱发因素有剧烈运动、情绪激动、咳嗽、用力排便等。

【临床特点】①最常见的症状是突发剧烈头痛，特征性体征为脑膜刺激征阳性，以颈项强直多见。②出血症状：起病急骤，部分患者出现一过性意识障碍，严重者昏迷甚至死亡。③神经功能损害：颈内动脉-后交通动脉或大脑后动脉动脉瘤可造成同侧动眼神经麻痹。④癫痫：蛛网膜下腔出血后的不同阶段均可能发生癫痫发作，早期癫痫发作的发生率为 6%～26%，迟发性癫痫发作的发生率为 1%～30%。早期癫痫发作可能引起急性血压升高和破裂再出血，也会引起颅内压和脑血流量的改变，从而加重脑水肿和血管痉挛。⑤视力、视野障碍。

第七节　癫　痫

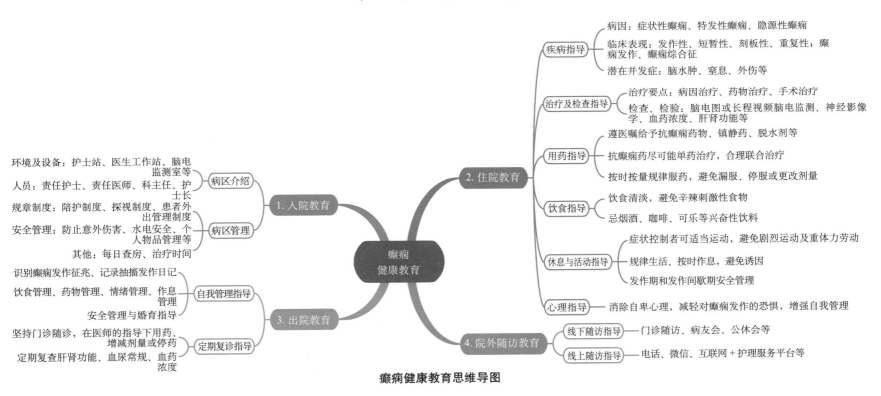

癫痫健康教育思维导图

【定义】癫痫是由多种原因导致的脑部神经元高度同步化异常放电所致的临床综合征，临床表现具有发作性、短暂性、重复性和刻板性的特点。异常放电神经元的位置不同及异常放电波及的范围差异，导致患者的发作形式不一，可表现为感觉、运动、意识、精神、行为、自主神经功能障碍或兼有之。临床上每次发作或每种发作的过程称为痫性发作。

【病因】癫痫不是独立的疾病，而是一组疾病或综合征，引起癫痫的病因非常复杂，根据病因学不同，癫痫可分为三大类。①症状性癫痫：由各种明确的中枢神经系统结构损伤或功能异常所致，如脑外伤、脑肿瘤、中枢神经系统感染、寄生虫、遗传代谢性疾病等。②特发性癫痫：病因不明，未发现脑部有足以引起癫痫发作的结构性损伤或功能异常，可能与遗传因素密切相关。③隐源性癫痫：临床表现提示为症状性癫痫，但现有的检查手段不能发现明确病因，占全部癫痫的 60% ～ 70%。

【临床特点】癫痫的临床表现丰富多样，但都具备如下共同特征。①发作性：即症状突然发生，持续一段时间后迅速恢复，间歇期正常；②短暂性：即发作持续时间非常短，通常为数秒或数分钟，除癫痫持续状态外，很少超过 30 分钟；③重复性：即第一次发作后，经过不同间隔时间会有第二次或更多次的发作；④刻板性：指每次发作的临床表现几乎一致。

【临床类型】根据癫痫发作时的临床表现和脑电图特征将癫痫分为不同类型，包括：①部分性发作；②全面性发作；③不能分类的发作。

第八节　重症肌无力

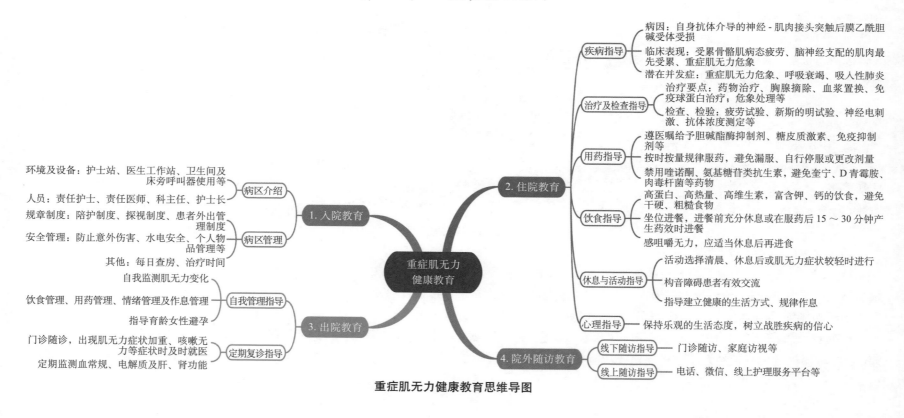

重症肌无力健康教育思维导图

【定义】重症肌无力（MG）是一种神经 - 肌肉接头传递功能障碍的获得性自身免疫病。主要是由于神经 - 肌肉接头突出后膜上 AChR 受损引起。

【病因】重症肌无力是自身免疫病，主要与自身抗体介导的突出后膜上 AChR 损害有关。另外，重症肌无力患者常合并甲状腺功能亢进、甲状腺炎、系统性红斑狼疮、类风湿关节炎和天疱疮等其他自身免疫病。家族性重症肌无力的发现及其与人类白细胞抗原的密切关系提示重症肌无力的发病与遗传因素有关。

【临床特点】①任何年龄均可发病。发病年龄有两个高峰，20～40 岁发病者多见于女性，40～60 岁发病者以男性多见，多合并胸腺瘤。少数患者有家族史。②缓慢或亚急性起病，病情缓解与复发交替。常见诱因有感染、手术、精神创伤、全身性疾病、过度疲劳、妊娠分娩等，有时甚至可以诱发重症肌无力危象。③以受累骨骼肌病态疲劳为临床特点，呈"晨轻暮重"波动；经休息和胆碱酯酶抑制剂治疗后症状减轻。④全身骨骼肌均可受累，多以脑神经支配的肌肉最先受累。表现为眼外肌无力、上睑下垂、复视或斜视；表情淡漠、苦笑面容；吞咽困难、饮水呛咳、构音障碍；抬头困难、转颈耸肩无力等。

【临床类型】①成年型：包括 Ⅰ 型，眼肌型（15%～20%）；ⅡA 型，轻度全身型（30%）；ⅡB 型，中度全身型（25%）；Ⅲ 型，急性重症型（15%）；Ⅳ 型，迟发重症型（10%）；Ⅴ 型，肌萎缩型（10%）。②儿童型（10%）：大部分病例仅限于眼外肌麻痹，少数病例累及全身骨骼肌。③少年型：多在 10 岁后发病，多为单纯眼外肌麻痹，部分伴吞咽困难及四肢无力。

第九节　急性脊髓炎

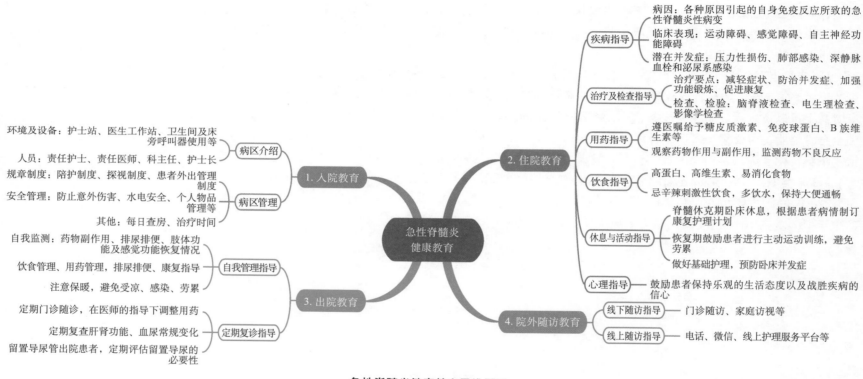

急性脊髓炎健康教育思维导图

【定义】急性脊髓炎是指各种感染后引起自身免疫反应所致的急性横贯性脊髓炎性病变，又称急性横贯性脊髓炎。是临床上最常见的一种脊髓炎，以病损平面以下肢体瘫痪、传导束性感觉障碍和大小便障碍为特征。

【病因】病因不明，包括不同的临床综合征，如感染后脊髓炎和疫苗接种后脊髓炎、脱髓鞘性脊髓炎（急性多发性硬化）、坏死性脊髓炎和副肿瘤性脊髓炎等。多数患者在出现脊髓症状前1～4周，有发热、上呼吸道感染、腹泻等病毒感染症状。可能与病毒感染后自身免疫有关，并非直接感染所致，为非感染性炎症性脊髓炎。

【临床特点】①本病多见于青壮年。②发病前 1～2 周常有上呼吸道感染、消化道感染症状或疫苗接种史。外伤、劳累、受凉等为发病诱因。③急性起病，起病时有低热、病变部位神经根痛、肢体麻木、无力和病变节段束带感。亦有患者无任何其他症状而突然发生瘫痪。④大多在数小时或数日内出现受累平面以下运动障碍、感觉缺失及膀胱直肠括约肌功能障碍，以胸段脊髓炎最为常见，其次是 T_3～T_5 节段，颈髓、腰髓次之。

第十节　脑动静脉畸形

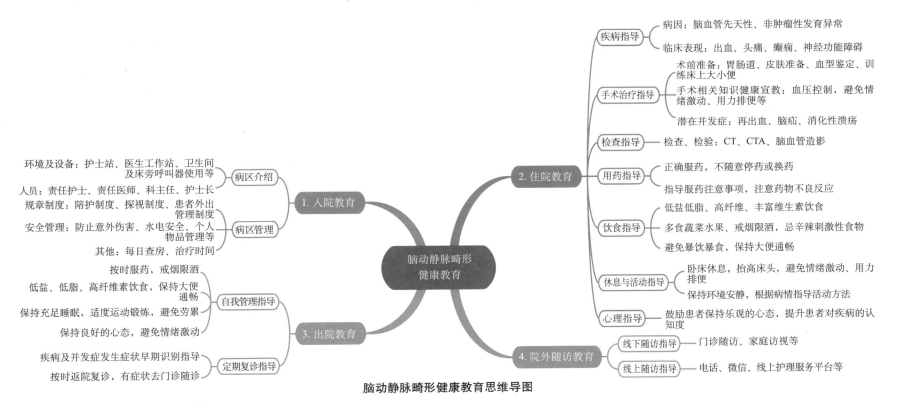

脑动静脉畸形健康教育思维导图

【定义】脑动静脉畸形是一种先天性中枢神经系统血管发育异常导致的疾病，主要病理特征是动脉与静脉之间没有正常毛细血管床，致使动脉与静脉直接相通形成短路，导致一系列脑血流动力学紊乱，可导致急性出血性脑卒中、癫痫发作及神经功能障碍，其致残率和致死率较高，是青少年脑出血最主要的原因。

【病因】病因尚不十分明确，目前普遍认为是多种原因导致的胚胎早期血管发育异常。

【临床特点】多见于儿童、青少年和青年，发病年龄多为 10 ～ 40 岁。①脑出血：是最常见的临床表现，多因畸形血管破裂引起脑实质、脑室内和蛛网膜下腔出血和混合型出血，发病较突然，往往在患者进行体力活动或有情绪波动时发病，出现剧烈头痛、呕吐、意识障碍等症状；少量出血时症状可不明显。②癫痫：占 12% ～ 35%。③头痛，占 5% ～ 14%。目前对脑动静脉畸形的干预性治疗方式主要有开颅显微外科手术切除、血管内治疗、立体定向放射外科治疗及多种方式联合治疗。

第十一节　结核性脑膜炎

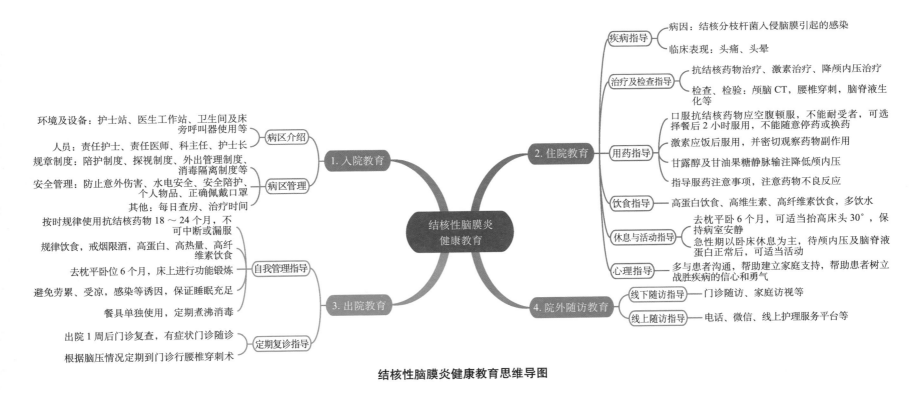

结核性脑膜炎健康教育思维导图

【定义】结核性脑膜炎是结核分枝杆菌侵入蛛网膜下腔引起软脑膜、蛛网膜，进而累及脑实质和脑血管的非化脓性炎症性疾病，是最常见的神经系统结核病，常继发于体内其他器官的结核病灶。

【发病机制】有两种学说：①结核菌菌血症直接引起脑膜炎学说：较多的结核菌进入脑血流后直接引起脑膜炎，或结核菌先引起脉络丛结核，再播散到脑脊液中。在蛛网膜下腔引起结核性脑膜炎；②结核球发病机制学说：颅内或脊髓已形成的结核灶破溃至蛛网膜下腔引起脑膜炎。

【临床特点】①一般结核中毒症状：起病多缓慢或呈亚急性，少数急性。多伴有不规则低热，伴乏力、食欲减退、盗汗、恶心、头痛等；②神经系统症状：脑膜刺激症状、颅内神经障碍症状、脑实质损害症状、自主神经受损症状、脊髓受损症状。

【临床类型】根据病程特点分为3期。①早期：脑膜、脉络丛等部位炎症反应引起的颅内压升高，可能有头痛、发热、恶心或呕吐等症状；②中期：颅内压持续升高，脑部出现实质损害，可有精神萎靡、嗜睡、意识模糊、偏瘫、活动受限等；③晚期：蛛网膜和脉络丛粘连引发的梗阻性脑积水，可能导致头痛、耳鸣、视力下降、面瘫。

第十二节　吉兰-巴雷综合征

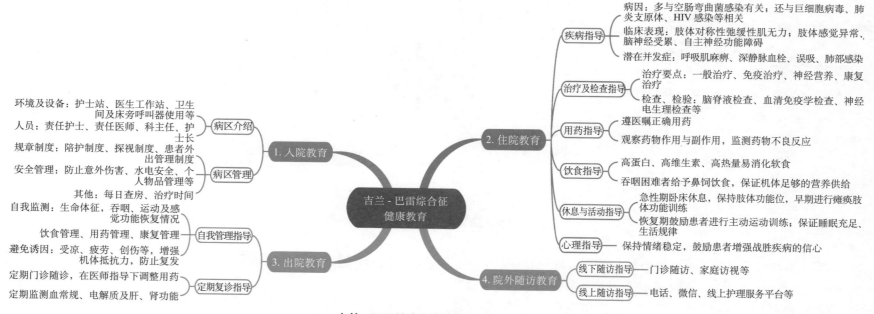

吉兰-巴雷综合征健康教育思维导图

【定义】吉兰 - 巴雷综合征（Guillain-Barré syndrome，GBS）是一种自身免疫介导的周围神经病，主要损害多数脊神经根和周围神经，也常累及脑神经。

【病因】确切病因未明。部分患者发病可能与空肠弯曲菌感染（CJ）有关。以腹泻为前期症状的 GBS 患者 CJ 感染率高达 85%，常引起急性运动轴索性神经病。此外，还可能与巨细胞病毒、EB 病毒、水痘 - 带状疱疹病毒、肺炎支原体、乙型肝炎病毒、HPV 感染相关。白血病、淋巴瘤、器官移植后使用免疫抑制剂或患者有系统性红斑狼疮、桥本甲状腺炎等自身免疫病常合并 GBS。

【临床特点】①任何年龄、季节均可发病，发病前 1～3 周常有呼吸道或胃肠道感染症状或疫苗接种史。②急性起病，症状多在 2 周左右达到高峰；常有脑脊液蛋白 - 细胞分离现象，静脉注射免疫球蛋白和血浆置换治疗有效。③运动障碍：首发症状为肢体对称性无力，弛缓性瘫痪。瘫痪自远端向近端发展，或自近端向远端加重。常由双下肢逐渐开始，累及躯干肌、脑神经，严重病例可累及肋间肌及膈肌导致呼吸麻痹。④感觉障碍：肢体感觉异常，如烧灼感、麻木、刺痛和不适感。⑤脑神经受累：以双侧面神经麻痹最常见，其次为舌咽、迷走神经等。部分患者以脑神经损害为首发就症状就诊。⑥自主神经功能障碍：表现为皮肤潮红、出汗增多。心动过速、心律失常、直立性低血压等。

【临床类型】①急性炎性脱髓鞘性多发神经病（AIDP）；②急性运动轴索性神经病（AMAN）；③急性运动感觉轴索性神经病（AMSAN）；④ Miller-Fisher 综合征（MFS）；⑤急性泛自主神经病（APN）；⑥急性感觉神经病（ASN）等亚型。

第十三节 带状疱疹后遗神经痛

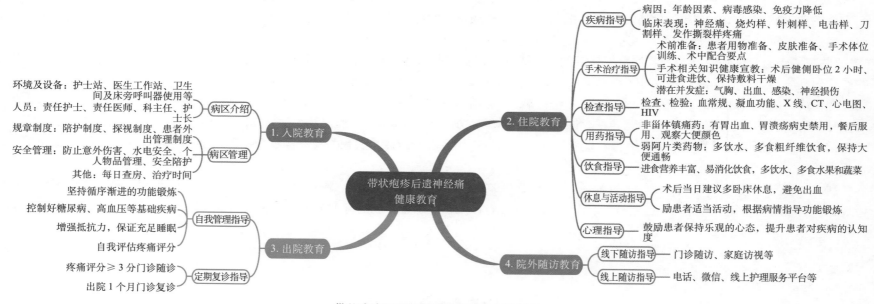

带状疱疹后遗神经痛健康教育思维导图

【定义】带状疱疹后遗神经痛是指疱疹出现持续 1 个月后疼痛仍持续存在，在带状疱疹特征性的急性出疹期后疼痛仍存在于受累的神经区域，主要表现为自发痛和痛觉超敏（触诱发痛）。

【病因】最常见的病因是机体免疫力低下或免疫防御功能受损（如极度疲劳、恶性肿瘤、慢性传染病、HIV 感染等）。

【临床特点】①好发于春、秋季，成人多见；②主诉患区剧烈疼痛；③老年人是出现顽固性带状疱疹后遗神经痛的高危人群。

【临床分期】根据起病形式和病程可分为以下分期。①前驱期：一般 2～3 天，最长不超过 1 周；②疱疹期：病程为 2～3 周；③后遗神经痛期：可持续长达数个月或数年。

第十四节 三叉神经痛

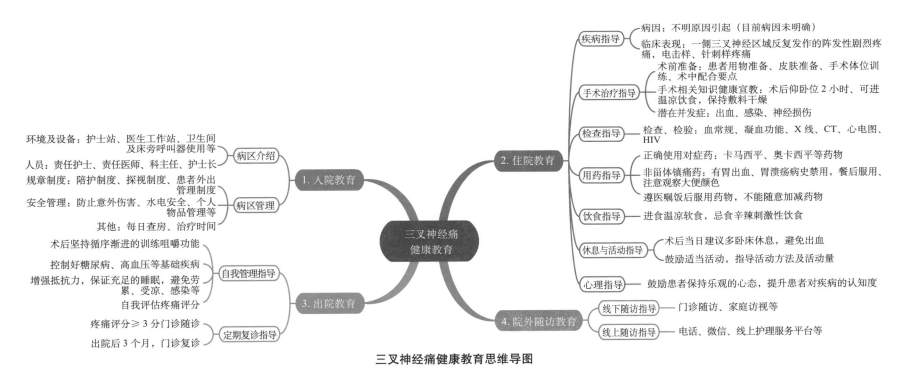

三叉神经痛健康教育思维导图

【定义】三叉神经痛是指在三叉神经分布区域内出现短暂的、阵发性的、反复发作的电击样剧烈疼痛，或伴有同侧面肌痉挛。

【病因】目前对原发性三叉神经痛病因及发病机制的认识尚不一致，主要有以下几种学说：①神经变性学说；②微血管压迫学说；③癫痫学说；④病灶感染和牙源性病灶感染学说。

【临床特点】①右侧多于左侧；②以第二支、第三支最多；③疼痛为阵发性，骤起骤停。

【临床类型】根据发病原因可分为以下类型：①原发性三叉神经痛；②继发性三叉神经痛；③特发性三叉神经痛。

第十五节　老年抑郁

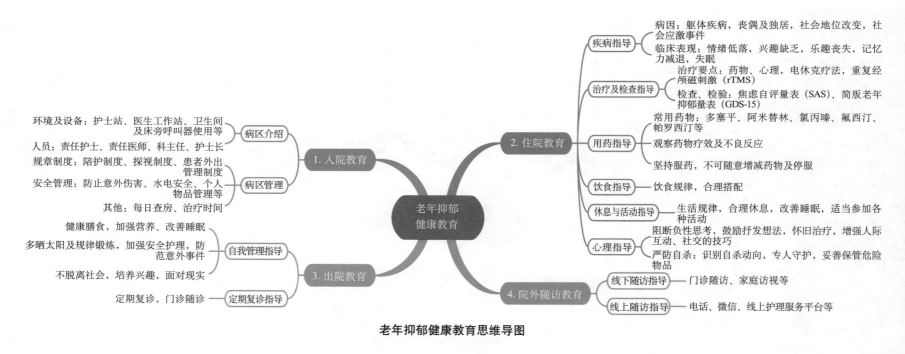

老年抑郁健康教育思维导图

【定义】老年抑郁泛指存在于老年期（≥60岁）这一特定人群的重性抑郁，包括原发性抑郁（含青年期或成年期发病，老年期复发）和见于老年期的各种继发性抑郁。严格而狭义的老年期抑郁症是指首次发病于60岁以后，以持久（时间持续至少2周）的抑郁心境为主要临床表现的一种精神障碍。抑郁症是老年人最常见的精神疾病之一。国外65岁及以上老年人抑郁症患病率在社区为8%～15%，在老年护理机构约为30%。我国老年人抑郁症患病率可达7%～10%，在患有高血压、冠心病、糖尿病甚至癌症等疾病的老年人群中，抑郁症发病率高达50%。

【病因】躯体疾病，丧偶及独居，社会地位改变，社会应激事件。

【临床特点】老年期抑郁症的临床症状多样化,趋于不典型,其主要表现为情绪低落焦虑、迟滞和躯体不适等,常以躯体不适的症状就诊,且不能归于躯体疾病和脑器质性病变。具有缓解和复发的倾向,缓解期间精神活动保持良好,一般不残留人格缺损,也无精神衰退指征,部分病例预后不良,可发展为难治性抑郁症。

【临床类型】老年期抑郁症患者更易以躯体不适的症状就诊,而不是抑郁心境,症状多样化,趋于不典型。①疑病性:常从一种不太严重的身体疾病开始,继而焦虑、不安、抑郁等情绪,反复就诊,如要求得不到满足抑郁症状更加严重。②激越性:表现为焦虑、恐惧,终日担心自己和家庭将遭遇不幸,出现冲动性自杀行为。③隐匿性:抑郁症的核心症状是心境低落。④迟滞性:行为阻滞,随意运动缺乏和缓慢,思维迟缓、言语阻滞。⑤妄想性:约15%的患者抑郁比较严重,出现妄想或幻觉。⑥自杀倾向。⑦抑郁症性假性认知症:常见于老年人,为可逆性认知功能障碍,经过抗抑郁治疗可以改善。⑧季节性:具有季节性情感障碍的特点。抑郁常于冬季发作,春季或夏季缓解。

第8章 感觉系统疾病

第一节 慢性泪囊炎

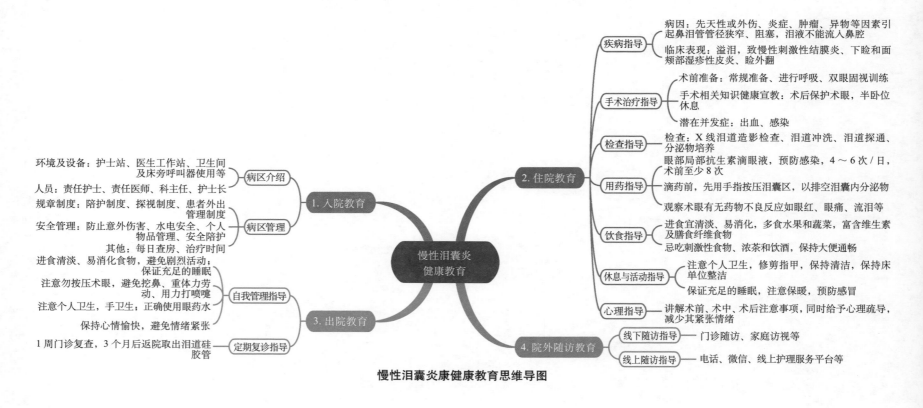

病区介绍
- 环境及设备：护士站、医生工作站、卫生间及床旁呼叫器使用等
- 人员：责任护士、责任医师、科主任、护士长

病区管理
- 规章制度：陪护制度、探视制度、患者外出管理制度
- 安全管理：防止意外伤害、水电安全、个人物品管理、安全陪护
- 其他：每日查房、治疗时间

1. 入院教育

自我管理指导
- 进食清淡、易消化食物，避免剧烈活动；保证充足的睡眠
- 注意勿按压术眼、避免挖鼻、重体力劳动、用力打喷嚏
- 注意个人卫生，手卫生；正确使用眼药水
- 保持心情愉快，避免情绪紧张

定期复诊指导
- 1周门诊复查，3个月后返院取出泪道硅胶管

3. 出院教育

慢性泪囊炎健康教育

2. 住院教育

疾病指导
- 病因：先天性或外伤、炎症、肿瘤、异物等因素引起鼻泪管管径狭窄、阻塞，泪液不能流入鼻腔
- 临床表现：溢泪，致慢性刺激性结膜炎、下睑和面颊部湿疹性皮炎、睑外翻

手术治疗指导
- 术前准备：常规准备、进行呼吸、双眼固视训练
- 手术相关知识健康宣教：术后保护术眼，半卧位休息
- 潜在并发症：出血、感染

检查指导
- 检查：X线泪道造影检查、泪道冲洗、泪道探通、分泌物培养

用药指导
- 眼部局部抗生素滴眼液，预防感染，4～6次/日，术前至少8次
- 滴药前，先用手指按压泪囊区，以排空泪囊内分泌物
- 观察术眼有无药物不良反应如眼红、眼痛、流泪等

饮食指导
- 进食宜清淡、易消化，多食水果和蔬菜，富含维生素及膳食纤维食物
- 忌吃刺激性食物、浓茶和饮酒，保持大便通畅

休息与活动指导
- 注意个人卫生，修剪指甲，保持清洁，保持床单位整洁
- 保证充足的睡眠，注意保暖，预防感冒

心理指导
- 讲解术前、术中、术后注意事项，同时给予心理疏导，减少其紧张情绪

4. 院外随访教育

线下随访指导
- 门诊随访、家庭访视等

线上随访指导
- 电话、微信、线上护理服务平台等

慢性泪囊炎康健康教育思维导图

【定义】慢性泪囊炎是泪囊黏膜的慢性炎症，是常见类型的泪囊病变，中老年女性占 70% ～ 80%，尤其是绝经期妇女；多为单侧发病。

【病因】鼻泪管阻塞或狭窄，泪液滞留于泪囊内，引起细菌大量繁殖并刺激泪囊内壁导致感染。致病菌多为肺炎球菌、白念珠菌。

【临床特点】①溢泪为主要症状，在刮风或寒冷气候时症状加重。②因长期受泪液浸渍，可引起慢性刺激性结膜炎、下睑和面颊部湿疹性皮炎。③由于不断揩拭眼泪，可导致下睑外翻，加重溢泪症状。④结膜充血、内眦部位的皮肤浸渍、糜烂、粗糙肥厚及湿疹。⑤泪囊区囊样隆起，用手指压迫或泪道冲洗，有大量黏液脓性分泌物自泪小点反流。由于分泌物大量潴留，泪囊扩张，可形成泪囊黏液囊肿。

第二节　视网膜脱离

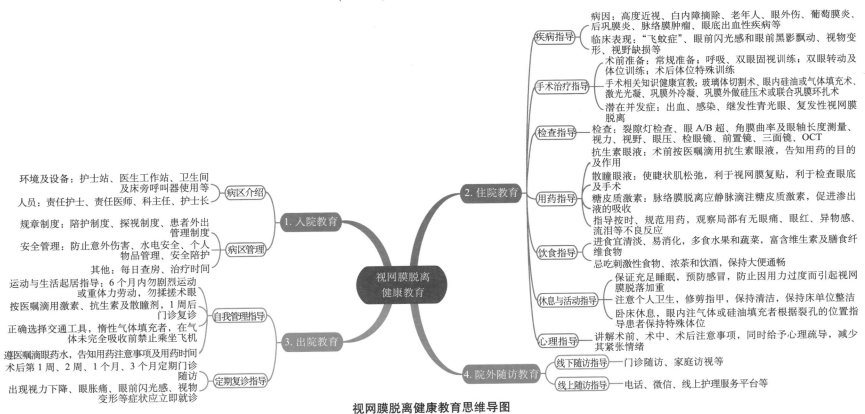

视网膜脱离健康教育思维导图

【定义】视网膜脱离是指视网膜的神经上皮层和色素上皮层之间的脱离。

【病因】视网膜脱离常见病因是高度近视、白内障摘除、老年人、眼外伤、葡萄膜炎、后巩膜炎、脉络膜肿瘤、眼底出血性疾病、眼球钝挫伤等。

【临床特点】①早期症状：初发时有"飞蚊症"、眼前闪光感和眼前黑影飘动、变性的玻璃体和视网膜形成粘连，当眼球运动时，玻璃体振荡激惹视网膜，患者有眼前闪光感。②视力减退视野缺损：黄斑区受到影响则有中心视力明显减退。视野缺损相应于视网膜脱离区。③眼压：早期脱离面积不大时，眼压正常或稍偏低，以后眼压随脱离范围的扩大而下降。④眼底检查脱离的视网膜失去正常的红色反光而呈灰白色隆起，大范围的视网膜脱离区呈波浪状起伏不平。严重者，视网膜表面增殖，可见固定皱褶。

【临床类型】视网膜脱离按病因可分为以下类型。①裂孔性视网膜脱离：多为高度近视、白内障摘除、老年人、眼外伤引起。②渗出性视网膜脱离：常见于葡萄膜炎、后巩膜炎、脉络膜肿瘤的患者。③牵拉性视网膜脱离：多为眼底出血性疾病、眼球钝挫伤等引起。

第三节　糖尿病性视网膜病变

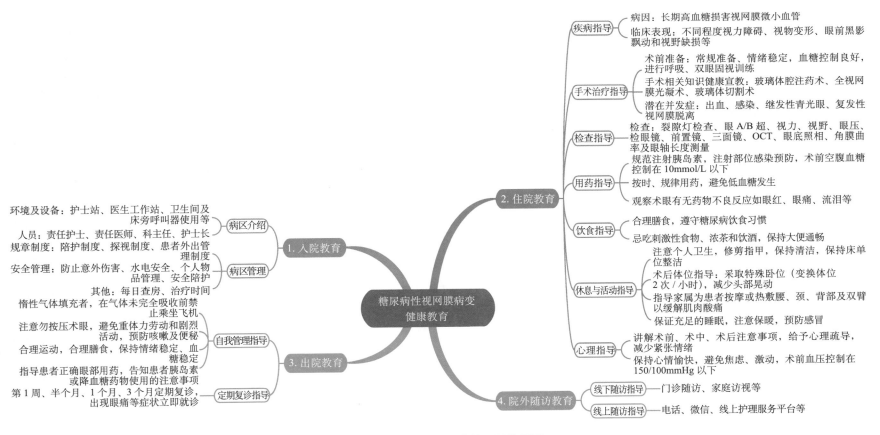

病区介绍
- 环境及设备：护士站、医生工作站、卫生间及床旁呼叫器使用等
- 人员：责任护士、责任医师、科主任、护士长

病区管理
- 规章制度：陪护制度、探视制度、患者外出管理制度
- 安全管理：防止意外伤害、水电安全、个人物品管理、安全陪护
- 其他：每日查房、治疗时间

1. 入院教育

自我管理指导
- 惰性气体填充者，在气体未完全吸收前禁止乘坐飞机
- 注意勿按压术眼，避免重体力劳动和剧烈活动，预防咳嗽及便秘
- 合理运动，合理膳食，保持情绪稳定、血糖稳定
- 指导患者正确眼部用药，告知患者胰岛素或降血糖药物使用的注意事项

定期复诊指导
- 第 1 周、半个月、1 个月、3 个月定期复诊，出现眼痛等症状立即就诊

3. 出院教育

糖尿病性视网膜病变健康教育

2. 住院教育

疾病指导
- 病因：长期高血糖损害视网膜微小血管
- 临床表现：不同程度视力障碍、视物变形、眼前黑影飘动和视野缺损等

手术治疗指导
- 术前准备：常规准备、情绪稳定，血糖控制良好，进行呼吸、双眼固视训练
- 手术相关知识健康宣教：玻璃体腔注药术、全视网膜光凝术、玻璃体切割术
- 潜在并发症：出血、感染、继发性青光眼、复发性视网膜脱离

检查指导
- 检查：裂隙灯检查、眼 A/B 超、视力、视野、眼压、检眼镜、前置镜、三面镜、OCT、眼底照相、角膜曲率及眼轴长度测量

用药指导
- 规范注射胰岛素，注射部位感染预防，术前空腹血糖控制在 10mmol/L 以下
- 按时、规律用药，避免低血糖发生
- 观察术眼有无药物不良反应如眼红、眼痛、流泪等

饮食指导
- 合理膳食，遵守糖尿病饮食习惯
- 忌吃刺激性食物、浓茶和饮酒，保持大便通畅

休息与活动指导
- 注意个人卫生，修剪指甲，保持清洁，保持床单位整洁
- 术后体位指导：采取特殊卧位（变换体位 2 次／小时），减少头部晃动
- 指导家属为患者按摩或热敷颈、颈、背部及双臂以缓解肌肉酸痛
- 保证充足的睡眠，注意保暖，预防感冒

心理指导
- 讲解术前、术中、术后注意事项，给予心理疏导，减少紧张情绪
- 保持心情愉快，避免焦虑、激动，术前血压控制在 150/100mmHg 以下

4. 院外随访教育

线下随访指导——门诊随访、家庭访视等

线上随访指导——电话、微信、线上护理服务平台等

糖尿病性视网膜病变健康教育思维导图

【定义】糖尿病性视网膜病变（DR）是指糖尿病导致的视网膜微血管损害所引起的一系列典型病变，是一种影响视力甚至致盲的慢性进行性疾病。DR 在 2 型和 1 型糖尿病患者中的患病率分别为 40.3% 和 86%。我国糖尿病罹患人群中的发病率达 23.0%，已成为防盲的重要课题。

【病因】DR 的发病机制不确切，高血糖主要损害视网膜的微小血管。视网膜毛细血管内皮细胞受损，失去其屏障功能，发生渗漏，从而引起视网膜水肿及视网膜小点状出血。进一步损害出现毛细血管闭塞，闭塞区附近的毛细血管产生大量微动脉瘤。同时视网膜长期水肿，留下硬性脂质存留及黄斑囊样水肿。

【临床特点】①多数糖尿病患者有多饮、多尿、多食和体重下降等全身症状。眼部症状主要表现为不同程度的视力障碍、视物变形、眼前黑影飘动和视野缺损等症状，最终导致失明。②眼底检查可见视网膜微血管瘤、出血斑、硬性渗出、棉絮斑、新生血管、增生性玻璃体视网膜病变和牵拉性视网膜脱离等。

【临床类型】按 DR 发展阶段和严重程度，临床分为非增生性糖尿病性视网膜病变和增生性糖尿病性视网膜病变。

第四节 年龄相关性白内障

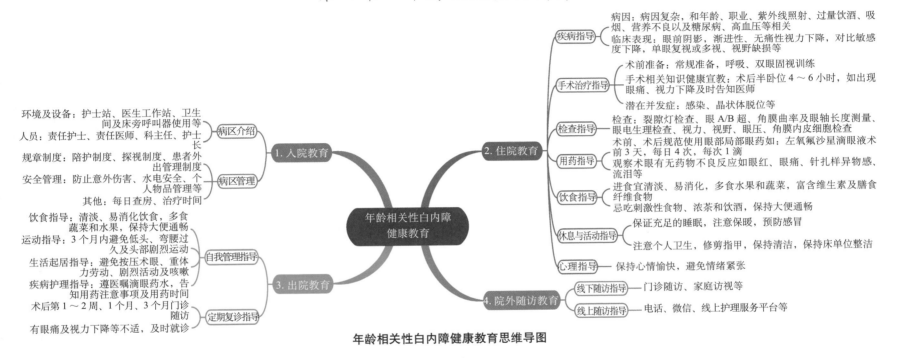

年龄相关性白内障健康教育思维导图

【定义】白内障指晶状体混浊，即晶状体透明度降低或颜色改变所导致的光学质量下降的退行性改变。

【病因】白内障中年龄相关性白内障最为常见，其病因较为复杂，是多种因素长期综合作用导致晶状体退行性改变的结果。流行病学研究表明，年龄、职业、紫外线照射、过量饮酒、吸烟、营养不良及糖尿病、高血压、心血管疾病等均是年龄相关性白内障的危险因素。

【临床特点】①渐进性无痛性视力下降是白内障最明显也是最重要的症状，视力下降的程度与晶状体混浊部位、混浊程度相关。②患者还可伴有对比敏感度下降；近视、散光等屈光改变单眼复视或多视、眩光、色觉改变、视野缺损等视觉功能变化。晶状体混浊可在肉眼、聚光灯或裂隙灯显微镜下观察并定量。③不同类型的白内障具有其特征性的混浊表现。④当晶状体混浊局限于周边部时，需散瞳后才能看到。

【临床类型】①按病因分类：分为年龄相关性、外伤性、并发性、代谢性、中毒性、辐射性、发育性和后发性白内障。②按发病时间分类：分为先天性白内障和后天获得性白内障。③按晶状体混浊部位分类：分为皮质性、核性和囊膜下和混合性白内障等。④按晶状体混浊形态分类：分为点状、冠状和绕核性白内障。

第五节　原发性急性闭角型青光眼

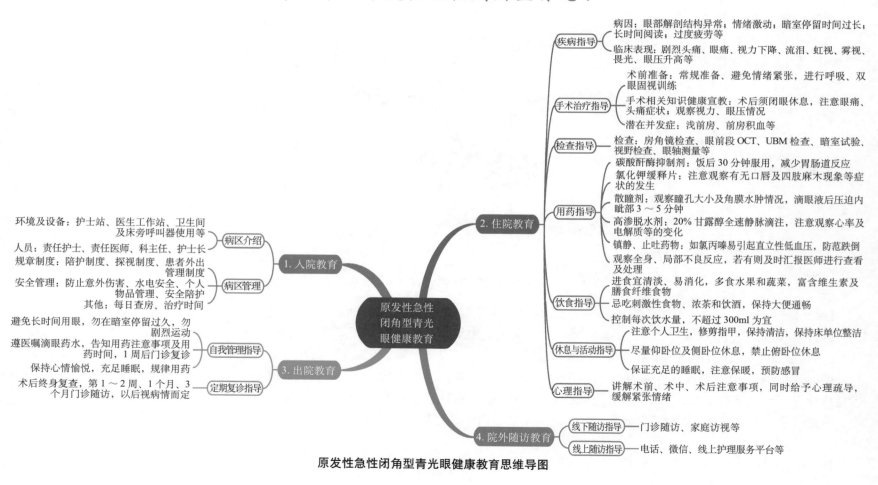

原发性急性闭角型青光眼健康教育思维导图

【**定义**】原发性急性闭角型青光眼是由于前房角被周边虹膜组织机械性阻塞导致房水流出受阻，造成眼压升高的类青光眼。其发病有地域、种族、性别、年龄上的差异；主要分布于亚洲地区，尤其是我国；黄种人发病率最高，黑种人次之，白种人最少；女性多见，男女之比为 1 ：3；多发生在 40 岁以上，50 ～ 70 岁者最多。

【**病因**】①解剖结构因素：特征性眼部解剖结构包括眼轴短、角膜较小、前房浅、房角窄、晶状体较厚及位置相对靠前等。②促发因素：情绪激动、暗室停留时间过长、长时间阅读或近距离用眼、过度疲劳和疼痛、局部或全身应用抗胆碱类药物、气候变化、季节更替等，均可直接或间接影响自主神经功能，加重周边虹膜堵塞房角，诱发急性闭角型青光眼。

【**临床特点**】原发性急性闭角型青光眼临床分期不同，特点不一。

1. 临床前期　①浅前房；②窄房角；③虹膜膨隆；④有另一眼发作史；⑤有家族史；⑥暗室激发试验阳性。

2. 先兆期　①症状：轻微，可自行缓解。②体征：角膜上皮轻度水肿、前房极浅，房角关闭，眼压常在 40mmHg 以上。

3. 急性发作期　①表现：剧烈头痛、眼痛；视力下降；流泪；虹视、雾视；畏光。②全身症状：恶心、发热、寒战、便秘、呕吐、同侧头痛。③体征：红、肿、痛、高、大、浅、视力下降。④视力锐减：可仅存光感。⑤眼压升高 > 50mmHg（6.65kPa）。⑥结膜混合充血、水肿。⑦角膜呈雾状混浊，角膜后色素性颗粒沉着。⑧前房浅，房角窄或关闭。⑨虹膜节段萎缩。⑩瞳孔散大。⑪青光眼斑。

4. 间歇期　有明确的小发作史；房角重新开放或大部分开放；不用药或仅用少量缩瞳剂眼压即可以稳定在正常水平。

5. 慢性期　房角广泛粘连；小梁功能严重损害；眼压中度升高；视力进行性下降；青光眼性视盘凹陷；视野缺损。

6. 绝对期　持续高眼压；视神经破坏严重；无光感；剧烈疼痛。

【**临床类型**】原发性闭角型青光眼可分为急性闭角型青光眼和慢性闭角型青光眼。

第六节　慢性化脓性中耳炎

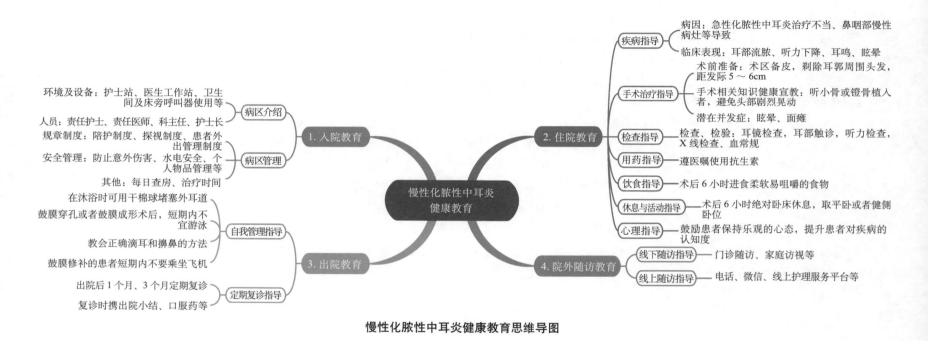

慢性化脓性中耳炎健康教育思维导图

【**定义**】慢性化脓性中耳炎是中耳黏膜、骨膜或深达骨质的慢性化脓性炎症，以间断流脓、鼓膜紧张部穿孔和听力下降为特点，常因急性中耳炎未获得恰当的治疗迁延而来。慢性化脓性中耳炎是耳科常见病，严重者可导致耳源性颅内、外并发症。

【**病因**】①急性化脓性中耳炎未及时治疗或用药不当，细菌毒素过强，身体抵抗力差等都可能是急性化脓性中耳炎迁延为慢性的原因；②鼻咽部存在慢性病灶，如腺样体肥大、慢性扁桃体炎、慢性化脓性鼻窦炎等易导致中耳炎反复发作；③常见致病菌为变形杆菌、大肠埃希菌、金黄色葡萄球菌等。

【**临床特点**】①反复流脓：急性感染时流脓发作或脓液增多，可伴有耳痛。②听力下降：患耳可有不同程度的传导性或混合性听力损失。听力下降的程度和性质与鼓膜穿孔的大小、位置、听骨链的连续程度、迷路破坏与否有关。③耳鸣：部分患者耳鸣多与内耳受损有关。部分患者的耳鸣与鼓膜穿孔有关，行鼓膜修补后耳鸣可消失。④眩晕：一般慢性中耳炎患者较少出现眩晕症状，当慢性中耳炎急性发作，出现迷路破坏时，患者可出现剧烈眩晕。

【临床类型】根据起病形式和病程可分为以下类型。①单纯型：间歇性耳流脓，量多少不等；②骨疡型：耳持续性流黏稠脓性分泌物，常有臭味，可有血丝或耳内出血；③胆脂瘤型：长期耳流脓，量多少不等，有特殊恶臭；④颅内并发症：患者可出现头痛、发热、恶心、呕吐等症状，表明炎症已由骨质破坏处向颅内扩散。

第七节　突发性耳聋

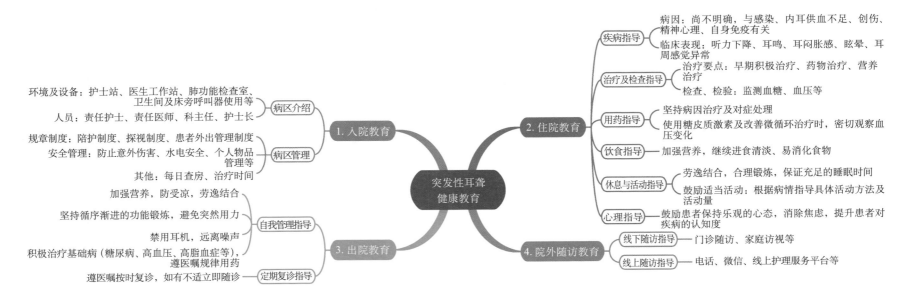

突发性耳聋健康教育思维导图

【定义】突发性耳聋标准叫法为突发性聋，又称特发性突聋，指在 72 小时内突然出现的、原因不明的听力下降，患者一般没有耳部传音结构的明显破坏，主要表现为对声音的感受和感觉受损。在纯音测听检查中，表现为至少在相邻两个频率的听力下降程度≥20dBHL。

【病因】突发性耳聋的发病原因及发病机制尚不明确，多认为与病毒感染、肿瘤性病变、自身免疫病、药物中毒、内耳缺血等因素相关。精神及心理因素等被认为是常见的诱发因素。①病毒感染：由病毒感染引起的耳蜗、脑膜、听神经病变，可引起听神经受损致听力下降。②血管性疾病：如脑内小栓塞灶、高凝血状态等可引起内耳供血不足，导致听力下降。③肿瘤性疾病：听神经瘤、颅内肿瘤患者可以突发性聋为首要症状，需要进行影像学检查后排除。④药物中毒：服用具有耳毒性的药物如氨基糖苷类抗生素、顺铂、利尿酸、奎宁等，可导致听力受损。⑤免疫性疾病：系统性红斑狼疮、多发性结节动脉炎等自身免疫病也可引起听力突然下降。⑥耳部疾病：大前庭水管综合征、梅尼埃病、窗膜破裂等耳部病变患者也可出现突发性的听力下降。一般认为，精神紧张、压力大、情绪波动、生活不规律、睡眠障碍等可能是突聋的主要诱因。

【临床特点】①突然发生的听力下降，多发生在72小时之内，以单侧发病为主。②有耳鸣及耳闷不适感，可间断性或持续性出现。③出现头晕或眩晕感，部分症状严重者，可有恶心、呕吐等症状。④部分患者会出现精神心理症状，如焦虑、睡眠障碍等，影响生活质量。⑤听觉过敏或重听：表现为对声音异常敏感或者异常迟钝，导致刺耳感或者失真感，耳周感觉异常，如麻木感、针刺感等不适感觉。⑥低频下降型预后较好，而高频下降型及全聋型预后较差，发病时听力下降程度越严重，预后越差，开始治疗的时间越早，预后越好；复发主要出现在低频下降型，伴有眩晕的全聋型患者预后不佳。

【临床类型】突发性耳聋根据纯音测听检查结果反映的听力下降程度可分为以下4型。①低频下降型：1000Hz及以下频率听力下降，至少在250Hz、500Hz处听力损失≥20dBHL；②高频下降型：2000Hz及以上频率听力下降，至少在4000Hz、8000Hz处听力损失≥20dBHL；③平坦下降型：所有频率即250～8000Hz听力均下降，平均听阈≤80dBHL；④全聋型：所有频率即250～8000Hz听力均下降，平均听阈≥81dBHL。

第八节 银 屑 病

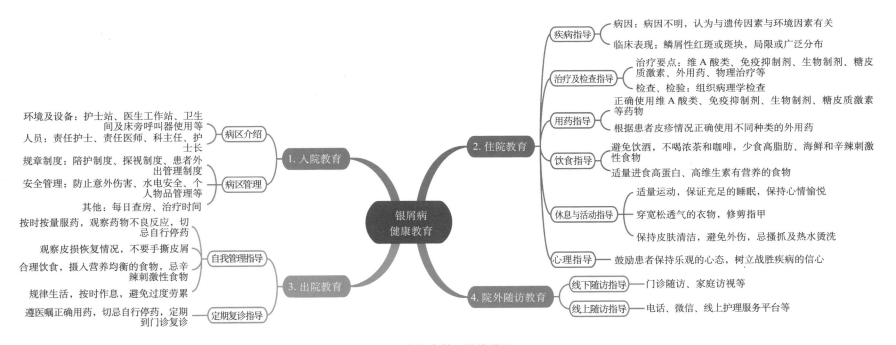

银屑病健康教育思维导图

【定义】银屑病是一种遗传与环境共同作用诱发的免疫介导的慢性、复发性、炎症性、系统性疾病。典型临床表现为鳞屑性红斑或斑块，局限或广泛分布。多数患者冬季复发或加重，夏季缓解。中至重度银屑病患者罹患代谢综合征和动脉粥样硬化性心血管疾病的风险增加。银屑病发病率在世界各地差异很大，与种族、地理位置、环境等因素有关。欧美报告的患病率为 1%～3%，我国在 1984 年报告的银屑病患病率为 0.123%，2008 年中国流行病学调查（六省市）显示患病率为 0.47%。

【病因】银屑病的确切病因尚未清楚，目前认为银屑病是在遗传因素与环境因素相互作用下，最终导致疾病发生或加重。

【临床特点】①寻常型银屑病：初起皮损为红色丘疹或斑丘疹，逐渐扩展成为边界清楚的红色斑块，可呈多种形态（如点滴状、斑块状、钱币状、地图状、蛎壳状等），上覆厚层银白色鳞屑，若刮除最上层的银白色鳞屑，可观察到鳞屑成层状的特点，就像在刮蜡滴一样

（蜡滴现象），刮去银白色鳞屑可见淡红色发光半透明薄膜（薄膜现象），剥去薄膜可见点状出血（Auspitz 征），后者是由于真皮乳头顶部纡曲扩张的毛细血管被刮破所致。蜡滴现象、薄膜现象与点状出血现象对银屑病有诊断价值。②关节病型银屑病：除皮损外可出现关节病变，后者与皮损可同时或先后出现，任何关节均可受累，包括肘、膝的大关节，指、趾小关节，脊椎及骶髂关节。可表现为关节肿胀和疼痛，活动受限，严重时出现关节畸形，呈进行性发展，但类风湿因子常呈阴性。③红皮病型银屑病：表现为全身皮肤弥漫性潮红、浸润肿胀并伴有大量糠状鳞屑，其间可有片状正常皮肤，可伴有全身症状如发热、表浅淋巴结肿大等。病程较长，易复发。④脓疱型银屑病：分为泛发性和局限性。

　　【临床类型】根据银屑病的临床特征，可分为寻常型银屑病、关节病型银屑病、脓疱型银屑病及红皮病型银屑病，其中寻常型银屑病占90%以上，其他类型多由寻常型银屑病转化而来。

第九节　带状疱疹

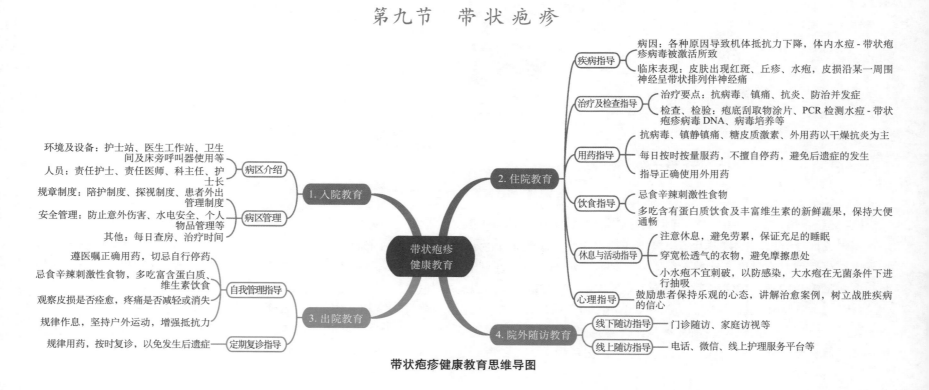

带状疱疹健康教育思维导图

【定义】 带状疱疹是由长期潜伏在脊髓后根神经节或脑神经节内的水痘 - 带状疱疹病毒（varicella-zoster virus，VZV）经再激活引起的感染性皮肤病。带状疱疹是皮肤科常见病，除皮肤损害外，常伴有神经病理性疼痛，多见于年龄较大、免疫抑制或免疫缺陷等人群，严重影响患者生活质量。据报道，全球普通人群带状疱疹的发病率为（3～5）/1000 人年，亚太地区为（3～10）/1000 人年，并逐年递增 2.5%～5.0%。全球带状疱疹的住院率为（2～25）/10 万人年，死亡率为（0.017～0.465）/10 万人年，复发率为 1%～10%。

【病因】 VZV 再活化的危险因素包括高龄、创伤、全身性疾病（如糖尿病、肾病、发热、高血压等）、人类免疫缺陷病毒感染、恶性肿瘤等导致免疫抑制使患者机体抵抗力下降时，潜伏病毒被激活，沿感觉神经轴索下行，到达该神经所支配区域的皮肤内复制，产生水疱，同时受累神经发生炎症、坏死，产生神经痛，表现为带状疱疹。

【临床特点】 ①带状疱疹发疹前可有乏力、发热、食欲缺乏等全身症状，患处皮肤可有灼热或灼痛，触之有明显的痛觉敏感。皮损好发部位依次为肋间神经、脑神经和腰骶神经支配区域，常先出现红斑，很快出现粟粒至黄豆大的丘疹，簇状分布而不融合，继之迅速变为水疱，疱壁紧张发亮，疱液澄清，外周绕以红晕，各簇水疱群间皮肤正常。皮损沿某一周围神经呈带状排列，多发生在身体的一侧，一般不超过正中线。神经痛为本病特征之一，可在发病前或伴随皮损出现，老年患者较重。②带状疱疹的特殊表现：a. 眼带状疱疹，系病毒侵犯三叉神经眼支所致，多见于老年人，疼痛剧烈，可累及角膜形成溃疡性角膜炎，还可波及眼底引起急性视网膜坏死综合征（ARN）。b. 耳带状疱疹，系病毒侵犯面神经及听神经所致，表现为耳道或鼓膜疱疹。膝状神经节受累同时侵犯面神经的运动和感觉神经纤维时，可出现面瘫、耳痛及外耳道疱疹三联征，称为 Ramsay-Hunt 综合征。c. 播散性带状疱疹，指在受累的皮节外出现 20 个以上的皮损，主要见于机体抵抗力严重低下的患者。

第十节　湿　疹

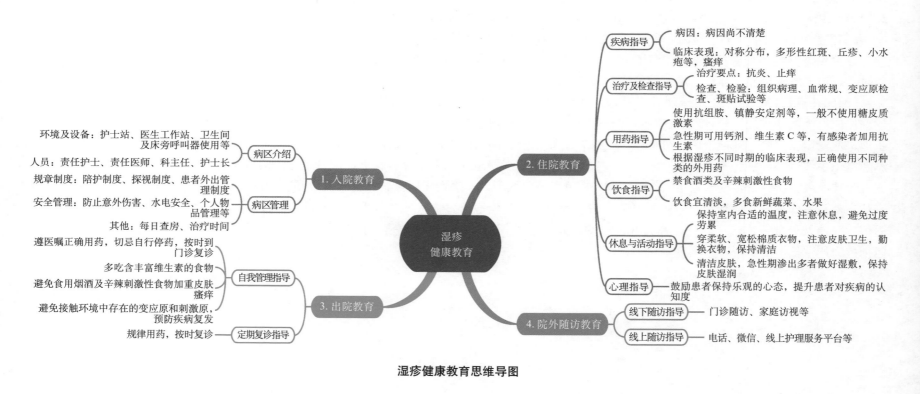

湿疹健康教育思维导图

【定义】湿疹是由多种内、外因素引起的真皮浅层及表皮炎症，临床上急性期皮损以丘疱疹为主，有渗出倾向，慢性期以苔藓样变为主，易反复发作。

【病因】病因尚不明确，可能与下列因素有关。①内部因素：慢性感染病灶（如慢性胆囊炎、扁桃体炎、肠寄生虫病等）、内分泌及代谢改变（如月经紊乱、妊娠等）、血液循环障碍（如小腿静脉曲张等）、神经精神因素、遗传因素等，后者与个体易感性有关。②外部因素：

本病的发生可由食物（如鱼、虾、牛羊肉等）、吸入物（如花粉、屋尘螨等）、生活环境（如炎热、干燥等）、动物毛皮、各种化学物质（如化妆品、肥皂、合成纤维等）所诱发或加重。本病的发生与各种内、外部因素相互作用有关，少数可能由迟发型超敏反应介导。

【临床特点】①急性湿疹：好发于面、耳、手、足、前臂、小腿等外露部位，严重者可弥漫全身，常对称分布。皮损多形性，常表现为红斑基础上的针尖至粟粒大小丘疹、丘疱疹，严重时可出现小水疱，常融合成片，边界不清楚，皮损周边丘疱疹逐渐稀疏，常因搔抓形成点状糜烂面，有明显浆液性渗出。自觉瘙痒剧烈，搔抓、热水洗烫可加重皮损。②亚急性湿疹：因急性湿疹炎症减轻或不适当处理后病程较久发展而来。表现为红肿及渗出减轻，但仍可有丘疹及少量丘疱疹，皮损呈暗红色，可有少许鳞屑及轻度浸润。仍自觉有剧烈瘙痒。③慢性湿疹：由急性湿疹及亚急性湿疹迁延而来，也可由于刺激轻微、持续而一开始就表现为慢性化。好发于手、足、小腿、肘窝、股部、乳房、外阴、肛门等处，多为对称发病。表现为患部皮肤浸润性暗红斑上有丘疹、抓痕及鳞屑，局部皮肤肥厚、表面粗糙，有不同程度的苔藓样变、色素沉着或色素减退。自觉亦有明显瘙痒，常呈阵发性。病情时轻时重，延续数个月或更久。

【临床类型】根据病程和临床特点可分为急性、亚急性和慢性湿疹，代表了炎症动态演变过程中的不同时期。临床上，湿疹可从任一个阶段开始发病，并向其他阶段演变。

第十一节　荨　麻　疹

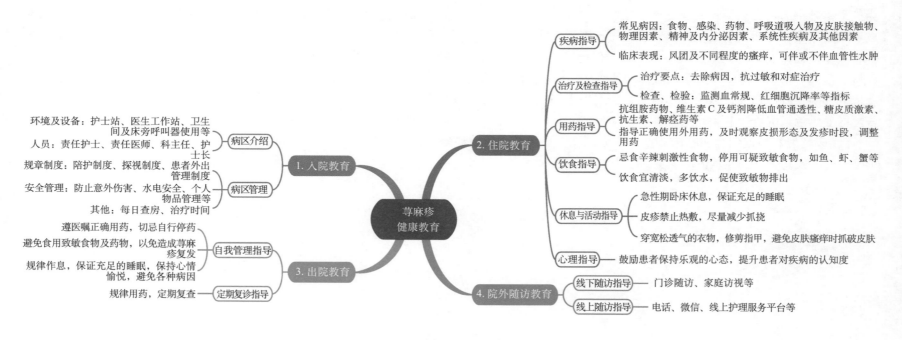

荨麻疹健康教育思维导图

【定义】荨麻疹俗称"风疹块"，是皮肤黏膜由于暂时性血管通透性增加而发生的局限性水肿，即风团。

【病因】多数患者不能找到确切原因，常见病因包括食物（如动物蛋白、植物、食物添加剂等）、感染（如肝炎病毒、柯萨奇病毒、链球菌、真菌、寄生虫等）、药物（如青霉素类抗生素、血清制剂、各种疫苗等）、呼吸道吸入物及皮肤接触物（如花粉、动物皮屑和毛发、尘螨等）等。物理因素（如冷、热、日光、摩擦及压力）、精神及内分泌因素和遗传因素等原因也可导致荨麻疹的发生。另外，一些系统性疾病（如系统性红斑狼疮、恶性肿瘤、代谢障碍、内分泌紊乱、自身免疫性甲状腺炎、溃疡性结肠炎等）亦可伴发本病。

【临床特点】荨麻疹的主要临床特征为风团及不同程度的瘙痒，伴或不伴血管性水肿。

【临床类型】根据病程、病因等特征，可将本病分为自发性荨麻疹和诱导性荨麻疹两大类。

1. 自发性荨麻疹

（1）急性自发性荨麻疹：自发性风团和（或）血管性水肿发作 ≤ 6 周。

（2）慢性自发性荨麻疹：自发性风团和（或）血管性水肿发作 > 6 周。

2. 诱导性荨麻疹

（1）物理性。①人工荨麻疹（皮肤划痕症）：机械性切力后 1 ～ 5 分钟局部形成条状风团；②冷接触性荨麻疹：遇到冷的物体（包括液体、空气等），在接触部位形成风团；③热接触性荨麻疹：皮肤局部受热后形成风团；④延迟压力性荨麻疹：垂直受压后 30 分钟至 24 小时局部形成红斑样深在性水肿，可持续数天；⑤日光性荨麻疹：暴露于紫外线或可见光后诱发风团；⑥振动性血管性水肿：皮肤被振动刺激后数分钟出现局部红斑和水肿。

（2）非物理性。①胆碱能性荨麻疹：皮肤受产热刺激如运动、摄入辛辣食物或情绪激动时发生直径 2 ～ 3mm 的风团，周边有红晕。②水源性荨麻疹：接触水后诱发风团。③接触性荨麻疹：皮肤接触一定物质后诱发瘙痒、红斑或风团。

第十二节　大疱性皮肤病

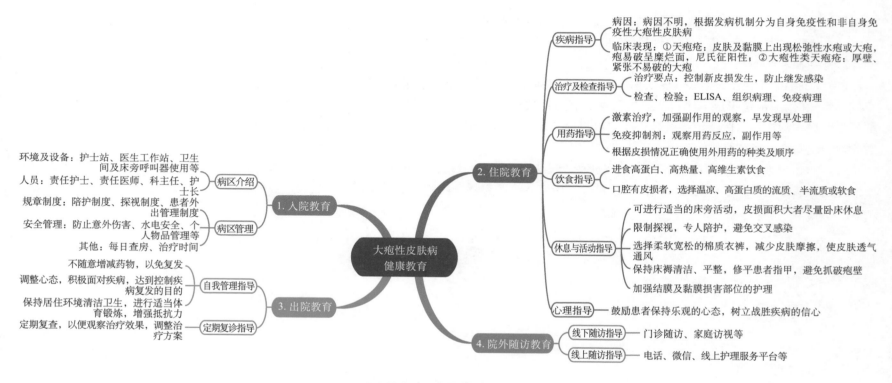

大疱性皮肤病健康教育思维导图

【定义】大疱性皮肤病是指一组发生在皮肤黏膜，以水疱、大疱为基本皮肤损害的皮肤病。本章仅介绍自身免疫性大疱性皮肤病中的天疱疮和大疱性类天疱疮。

【病因】病因未明。

【临床特点】①天疱疮：是一组由表皮细胞松解引起的自身免疫性慢性大疱性皮肤病。特点是在皮肤及黏膜上出现松弛性水疱或大疱，疱易破呈糜烂面，棘细胞松解征（Nikolsky sign，尼氏征）阳性，组织病理为表皮内水疱，血清中和表皮细胞间存在 IgG 型的抗桥粒芯糖蛋白抗体，又称天疱疮抗体。本病好发于中年人，男性多于女性。②大疱性类天疱疮：是一种自身免疫性表皮下大疱病，是最常见的自身免疫性表皮下大疱病，好发于老年人。主要特征是厚壁、紧张不易破的大疱，组织病理为表皮下水疱，免疫病理显示基底膜带 IgG 和（或）C3 沉积，血清中存在针对基底膜带成分的自身抗体。本病多见于 60 岁以上的老年人，好发于胸腹部和四肢近端及手、足部。典型皮损为在外观正常的皮肤或红斑的基础上出现紧张性水疱或大疱，疱壁较厚，呈半球状，直径可从 1cm 以下至数厘米，疱液清亮，少数可呈血性，疱不易破，破溃后糜烂面常覆以痂或血痂，可自愈，成批出现或此起彼伏，尼氏征阴性。少数患者也可出现口腔等黏膜损害，但较轻微。多伴有不同程度瘙痒。需要注意的是大疱性类天疱疮有时会出现非典型表现（如湿疹样或结节性痒疹样皮损）。本病进展缓慢，治愈后可有持续数周至数个月的炎症后色素沉着，很少见到瘢痕遗留。如不予治疗可持续数个月至数年，也会自发性消退或加重，预后好于天疱疮。死亡原因多为长期患病引起的机体消耗性衰竭和长期使用糖皮质激素引起的并发症和多脏器功能衰竭。

【临床类型】天疱疮分为寻常型天疱疮、增殖型天疱疮、落叶型天疱疮、红斑型天疱疮和特殊类型天疱疮（如副肿瘤性天疱疮、药物性天疱疮、IgA 型天疱疮、疱疹样天疱疮等）。

第十三节　体表肿瘤与肿块

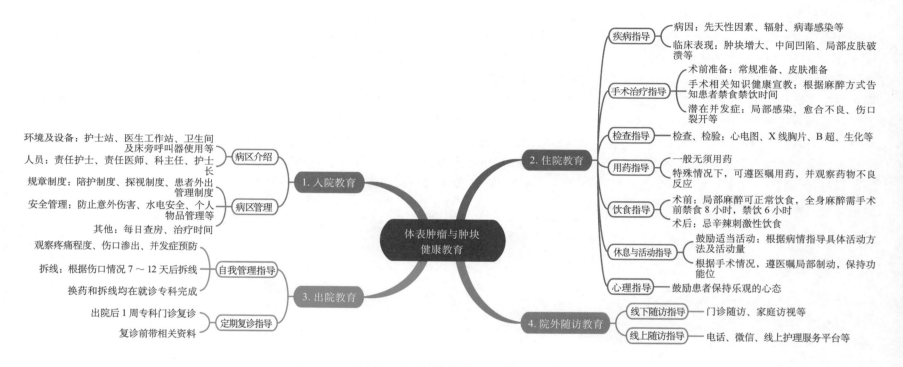

体表肿瘤与肿块健康教育思维导图

【**定义**】体表肿瘤与肿块是指来源于皮肤、皮肤附件、皮下组织等浅表组织的肿瘤。

【**病因**】体表肿瘤与肿块发病因素很多，机制尚未完全了解。肿瘤是环境与宿主内、外因素交互作用的结果。多种因素诱发及局部刺激，激活了癌基因，使衰退或已休眠的基底细胞过度增生，面部丰富的血供，为癌症的发生、发展提供了足够的能量，可能是老年人面部好发的主要原因。多种病毒与肿瘤的发生有关，病毒是发病的主要生物因素，其造成人体免疫缺陷，DNA 复制过度，同时癌基因激活、抑癌基因失活、修复相关基因的功能缺失及凋亡机制丢失等，是肿瘤发生的基础。

【临床特点】体表肿瘤好发部位为血供相对丰富的头面部；最常见的是基底细胞癌瘤，患者以体表肿物反复溃烂及长期不愈为主诉就诊；多年相对稳定的黑色素痣、疣、老年斑变得活跃，增大，有异样感，无原因反复溃烂；癌变组织有外伤病史；体表肿瘤多为原位癌。

【临床类型】主要分为两种。①良性肿瘤：体积小，基本对称，边界清楚，常呈楔形，常在垂直方向生长，边缘平滑，在肿瘤周围改变的基质与正常结缔组织之间有裂隙，部位较浅表，无溃疡，肿瘤细胞团块形状和大小相对一致，细胞分化好，无坏死或仅有单个细胞坏死，在神经周围无肿瘤细胞，皮肤附属器结构存在，血管内无肿瘤细胞，瘤体的纤维组织被挤压得很致密。肿瘤细胞常散布于胶原纤维束之间。②恶性肿瘤：体积大，经常不对称，边界不清楚，一般不呈楔形。常在水平方向生长，边缘不规则，呈锯齿状。在肿瘤与周围改变了的基质之间有裂隙。肿瘤细胞之间团块形状和大小不一致。分化差。呈大片状坏死。在神经周围有肿瘤细胞。皮肤附属器结构破坏甚至消失。血管内有肿瘤细胞。瘤体周围的结缔组织并不被挤压得很致密。可见单个肿瘤细胞呈列阵哨兵式散布于胶原纤维束之间。

第9章　运动系统疾病

第一节　颈　椎　病

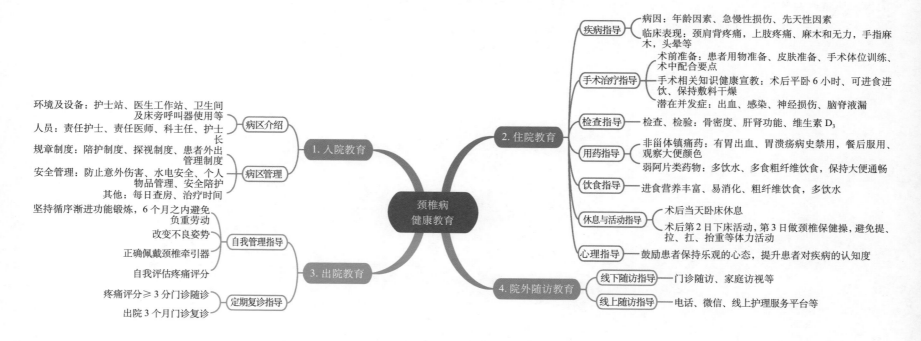

颈椎病健康教育思维导图

【定义】颈椎病指颈椎骨关节、韧带或颈椎间盘的退行性变，压迫或刺激了邻近的神经根、脊髓、血管及软组织，导致颈、肩、上肢的一系列临床症状为特征的疾病。

【病因】①头颈部外伤及劳损；②颈椎间盘退行性改变；③颈椎骨赘形成；④椎管狭窄。

【临床特点】①放射性根性神经痛、麻木和肌力减退，甚至肌肉萎缩；②往往先从下肢双侧或单侧发沉、发麻开始，双足有"踩棉花"样感觉，一般下肢症状先于上肢症状出现；③头痛和眩晕；④坐位或站立时加重，卧位时减轻或消失。

【临床类型】根据颈椎病变部位和累及组织可分为以下类型：①神经根型颈椎病；②脊髓型颈椎病；③椎动脉型颈椎病；④交感型颈椎病。

第二节　肩袖损伤

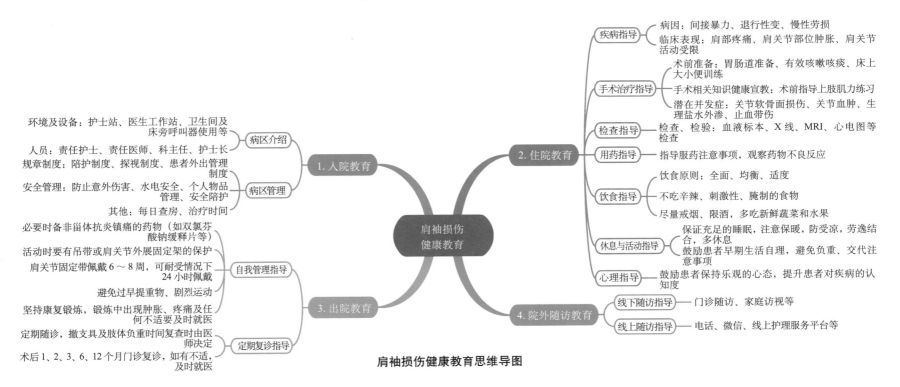

肩袖损伤健康教育思维导图

【定义】肩袖损伤是肩袖肌腱部位的撕裂，以肩部疼痛、无力、活动受限为主要表现的一种疾病，肩袖损伤可累及肌腱，也可累及邻近肌肉，多见冈上肌腱损伤。肩袖损伤常见于中老年人，其患病率随着年龄的增长而增加，在 60～69 岁成年人中估计达到 31%，在 80 岁以上成年人中达到 65%。肩袖损伤是引起肩关节疼痛、乏力和功能障碍的常见原因之一。

【病因】最常见的病因是肩袖退行性病变，其次是撞击、局部应力环境、血供、外伤等。

【临床特点】①肩部疼痛：如果损伤造成的是不完全撕裂，则疼痛是最突出的症状，多位于肩前方和外侧，夜间疼痛明显，不能患侧卧位休息，肩部做负重外展等特殊动作时疼痛加重。②肌肉萎缩：病史超过 3 周以上者，肩周肌肉有不同程度的萎缩，以三角肌、冈上肌及冈下肌较常见。 根据肩袖损伤的部位不同，可表现为外展、上举或后伸无力。如肩袖完全撕裂时，则不能活动肩关节。③活动受限：根据肩袖撕裂的部位及严重程度不同，可能会伴有上举（包括外展和屈曲）、外旋和内旋活动度的丧失。活动度降低的显著特点是主动活动降低，被动活动正常。少数活动时可伴有弹响感并发生关节交锁，尤其是在过头上举时。④关节继发性挛缩：病程超过 3 个月者，肩关节被动活动范围有不同程度的受限。⑤肩坠落试验阳性、撞击试验阳性、疼痛弧征阳性、盂肱关节内摩擦音是肩袖损伤的特殊体征。

【临床类型】①根据撕裂部位：可分为滑囊面损伤、关节面损伤、层间撕裂；②根据分级：可分为小撕裂（＜2cm）、大撕裂（2～4cm）、巨大撕裂（＞4cm）；③根据撕裂形态：分为新月形撕裂、L 形撕裂、反 L 形撕裂、梯形撕裂、巨大撕裂。

第三节 脊柱侧弯

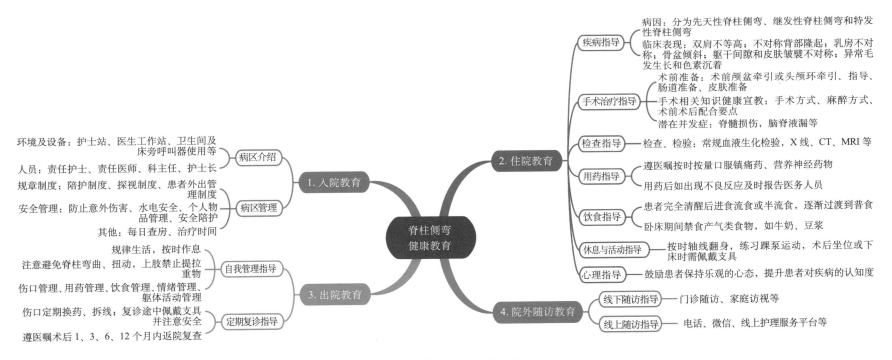

脊柱侧弯健康教育思维导图

【定义】脊柱侧弯指脊柱的一个或数个节段向侧方弯曲，并伴有椎体旋转的三维脊柱畸形。国际脊柱侧凸研究学会对脊柱侧弯定义如下：应用 cobb 法测量站立正位 X 线片的脊柱侧方弯曲，如角度＞10°则定义为脊柱侧弯。

【病因】非结构性脊柱侧弯可由下列原因引起：①姿势性脊柱侧弯；②癔症性脊柱侧弯；③神经根受刺激，如椎间盘突出，肿瘤等；④炎症；⑤下肢不等长；⑥髋关节挛缩。结构性脊柱侧弯可由下列原因引起：①原因不明所致的特发性脊柱侧弯；②发育障碍所致的先天性脊柱侧弯；③神经肌肉传导通路病变所致的神经肌肉型脊柱侧弯；④神经纤维瘤病合并脊柱侧弯；⑤马方综合征所致的间充质病变合并脊柱侧弯；⑥侏儒症、黏多糖贮积症等所致的骨软骨营养不良合并脊柱侧弯；⑦佝偻病、成骨不全、高胱氨酸尿症所致的代谢性障碍合并脊柱侧弯；⑧脓胸或烧伤后的瘢痕所致的脊柱外组织挛缩；⑨创伤，脊柱滑脱，腰骶关节异常，风湿病，骨感染及肿瘤等所致的脊柱侧弯。

【临床特点】早期畸形不明显，常不引起注意。生长发育期，侧凸畸形发展迅速，可出现身高不及同龄人，双肩不等高，胸廓不对称。侧凸畸形严重者可出现"剃刀背"畸形，影响心肺发育，出现神经系统牵拉或压迫的相应症状。

【临床类型】脊柱侧弯分为两大类，即非结构性脊柱侧弯和结构性脊柱侧弯。

第四节　脊柱骨折

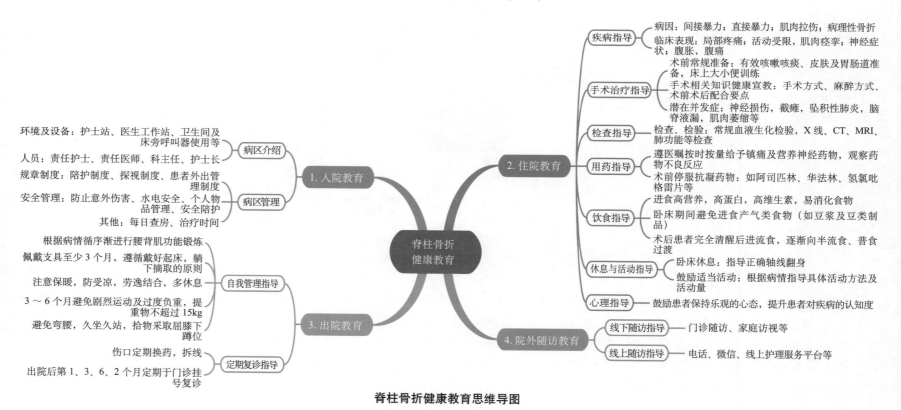

脊柱骨折健康教育思维导图

【定义】脊柱骨折是指脊柱连续性及完整性中断。占全身骨折的 5% ～ 6%，较为常见。最常见的合并症是脊髓损伤。脊髓损伤造成的截瘫，可使患者丧失全部或部分生活能力，还会继发其他合并症，需加强治疗、护理和康复指导。

【病因】绝大多数脊柱骨折由间接暴力引起，如从高空坠落，头肩或臀部着地，身体的重力遇到地面的阻挡，使身体强烈屈曲，常致颈椎或胸、腰段交界处椎骨骨折；弯腰工作时重物落下打击头、肩或背部，使脊椎强烈屈曲，也可产生脊柱损伤。少数骨折是由直接暴力所致，如枪弹伤或车祸中的直接撞伤等。

【临床特点】①局部表现为压痛、叩击痛、椎旁肌紧张、腰椎活动受限、不能翻身起立、受损部位棘突后凸或出现成角畸形。②如合并脊髓损伤，可出现以下情况：损伤呼吸中枢，患者在损伤现场死亡。脊髓损伤平面以下的感觉、运动、反射、括约肌和自主神经功能均出现障碍。③损伤后一过性神经损伤，表现为短暂肢体瘫痪或肢体无力，但能迅速好转。④胸腰椎骨折所致的后腹膜血肿，刺激腹腔神经丛引起腹肌反射性紧张或痉挛，可出现腹胀、腹痛等腹膜刺激症状。

【临床类型】①根据受伤时的暴力作用方向分类：分为屈曲型损伤、伸直型损伤、屈曲旋转型损伤、垂直压缩性损伤；②根据手术程度和部位分类：分为胸腰椎骨折与脱位、颈椎骨折与脱位、附件骨折；③根据骨折的稳定程度分类：分为稳定型骨折、不稳定型骨折。

第五节 脊柱结核

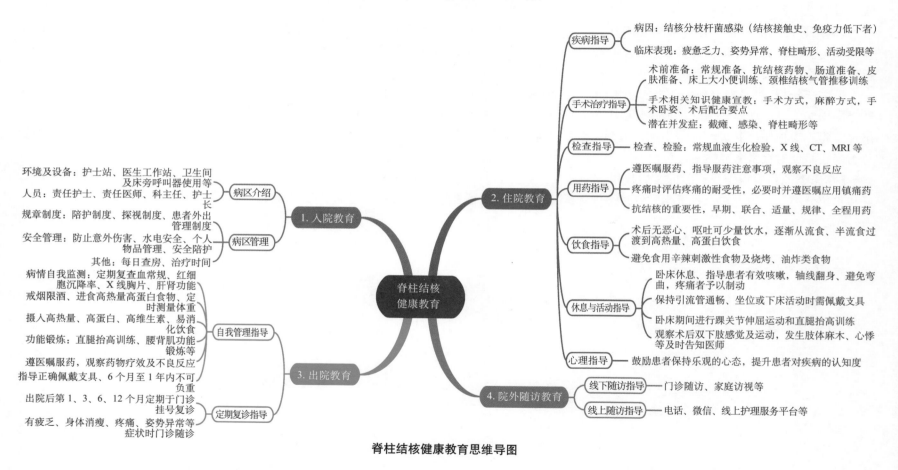

脊柱结核健康教育思维导图

【定义】脊柱结核是由结核分枝杆菌侵入骨或关节而引起的一种继发性结核病。骨与关节结核的发病率占结核病人总数的 5% ～ 10%。其原发病灶大多源于肺结核。本病好发于儿童和青少年，30 岁以下的患者约占 80%。好发于负重大、活动多、易于发生损伤的部位，如脊柱、膝关节、髋关节等。

【病因】人体感染结核分枝杆菌后，结核分枝杆菌由原发病灶经血液循环到达骨与关节部位，但不一定立刻发病。它在骨关节内可以潜伏若干年，当机体抵抗力降低，如有外伤、营养不良、过度劳累等诱发因素时，潜伏的结核分枝杆菌活跃起来而出现临床症状。

【临床特点】①脊柱结核占全身关节结核的首位，其中椎体结核约占 99%，在整个脊柱中，腰椎结核发病率最高，胸椎次之，颈椎和骶尾部较少；②起病缓慢，病程长，故发现较晚；③临床表现与年龄、健康状况、局部感染、病程及脓肿、窦道、神经受累与否有关；④早期可有全身不适、脉快、食欲缺乏、消瘦、贫血、午后低热、盗汗乏力等全身中毒症状；⑤局部有疼痛、强迫姿势、脊柱活动受限、脊柱后凸畸形、寒性脓肿和窦道、截瘫等症状。

【临床类型】脊柱椎体结核按原发病灶部位分两型：中心型和边缘型。①中心型椎体结核：多见于 10 岁以下儿童，好发于胸椎。病灶位于椎体中心部位，特征为以骨质破坏为主，可出现死骨，死骨吸收后遗留空洞。椎体被压缩成楔形，也可侵及椎间盘和邻近椎体。②边缘型椎体结核：多见于成人，好发于腰椎，常两相邻椎体同时受累。以溶骨性破坏为主，很少出现死骨，易侵犯椎间盘，引起椎间隙狭窄。

第六节　椎管内肿瘤

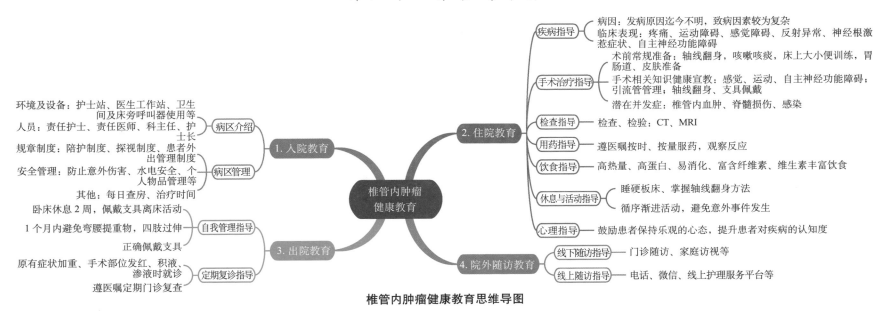

椎管内肿瘤健康教育思维导图

　　【定义】 椎管内肿瘤又称脊髓肿瘤，是指发生于脊髓、神经根、脊膜和椎管壁组织的原发性肿瘤和继发性肿瘤。肿瘤发生于胸段者最多，约占 1/2，颈段约占 1/4，其次为腰骶段及马尾。

　　【病因】 ①可由椎管周围组织直接侵入椎管，如淋巴肉瘤；②可源于脊髓外胚叶的室管膜和胶质细胞，如神经胶质瘤、神经纤维瘤；③可原发于脊髓的中胚叶间质，如脊膜瘤；④可来自身体其他部位恶性肿瘤的转移，如肺癌、乳腺癌等。

　　【临床特点】 ①根性痛：是脊髓肿瘤早期最常见症状，疼痛部位与肿瘤所在平面的神经分布一致，对定位诊断有重要意义。神经根痛常为髓外占位病变的首发症状，其中颈段和马尾部肿瘤更多见。硬脊膜外转移瘤疼痛最严重。②感觉障碍：感觉纤维受压时出现感觉减退和感觉错乱，表现为肿瘤平面以下同侧肢体瘫痪和深感觉消失，对侧痛温觉缺失。③肢体运动障碍及反射异常：表现为上位运动神经元瘫痪，即肌张力高、腱反射亢进，无肌萎缩，病理征阳性。圆锥及马尾部肿瘤因压迫神经根，故也出现下位运动神经元瘫痪。④自主神经功能障碍：最常见膀胱和直肠功能障碍。⑤其他：髓外硬脊膜下肿瘤出血导致脊髓蛛网膜下腔出血。高颈段或腰骶段以下肿瘤，阻碍脑脊液循环和吸收，导致颅内压增高。

　　【临床类型】 椎管肿瘤根据发生的部位可分为髓内肿瘤、髓外硬膜内肿瘤、髓外硬膜外肿瘤。

第七节　腰椎间盘突出症

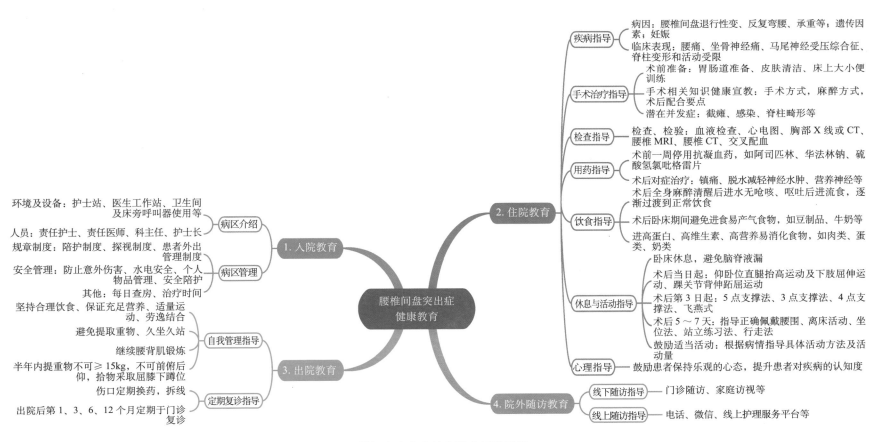

腰椎间盘突出症健康教育思维导图

【定义】腰椎间盘突出症是指椎间盘发生退行性改变，由于椎间盘变性、纤维环破裂、髓核组织突出刺激和压迫马尾神经或神经根所引起的一种综合征，是腰腿痛最常见的原因之一。腰椎间盘突出症可发生于任何年龄，最多见于中年人，20～50岁为多发年龄段，男性多于女性。好发部位是L_4～L_5椎间盘和L_5～S_1椎间盘。

【病因】 导致腰椎间盘突出症的原因既有内因也有外因，内因主要是腰椎退行性变，外因则有外伤、劳损、受寒受湿等。①椎间盘退行性变是腰椎间盘突出发生的根本病因。随着年龄的增长，纤维环和髓核水分减少，弹性降低，椎间盘变薄，纤维环逐渐出现裂隙。②积累损伤是椎间盘退行性变的主要原因。当腰部负荷过重时，髓核向后移动，引起后方纤维环破裂。③妊娠期间体重突然增长，腹压增高，而韧带相对松弛，腰骶部承受比平时更大的压力，易导致椎间盘膨出。④其他如遗传因素、腰骶部先天发育异常、吸烟、糖尿病、高脂血症、感染等也是本病的危险因素。

【临床特点】 ①腰痛：超过90%的患者有腰痛表现，也是最早出现的症状。②下肢放射痛：一侧下肢坐骨神经区域放射痛是本病的主要症状，多为刺痛。典型表现为从下腰部向臀部、大腿后方、小腿外侧直至足部的放射痛，伴麻木感。腰椎间盘突出多在一侧，故患者多表现为单侧疼痛。咳嗽、打喷嚏时，因腹压增高，疼痛加剧。高位椎间盘突出时，可出现大腿前内侧或腹股沟区疼痛。③马尾综合征：突出的髓核或脱垂的椎间盘组织压迫马尾神经，出现双下肢及会阴部疼痛、感觉减退或麻木，甚至大小便功能障碍。

【临床类型】 根据突出程度和影像学特征，结合治疗方法可分为以下几种类型。①膨出型：纤维环部分破裂，表层完整；②突出型：纤维环完全破裂，但后纵韧带完整；③脱出型：髓核穿破后纵韧带；④游离型：髓核完全突入椎管，与原椎间盘脱离；⑤ Schmorl 结节型：髓核经上、下软骨板裂隙突入椎体骨松质内；⑥经骨突出型：髓核沿软骨终板和椎体间血管通道向前纵韧带方向突出。

第八节 脊 髓 损 伤

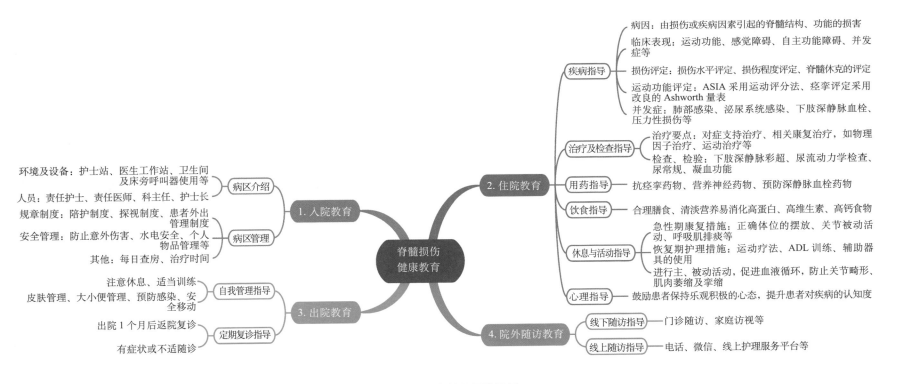

脊髓损伤健康教育思维导图

【定义】脊髓损伤是脊柱骨折的严重并发症，由于椎体的移位或碎骨片突出于椎管内，使脊髓或马尾神经产生不同程度的损伤，多发生于颈椎下段和胸腰段。

【病因】脊柱骨折后，由于椎体的移位或碎骨片突出于椎管内，使脊髓或马尾神经产生损伤。

【临床特点】①脊髓震荡：脊髓损伤平面以下发生弛缓性瘫痪，感觉、运动和反射功能全部或大部分丧失。②不完全性脊髓损伤：脊髓损伤平面以下感觉和运动功能部分丧失，包括前脊髓综合征、后脊髓综合征、脊髓中央管周围综合征、脊髓半切综合征。③完全性脊髓损伤：脊髓实质完全性横贯性损害，损伤平面以下最低位骶段感觉、运动功能完全丧失，包括肛门周围的感觉和肛门括约肌的收缩运动丧失，称为脊髓休克期。这是脊髓失去高级中枢控制的一种病理生理现象。④脊髓圆锥损伤：成人脊髓终止于 L_1 椎体下缘，因此 T_{12} 和 L_1 骨折可发生脊髓圆锥损伤，表现为会阴部（鞍区）皮肤感觉缺失。括约肌功能丧失致大小便不能控制和性功能障碍，双下肢的感觉和运动功能仍保持正常。2～4周后逐渐演变成痉挛性瘫痪，表现为肌张力增高，腱反射亢进，并出现病理性锥体束征。胸段脊髓损伤使下肢的感觉与运动功能发生障碍，称为截瘫。颈段脊髓损伤后，双上肢也有神经功能障碍，称为四肢瘫痪。⑤马尾神经损伤：马尾神经起自 L_2 的骶脊髓，一般终止于 S_1 下缘。马尾神经完全损伤者少见，表现为损伤平面以下弛缓性瘫痪，有感觉、运动功能障碍及括约肌功能丧失，肌张力降低，腱反射消失，无病理性锥体束征。

　　【临床类型】根据脊髓损伤的部位和程度不同可出现不同的病理变化。①脊髓震荡：与脑震荡相似，脊髓震荡是最轻微的脊髓损伤。脊髓受到强烈震荡后发生超限抑制，脊髓功能处于生理停滞状态。在组织形态学上并无病理变化，只是暂时性功能抑制。②不完全性脊髓损伤：脊髓损伤轻者仅有脊髓中心小坏死灶，保留大部分神经纤维。损伤严重者脊髓中心可出现坏死软化灶，并由胶质或瘢痕代替，只保留小部分神经纤维。③完全性脊髓损伤：脊髓实质完全性横贯性损伤。脊髓内的病变呈进行性加重，从中心出血至全脊髓水肿，从中心坏死到大范围脊髓坏死。晚期脊髓为胶质组织所代替，也可为脊髓完全断裂。

第九节 骨盆骨折

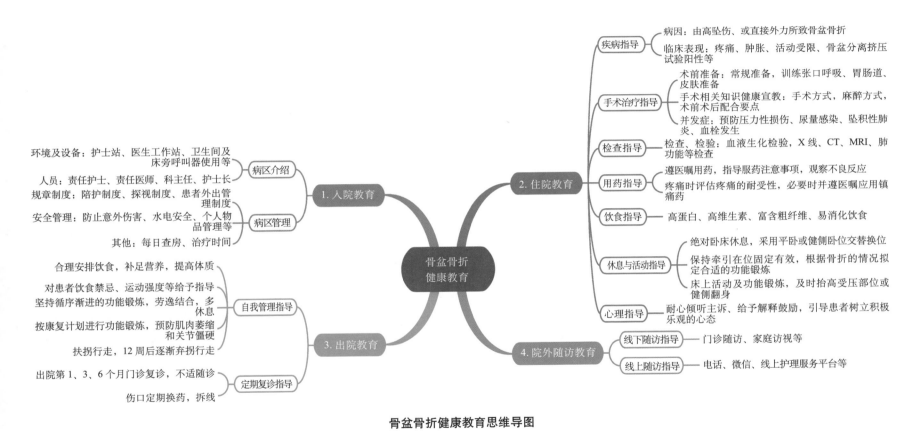

骨盆骨折健康教育思维导图

【定义】骨盆骨折是指骨盆完整性及连续性中断。骨盆为环形结构，是由两侧的髂骨、耻骨、坐骨经 Y 形软骨融合而成的 2 块髋骨和 1 块骶尾骨，经前方耻骨联合和后方的骶髂关节构成的坚固骨环。骨盆骨折常合并静脉丛和动脉大量出血，以及盆腔内脏器损伤。

【病因】骨盆骨折多由强大的直接暴力挤压骨盆所致。年轻人的骨盆骨折主要由交通事故和高处坠落引起，多存在严重的多发伤，常伴休克。

【临床特点】 患者髋部肿胀、疼痛，不敢坐起或站立，多数患者存在严重的多发伤。骨盆挤压分离试验阳性，肢体短缩畸形。有大出血或严重内脏损伤者可有休克早期表现。

【临床类型】

1. 按骨折位置与数量分类

（1）骨盆边缘脱性骨折：发生于肌肉猛烈收缩而造成骨盆边缘肌肉附着点撕脱性骨折，骨盆环不受影响。多见于青少年运动损伤。

（2）髂骨翼骨折：多为侧方挤压暴力所致，移位不明显，可为粉碎性骨折，不影响骨盆环的稳定。

（3）骶尾骨骨折：①骶骨骨折。可位于骶骨翼部、骶孔处或正中骶管区，可损伤腰骶神经根和马尾神经。②尾骨骨折。通常于跌倒坐地时发生，常伴骶骨末端骨折，一般移位不明显。

（4）骨盆环骨折：单处骨盆环骨折少见。双处骨折多见，包括以下几种。①双侧耻骨上、下支骨折；②单侧耻骨上、下支骨折合并耻骨联合分离；③耻骨上、下支骨折合并骶髂关节脱位；④耻骨上、下支骨折合并髂骨骨折；⑤髂骨骨折合并骶髂关节脱位；⑥耻骨联合分离合并骶关节脱位等。产生这类骨折的暴力通常较大，往往并发症也较多。

2. 按骨盆环的稳定性分类　Tile 分型将骨盆环损伤分为 3 型。① A 型（稳定型）：后环完整；② B 型（部分稳定型）：旋转不稳定，但垂直稳定，或后环不完全性损伤；③ C 型（旋转、垂直均不稳定型）：后环完全损伤。

3. 按暴力方向分类

（1）侧方挤压损伤：来自侧方的挤压力量造成骨盆的前后部结构及骨盆底部韧带发生一系列损伤，约占骨盆骨折的 38.2%。

（2）前后挤压损伤：可分为 3 型。① APC-Ⅰ型：耻骨联合分离；② APC-Ⅱ型：耻骨联合分离，骶结节和骶棘韧带断裂，骶髂关节间隙增宽，轻度分离；③ APC-Ⅲ型：耻骨联合分离，骶结节和骶棘韧带断裂，骶髂关节前、后方韧带都断裂，骶髂关节分离，约占骨盆骨折的 50%。

（3）垂直剪力损伤：约占 5.8%，通常为高处坠落伤。

（4）混合暴力损伤：约占 3.6%，通常是混合性骨折，如 LC/VS、LC/APC。

第十节 股骨颈骨折

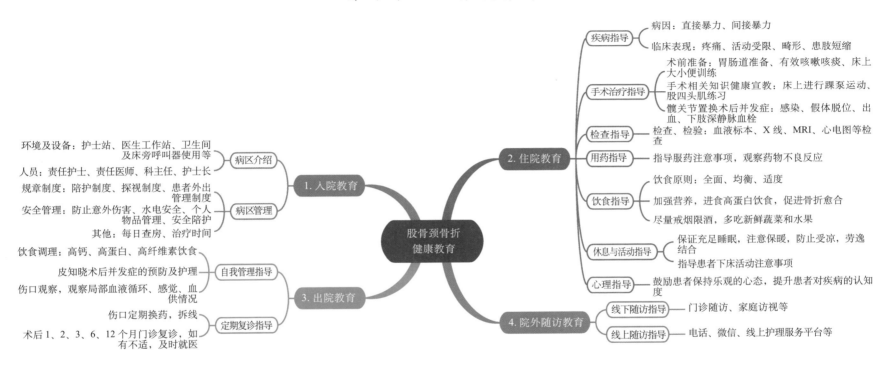

股骨颈骨折健康教育思维导图

【**定义**】股骨颈骨折是由暴力所导致的股骨头至股骨颈基底部之间的螺旋形骨折或斜形骨折。多发生在中老年人，以女性多见，占成人骨折的 3.6%，占髋部骨折的 48% ～ 54%。随着医学技术的进步，股骨颈骨折的治疗效果显著提高，但骨折不愈合和股骨头缺血性坏死的发生率仍较高。

【**病因**】老年人股骨颈骨折最常见的病因是骨质疏松；而青壮年股骨颈骨折，往往由于严重损伤所致，如高坠、交通事故等。

【**临床特点**】①畸形：患者多有轻度屈髋屈膝及外旋畸形。②疼痛：髋部除有自发疼痛外，活动患肢时疼痛较明显。在患肢足跟部或大粗隆叩打时，髋部也感疼痛。在腹股沟韧带中点的下方常有压痛。③肿胀：股骨颈骨折多系囊内骨折，骨折后出血不多，又有关节囊和丰厚肌群的包围，外观上局部不易看到肿胀。④功能障碍：在骨折后常不能站立或坐起。⑤患肢缩短：在移位骨折，远段受肌群牵引而向上移位，因而患肢变短。

【临床类型】根据骨折部位、Pauwells 角、位移程度分型如下。①按部位分类：分为头下型骨折、经颈型骨折、基底型骨折；其中前两型为囊内骨折，第三型为囊外骨折。②按 Pauwells 角分类：a. 内收型骨折，即远端骨折线与两侧髂嵴连线的夹角（Pauwells 角）＞ 50°；b. 外展型骨折，即远端骨折线与两侧髂嵴连线的夹角＜ 30°。③按移位程度分类：a. Ⅰ型，不完全骨折；b. Ⅱ型，完全骨折，无移位；c. Ⅲ型，完全骨折，部分移位且股骨头与股骨颈股骨头下骨折有接触；d. Ⅳ型，完全移位的骨折。

第十一节　膝关节骨性关节炎

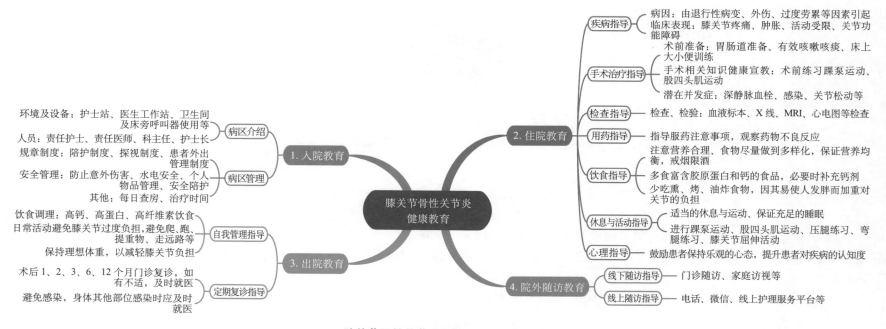

膝关节骨性关节炎健康教育思维导图

【定义】膝关节骨性关节炎是一种以膝关节软骨退行性病变和继发性骨质增生为特征的慢性关节疾病。膝关节炎症状往往进展缓慢，随着时间推移逐渐出现膝关节疼痛、肿胀、僵硬、畸形等，导致患者不能灵活活动，严重者可完全无法行动。我国膝关节症状性骨关节炎的患病率为 8.1%，膝关节炎发病率明显高于髋骨关节炎，且呈现明显的地域差异，即西南地区及西北地区明显高于华北地区和东部沿海地区。45 岁以下人群患病率较低，为 1% ~ 4%；65 岁以上人群患病率约为 50%；75 岁以上人群患病率高达 80%。对于轻型患者，男女发病无明显差别，对于 60 岁以上重型患者，女性发病率高于男性。根据病因，膝关节炎可分为原发性膝关节炎和继发性膝关节炎。

【病因】膝关节骨性关节炎病因和发病机制尚不明确，目前认为其发病与患者年龄、肥胖、炎症、创伤及遗传因素等有关，其特征是膝关节软骨原发性或继发性退行性变及骨质增生。

【临床特点】膝关节骨性关节炎症状往往进展缓慢，随着时间推移症状逐渐明显。根据病程发展，患者可出现不同程度的膝关节疼痛、肿胀、畸形、活动受限等临床症状。本病多发生在 50 岁以后，女性多于男性。症状早期出现时，休息后症状可得到缓解，随着疾病进展，可逐渐出现关节僵硬、活动受限、肌肉萎缩等症状。

【临床分期】根据疾病的严重程度可分为以下阶段。①初期：偶发膝关节疼痛，可正常进行日常活动，无膝关节肿胀和明显畸形（或原有畸形）；②早期：经常出现膝关节疼痛，日常活动基本不影响，活动轻微受限，偶发肿胀，无明显畸形（或原有畸形）；③中期：经常出现膝关节严重疼痛，日常活动时因疼痛而受限，复发性膝关节肿胀可能出现膝关节轻度内翻或者外翻畸形；④晚期：膝关节疼痛非常严重，日常活动严重受限，可能经常出现膝关节肿胀及严重的内翻、外翻畸形或屈曲挛缩畸形。

第十二节　半月板损伤

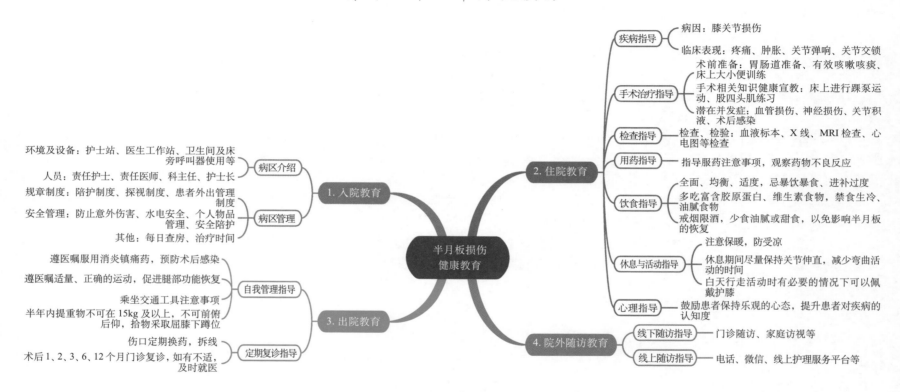

半月板损伤健康教育思维导图

【定义】半月板损伤是指膝关节在不同诱因下半月板的完整性和连续性遭到破坏所产生的一系列临床症状，包括膝关节急性扭伤或关节不稳所致的股骨髁与胫骨之间旋转挤压，所致的半月板撕裂，也可能是由膝关节慢性劳损或发育异常所导致。混合型损伤所占比例约33.72%，内侧半月板与外侧半月板联合损伤占23.75%，放射裂占13.79%，水平裂占11.62%；纵裂占10.13%；桶柄裂占4.82%；单纯退行性变占2.16%。

【病因】最常见的病因是外伤性损伤，其次是退行性损伤；诱发因素包括剧烈运动、膝关节扭伤、长期负重下蹲、膝关节骨关节炎。

【临床特点】主诉局限性疼痛，关节肿胀、弹响、卡锁、交锁，股四头肌萎缩，打软腿或膝关节不能正常运动，以及在膝关节间隙或半月板部位有明确的压痛。

【临床体征】①关节线压痛；②无法下蹲或下跪；③膝关节不能进行平滑的被动运动；④膝关节不能完全伸展；⑤关节线处卡锁（如 McMurray 试验）；⑥疼痛诱发试验（如 Thessaly 试验）阳性；⑦关节积液。

【临床类型】根据起病形式和病程可分为以下类型：根据半月板撕裂的形态分为基本撕裂、复杂撕裂和移位撕裂。半月板撕裂的 3 种基本形态为纵行撕裂、水平撕裂和放射状撕裂，复杂的撕裂是这些基本形态的组合。移位撕裂包括：桶柄状撕裂，为移位的纵行撕裂；瓣状撕裂，为移位的水平撕裂；鹦鹉嘴状撕裂，为移位的放射状撕裂。

第十三节　胫腓骨骨折

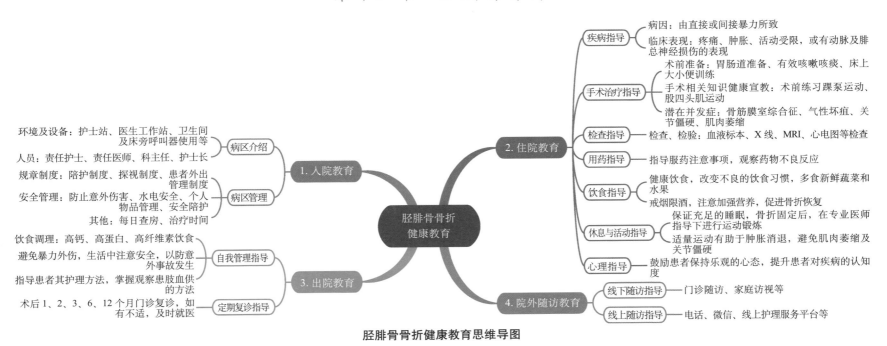

胫腓骨骨折健康教育思维导图

【定义】胫腓骨骨折即胫腓骨干骨折，由直接或间接暴力作用于小腿，造成单一的胫骨或腓骨，或胫骨合并腓骨的骨折，骨折线一般不累及膝关节和踝关节，它是创伤骨科常见的骨折类型，在人体全身骨折的发生率中占 13.7%。胫腓骨骨折在各个年龄阶段均可发生，青壮年的骨折多是由于严重的高能量损伤所致，对于老年人或本身就合并胫腓骨基础病变的患者来说，只需轻微的低能量损伤便可引发骨折。

【病因】外因多为外来的直接或间接暴力，内因主要是患者本身的骨质存在病理改变基础，如老年性骨质疏松、局部的骨髓炎及胫骨部位原发或转移性肿瘤等。

【临床特点】①疼痛：为主要症状。通过压痛部位能确定骨折部位，单纯腓骨骨折有时局部压痛并不严重，而胫骨骨折的局部压痛常很明显。②持重功能受损：单纯腓骨骨折时，小腿的持重功能有时仍然存在，有的尚可行走；而在胫骨骨折，即使是无移位的稳定型骨折，其持重功能也已丧失，一般不能行走。③畸形：体征中最明显的是畸形，常是成角、侧方移位、短缩和旋转畸形存在。④神经、血管损伤：胫腓骨骨折的直接合并神经损伤很少见，但腓骨颈骨折容易合并腓总神经损伤。⑤软组织、皮肤损伤：由于骨折端的出血和组织反应，局部肿胀非常明显。

【临床类型】①根据骨折稳定性可分为稳定性胫腓骨骨折、不稳定性胫骨腓骨骨折。②根据骨折端是否穿出皮肤可分为开放性骨折、闭合性骨折。③根据骨折类型可分为单一的胫骨骨折或腓骨骨折、胫骨腓骨双骨折，其中，以胫骨腓骨双骨折最多见，胫骨骨折次之，单纯腓骨骨折最少。

第十四节 手足畸形

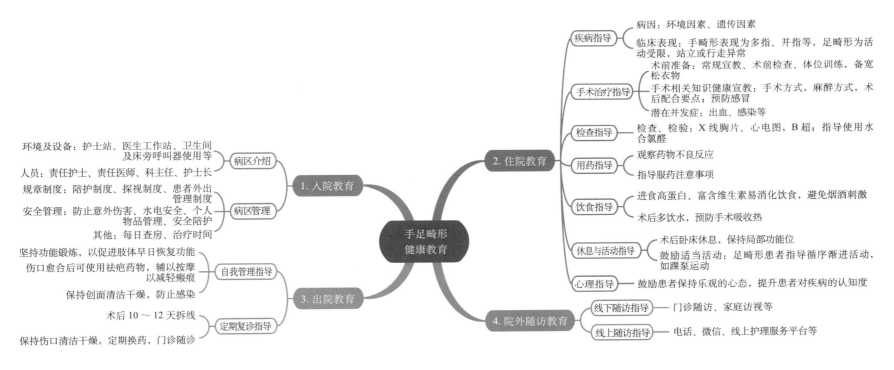

手足畸形健康教育思维导图

【定义】手足畸形是由遗传环境因素导致的手足部畸形，表现为多指、并指、缺失等外观畸形，伴有不同程度功能障碍，可单独出现或伴有多种畸形。

【病因】①内因：遗传因素，通过染色体中的遗传基因遗传给下一代。②外因：即胚胎时期受外界因素影响而发生的畸形，影响胎儿健康，导致胎儿发生先天性畸形。

【临床表现】①足畸形：a.足部活动受限，患者可能会因肌张力、肌力异常或足部结构形态异常，影响足部活动。b.站立、行走异常：足畸形患者足部肌肉力量不均衡，可能会出现关节活动受限、步态异常等。c.足部疼痛。②手畸形：表现为单侧手指多于5个、曲棍球棒手、骨赘大量增生等。

【临床类型】①手部先天性畸形：多指畸形、并指畸形、裂手畸形、束带综合征；②足部先天性畸形：内翻足、马蹄足、先天性足畸形外翻足、仰趾足、弓形足、锤状足、扁平足。

第十五节　老年性骨质疏松

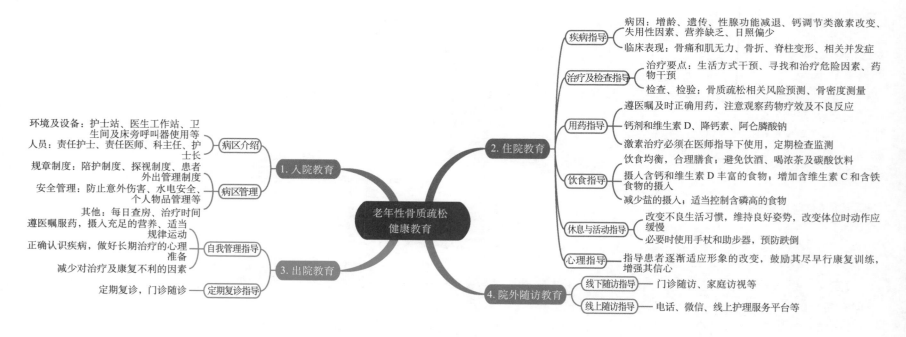

老年性骨质疏松健康教育思维导图

【定义】 骨质疏松是一种以骨量减低、骨组织微结构损坏，导致骨脆性增加、易发生骨折为特征的全身性骨病 [世界卫生组织（WHO），1940]。2001 年美国国立卫生研究院（NIH）指出骨质疏松是以骨强度下降和骨折风险增加为特征的骨骼疾病，骨强度涵盖骨量和骨质量两大要素。

【病因】 老年性骨质疏松的发病因素和发病机制是多方面的，增龄造成的器官功能减退是主要因素。除内分泌因素外，多种细胞因子也影响骨代谢，降低成骨活性。钙和维生素 D 的摄入不足，皮肤中维生素 D 原向维生素 D 的转化不足，肾功能减退，维生素 D 的羟化不足；骨髓间充质干细胞成骨分化能力下降；肌肉衰退，对骨骼的应力刺激减少，对骨代谢调节障碍，凡此种种，都影响骨代谢，使得成骨不足，破骨有余，骨丢失，骨结构损害，形成骨质疏松。此外，老年人往往是多种器官的疾病共存，这些疾病及相关的治疗药物，都可能引起继发性骨质疏松。

【临床特点】 ①骨痛和肌无力：早期无症状，仅在 X 线检查或骨密度测量时被发现。较重者常诉腰背疼痛、乏力或全身骨痛。②骨折：常因轻微活动、创伤、弯腰、负重、挤压或跌倒发生骨折。③脊柱变形：骨质疏松严重的患者可有身高缩短或驼背。④并发症：驼背和胸廓畸形者可出现胸闷、气短、呼吸困难，甚至发绀等表现；肺活量、肺最大换气量和心排血量下降，极易并发上呼吸道和肺部感染。

【临床类型】 骨质疏松分为原发性骨质疏松和继发性骨质疏松两大类。其中，原发性骨质疏松包括绝经后骨质疏松（Ⅰ型）、老年骨质疏松（Ⅱ型）和特发性骨质疏松（包括青少年型）。继发性骨质疏松指由任何影响骨代谢疾病和（或）药物及其他明确病因导致的骨质疏松。

第 10 章　风湿性疾病

第一节　类风湿关节炎

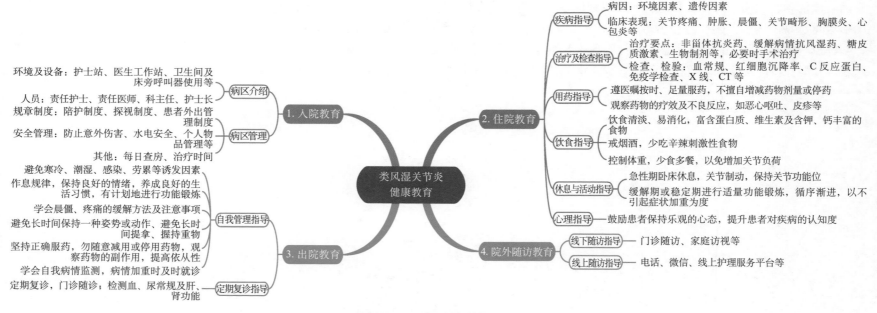

类风湿关节炎健康教育思维导图

【定义】类风湿关节炎是以侵蚀性、对称性多关节炎为主要临床表现的慢性、全身性自身免疫病。以关节滑膜慢性炎症、关节进行性破坏为特征。

【病因】病因不明，可能与遗传、感染、环境等多因素相关。

【病理】滑膜炎和血管炎是 RA 的基本病理改变；滑膜炎是关节病变的基础，随着疾病进展逐渐出现关节软骨和骨破坏，最终导致关节畸形和功能丧失；血管炎是关节外表现的基础，累及中、小动 / 静脉，管壁淋巴细胞浸润、纤维素沉着、内膜增生，导致血管腔狭窄或堵塞。

【临床特点】RA 的临床表现个体差异大，多为慢性起病，以对称性双手腕、近端指间关节、掌指关节等多关节肿痛为首发表现。常伴晨僵，可伴有乏力、低热、肌肉酸痛、体重下降等全身症状。少数则急性起病，在数天内出现多个关节症状。

关节症状：①晨僵；②关节痛与压痛；③关节肿胀；④关节畸形；⑤特殊关节受累，颈椎关节、肩、髋关节、颞颌关节；⑥关节功能障碍。

关节外表现：①类风湿结节，20%～30% 的 RA 患者有类风湿结节，是本病较常见的关节外表现；②类风湿血管炎；③心脏受累，以心包炎最常见；④肺，肺间质病变是最常见的肺部病变；⑤眼，常见继发的眼干燥症；⑥神经系统，神经受压是病变的常见原因；⑦血液系统，常表现为正细胞正色素性贫血；⑧肾，肾脏受累较少见。

第二节　系统性红斑狼疮

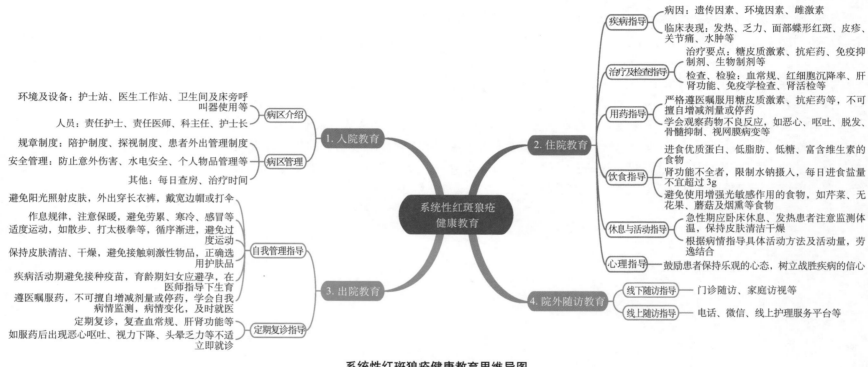

系统性红斑狼疮健康教育思维导图

【定义】系统性红斑狼疮（SLE）是一种具有多系统受累、高度异质性的自身免疫病，血清中存在以抗核抗体为代表的多种自身抗体。好发于 20 ～ 40 岁育龄期女性。

【病因】①遗传：流行病学及家系调查，有资料表明 SLE 患者第一代亲属中患 SLE 者 8 倍于无 SLE 患者家庭，单卵双胎患 SLE 者 5 ～ 10 倍于异卵双胎。临床上 SLE 患者家属中也常有患其他结缔组织病的亲属。②环境：a. 阳光。紫外线使皮肤上皮细胞出现凋亡，新抗原暴露而成为自身抗原。b. 药物、化学试剂。一些药物可以使 DNA 甲基化程度降低，从而诱发药物相关性狼疮。c. 微生物病原体等也可诱发本病。③雄激素：女性患病率明显高于男性，在更年期前阶段为 9 : 1，儿童及老年人为 3 : 1。

【临床特点】SLE 临床表现多种多样，变化多端。其起病可呈暴发性、急性或隐匿性。早期仅侵犯 1 ~ 2 个器官，表现不典型，容易误诊，以后可侵犯多个器官，而使临床表现复杂多样。多数患者呈缓解与发作交替病程。活动期患者大多数有全身症状，主要包括发热、疲倦、乏力、体重下降等。80% 的患者在病程中会出现皮疹，包括颧部呈蝶形分布的红斑、盘状红斑、指掌部和甲周红斑、指端缺血、面部及躯干皮疹，其中以鼻梁和双颧颊部呈蝶形分布的红斑最具特征性。肾损害：50% 以上的 SLE 患者有肾损害表现，肾活检显示肾脏受累几乎为 100%。慢性肾衰竭是 SLE 患者死亡的常见原因。其他全身症状还可表现为肌肉关节疼痛、胸腔积液、心包积液、肺间质病变、抗磷脂抗体综合征、继发干燥综合征等。

第三节 特发性炎症性肌病

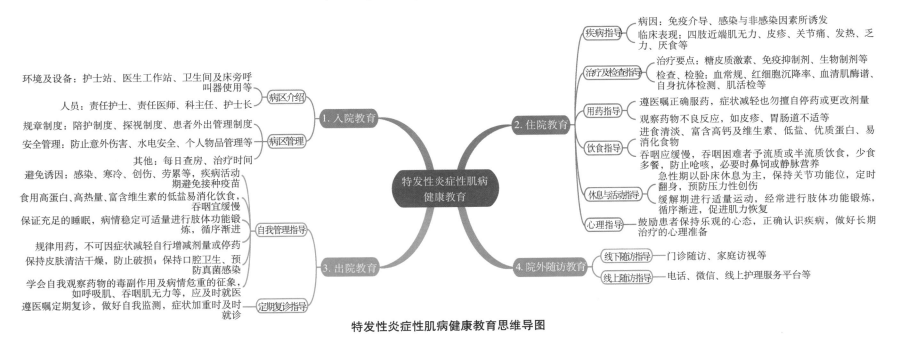

特发性炎症性肌病健康教育思维导图

【定义】特发性炎症性肌病是一组病因未明的以四肢近端肌无力为主的骨骼肌非化脓性炎症性疾病。其发病年龄有两个高峰，即 10 ～ 15 岁和 45 ～ 60 岁。

【病因】病因与发病机制尚不清楚，目前多认为在某些遗传易感个体中，由感染与非感染环境因素诱发、免疫介导导致。

【临床特点】IIM 的主要临床表现是对称性四肢近端肌无力，全身症状可有发热、关节痛、乏力、厌食和体重减轻。其中皮肌炎约占特发性炎症性肌病的 35%。在多发性肌炎临床表现基础上，出现典型皮疹即可诊断皮肌炎。皮疹与肌肉受累程度常不平行，有时皮疹可非常广泛而仅有轻度肌炎。皮疹可为多样性，典型皮疹主要有：①以上眼睑为中心的眶周水肿性紫红色斑；②四肢肘、膝关节伸侧面和内踝附近、掌指关节、指间关节伸面出现紫红色丘疹，逐渐融合成斑片，有毛细血管扩张、色素减退，上覆细小鳞屑，称 Gottron 疹；③颈前及上胸部 "V" 形红色皮疹，肩颈后的皮疹则呈披肩状（"披肩征"）；④ "技工手"，即手和手指纹表现为污黑肮脏状，甲根皱襞可见不规则增厚，甲周呈毛细血管扩张，其上常见瘀点，此征具有一定的特征性，有助于诊断。本病皮疹常无瘙痒及疼痛，缓解期皮疹可完全消失或遗留皮肤萎缩、色素沉着或脱毛、毛细血管扩张或皮下钙化，可反复发作。

【临床类型】包括多发性肌炎、皮肌炎、包涵体肌炎、非特异性肌炎和免疫介导的坏死性肌病等。

第四节　系统性硬化症

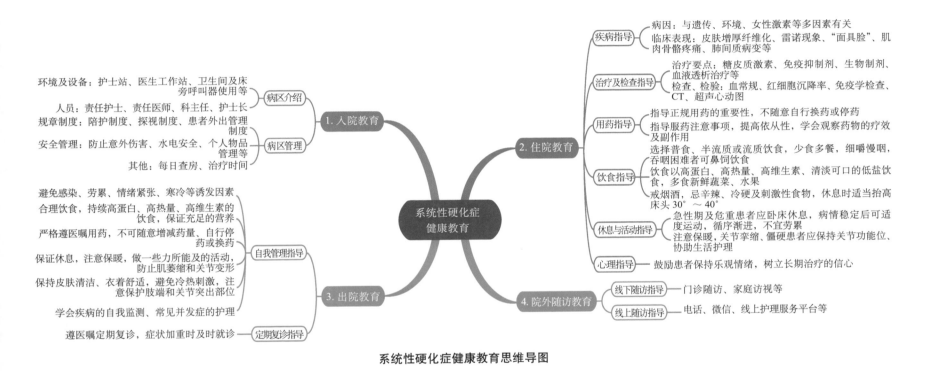

系统性硬化症健康教育思维导图

【定义】系统性硬化症（SSc）也称硬皮病、进行性系统性硬化，是一种原因不明，临床上以局限性或弥漫性皮肤增厚和纤维化为特征，可影响心、肺和消化道等器官的全身性疾病。

【病因】①遗传：尚不肯定。②环境因素：一些化学物质如长期接触聚氯乙烯、有机溶剂、环树脂、L- 色氨酸、博来霉素、喷他佐辛等可诱发硬皮样皮肤改变与内脏纤维化。该病在煤矿、金矿和与硅石尘埃接触的人群中发病率较高，提示在 SS 发病中环境因素占有很重要的地位。③性别：育期妇女发病率明显高于男性，雌激素与本病发病可能有关。④免疫异常：SS 存在广泛的免疫异常。近年研究发现病毒抗原与自身抗原的交叉反应促使本病的发生。

　　【临床特点】起病隐匿，约 80% 的患者首发症状为雷诺现象，可先于本病其他表现（如关节炎、内脏受累）几个月甚至 10 余年（大部分 5 年内）出现。皮肤增厚纤维化为本病的标志性病变，呈对称性分布。一般先见于手指及面部，然后向躯干蔓延。面部皮肤受损造成正常面纹消失，使面容刻板、鼻尖变小、鼻翼萎缩变软，嘴唇变薄、内收，口周有皱褶，张口度变小，称为"面具脸"，为本病的特征性表现。其他还有关节、肌肉、胃肠道、肺、心脏、肾等多系统受累表现。

　　【临床类型】SS 分为 5 种型：①弥漫皮肤型 SS；②局限皮肤型 SS；③无皮肤硬化的 SS；④硬皮病重叠综合征；⑤未分化 SS。

第五节　干燥综合征

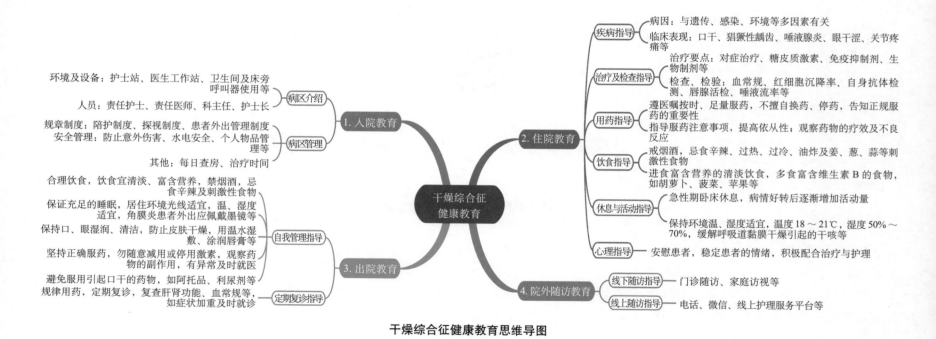

干燥综合征健康教育思维导图

【定义】干燥综合征是一种以侵犯泪腺、唾液腺等外分泌腺体、B 淋巴细胞异常增殖、组织淋巴细胞浸润为特征的弥漫性结缔组织病。

【病因】病因和发病机制不明。遗传、感染、雌激素等多因素参与发病。外周血 T 胞减少、B 细胞过度增殖是原发性干燥综合征患者免疫异常的最突出特点。

【临床特点】起病多隐匿，临床表现多样，主要与被破坏腺体的外分泌功能减退有关。典型表现如下。

1. 口腔干燥症　①口干：近 80% 的患者主诉口干，严重者需频频饮水，进食固体食物需以水送下。②猖獗性龋齿；牙齿逐渐变黑，继而小片脱落，最终只留残根，是本病的特征之一。③唾液腺炎：以腮腺受累最常见，约 50% 的患者有间歇性腮腺肿痛，累及单侧或双侧，可自行消退，持续肿大者应警惕恶性淋巴瘤的可能。少数患者有下颌下腺、舌下腺肿大。④舌：表现为舌痛，舌面干、裂、潮红，舌乳头萎缩，呈"镜面舌"样改变。

2. 干燥性角结膜炎　因泪液分泌减少而出现眼干涩、异物感、磨砂感、少泪等症状，部分患者可因泪腺肿大表现为眼睑肿胀，角膜干燥严重者可致角膜溃疡，但穿孔失明者少见。

本病还可出现全身症状，如乏力、低热、关节疼痛等，约 2/3 的患者出现其他外分泌腺体和多系统损害。

【临床类型】本病分为原发性和继发性两类，前者指不具有另一诊断明确的结缔组织病的干燥综合征。后者是指发生于另一诊断明确的结缔组织病，如系统性红斑狼疮、类风湿关节炎等的干燥综合征。

第 11 章　感染性疾病

第一节　病毒性肝炎

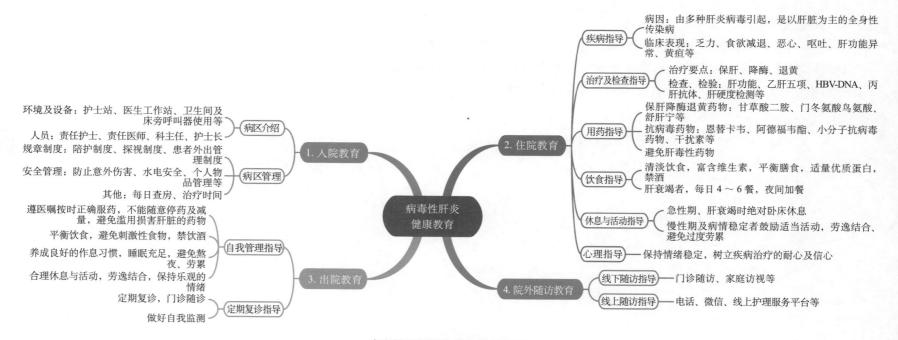

病区介绍
环境及设备：护士站、医生工作站、卫生间及床旁呼叫器使用等
人员：责任护士、责任医师、科主任、护士长

病区管理
规章制度：陪护制度、探视制度、患者外出管理制度
安全管理：防止意外伤害、水电安全、个人物品管理等
其他：每日查房、治疗时间

1. 入院教育

自我管理指导
遵医嘱按时正确服药，不能随意停药及减量，避免滥用损害肝脏的药物
平衡饮食，避免刺激性食物，禁饮酒
养成良好的作息习惯，睡眠充足，避免熬夜、劳累
合理休息与活动，劳逸结合，保持乐观的情绪

定期复诊指导
定期复诊，门诊随诊
做好自我监测

3. 出院教育

病毒性肝炎健康教育

疾病指导
病因：由多种肝炎病毒引起，是以肝脏为主的全身性传染病
临床表现：乏力、食欲减退、恶心、呕吐、肝功能异常、黄疸等

治疗及检查指导
治疗要点：保肝、降酶、退黄
检查、检验：肝功能、乙肝五项、HBV-DNA、丙肝抗体、肝硬度检测等

用药指导
保肝降酶退黄药物：甘草酸二胺、门冬氨酸鸟氨酸、舒肝宁等
抗病毒药物：恩替卡韦、阿德福韦酯、小分子抗病毒药物、干扰素等
避免肝毒性药物

饮食指导
清淡饮食，富含维生素，平衡膳食，适量优质蛋白，禁酒
肝衰竭者，每日 4～6 餐，夜间加餐

休息与活动指导
急性期、肝衰竭时绝对卧床休息
慢性期及病情稳定者鼓励适当活动，劳逸结合、避免过度劳累

心理指导
保持情绪稳定，树立疾病治疗的耐心及信心

2. 住院教育

院外随访指导
线下随访指导——门诊随访、家庭访视等
线上随访指导——电话、微信、线上护理服务平台等

4. 院外随访教育

病毒性肝炎健康教育思维导图

【定义】 病毒性肝炎是由多种肝炎病毒引起以肝脏损害为主的一组全身性传染病。

【病因】 目前已证实甲、乙、丙、丁、戊型肝炎病毒是病毒性肝炎的主要致病因子，巨细胞病毒、EB 病毒、单纯疱疹病毒、风疹病毒、黄热病毒等感染亦可引起肝脏炎症。重型肝炎（肝衰竭）的病因及诱因复杂，包括重叠感染（如乙肝重叠其他肝炎病毒感染）、机体免疫状况、妊娠、HBV 前 C 区突变、过度劳累、精神刺激、饮酒、应用肝损害药物、合并细菌感染等。

【临床特点】 各型病原不同，但临床表现基本相似，以疲乏、食欲减退、厌油、肝功能异常为主要表现，部分病例出现黄疸。①急性肝炎：约 80% 的患者有发热伴畏寒。②慢性肝炎：重度肝炎者可有明显或持续的肝炎症状、体征，如乏力、食欲缺乏、厌油、腹胀、腹泻、面色灰暗、蜘蛛痣、肝掌或肝脾大。③重型肝炎（肝衰竭）：a. 极度乏力，严重消化道症状；b. 黄疸进行性加深；c. 出血倾向，凝血酶时间显著延长及凝血酶原活动度（PTA）< 40%；d. 出现腹水中毒性鼓肠、肝臭、肝肾综合征等；e. 神经、精神系统症状（肝性脑病）早期出现计算力下降、定向力障碍、精神行为异常、烦躁不安、嗜睡和扑翼样震颤，晚期可出现昏迷、深反射消失；f. 胆酶分离，血氨升高等。

【临床类型】 根据病情的轻重和长短，可分为以下类型。①急性肝炎：分为急性黄疸性肝炎和急性无黄疸性肝炎。②慢性肝炎：急性肝炎病程超过 6 个月未愈者，乙、丙、丁型肝炎可迁延不愈变成慢性。依据病情轻重可分为轻、中、重 3 度，分型有助于对预后的判断和指导抗病毒治疗。③重型肝炎（肝衰竭）：根据病理组织学特征和病情发展速度分为 4 类，即急性肝衰竭、亚急性肝衰竭、慢加急性（亚急性）肝衰竭、慢性肝衰竭。④淤胆型肝炎：又称为毛细血管胆管炎型肝炎。⑤肝炎肝硬化：在肝炎基础上发展为肝硬化，表现为肝功能异常及门静脉高压，根据肝组织及临床表现分为代偿期肝硬化和失代偿期肝硬化。

第二节　艾　滋　病

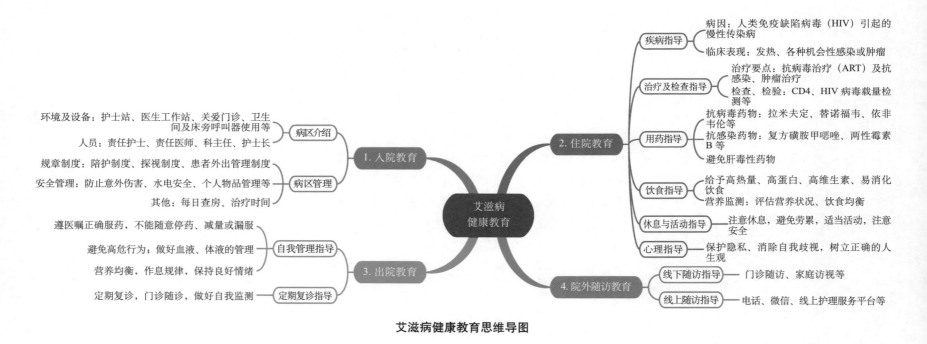

艾滋病健康教育思维导图

【**定义**】艾滋病即获得性免疫缺陷综合征（AIDS），是由人类免疫缺陷病毒（HIV）引起的慢性传染病。AIDS 是影响公众健康的重要公众卫生问题，感染人类免疫缺陷病毒（HIV）主要侵犯、破坏 $CD4^+T$ 淋巴细胞，导致机体免疫细胞和功能受损乃至缺陷，最终并发各种严重机会性感染和肿瘤，具有传播迅速、发病缓慢、病死率高的特点。

【**病因**】最常见的病因是机体感染人类免疫缺陷病毒（HIV），主要经性接触、血液及垂直传播。

【**临床特点**】①急性期：大多数患者临床症状轻微，持续 1 ~ 3 周缓解，临床表现以发热最常见，可伴有全身不适、头痛、盗汗、恶心、呕吐、腹泻、咽痛、肌痛、关节痛、皮疹、淋巴结肿大及神经系统症状。②无症状期：此期由于 HIV 在感染者体内不断复制，免疫系统受损，CD4$^+$T 淋巴细胞计数逐渐减少，此期具有传染性。③艾滋病期：此期主要表现为 HIV 相关症状，如持续 1 个月以上的发热、盗汗、腹泻、体重减轻、神经精神症状，持续性全身淋巴结肿大等；各种机会性感染及肿瘤，如肺孢子菌肺炎、新隐球菌脑膜炎，结核性脑膜炎，弓形虫脑病、各种病毒性脑膜炎，恶性淋巴瘤、卡波西肉瘤等。

【临床类型】从初始感染 HIV 到终末期，是一个较为漫长的复杂过程，在全程的不同阶段，与 HIV 相关的临床表现多种多样，根据我国有关艾滋病的诊疗标准和指南将艾滋病分为 3 期。①急性期：通常发生在初次感染 HIV 的 2～4 周，部分患者出现 HIV 病毒血症和免疫系统急性损伤所产生的临床症状；②无症状期：可从急性期进入此期，或无明显的急性期症状而直接进入此期，持续时间一般为 6～8 年，其时间的长短与感染病毒的数量，病毒分型，感染途径、机体免疫状况的个体差异、营养、卫生条件及生活习惯等因素有关；③艾滋病期：为感染艾滋病的最终阶段。

第三节 感染性发热

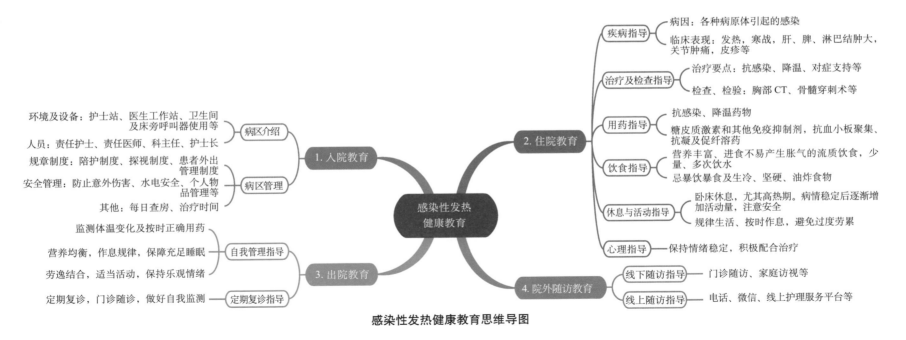

感染性发热健康教育思维导图

【定义】 感染性发热是指感染性疾病所致体温调节中枢功能障碍引起的发热。

【病因】 最常见的病因是病原体感染引起发热，包括细菌、病毒、真菌、螺旋体、立克次体、支原体、衣原体、原虫、蠕虫等。

【临床特点】 ①表现为各种类型的发热，常见热型有稽留热、弛张热、间歇热、回归热、不规则热等；②发热的过程分为 3 个阶段：体温上升期、极期、体温下降期；③皮疹是重要的伴随症状，根据皮疹形态分为充血性、出血性和疱疹，充血疹包括斑丘疹和荨麻疹。可出现全身症状、呼吸系统症状、消化系统症状、循环系统症状、神经系统症状等。

【临床类型】 发热是多数感染性疾病较常见的病因，但并非所有的发热都是感染性发热。因此针对发热，首先要区分生理性发热和病理性发热，病理性发热需要进一步辨别感染性发热和非感染性发热。目前针对感染性发热的分类较多，临床常见分类如下。①按发热时间的长短分类：分为急性发热、亚急性发热和慢性发热；②按体温的高低分类：分为低度发热、中度发热、高热和超高热；③按病因分类：分为细菌感染、病毒感染、支原体感染、衣原体感染、寄生虫感染等；④按病原体感染的部位分类：分为细胞内感染、细胞外感染，细胞外的感染多见于大部分细菌、部分寄生虫感染，多伴有白细胞、炎性指标（如 CRP、红细胞沉降率、血清铁蛋白、D- 二聚体、前降钙素、白介素 -8 等）升高；细胞内的感染包括病毒、支原体、衣原体、沙门菌结核分枝杆菌、疟原虫、弓形虫等，炎症指标升高不明显。

第四节 脓 毒 症

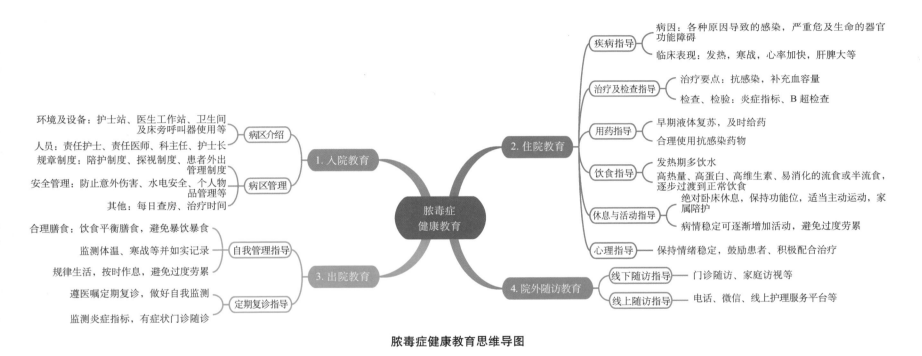

脓毒症健康教育思维导图

【定义】脓毒症是指机体对感染反应失调而导致危及生命的器官功能障碍，是一种严重的全身感染，常继发于严重外科感染。当脓毒症合并出现严重循环障碍和细胞代谢紊乱时，称为脓毒症休克，近些年来针对脓毒症治疗研究进展迅速，皮质激素、激活蛋白 C、血管活性药物已早期应用到临床。新的治疗手段可以改善预后，降低死亡率，提高了脓毒症患者的生活质量。

【病因】①细菌感染、真菌感染、病毒感染；②继发于严重创伤后的感染和各种化脓性感染；③机体免疫力低下者；④潜在途径的感染：静脉导管的感染、肠源性感染等；⑤常见的致病菌包括革兰阴性菌（大肠埃希菌、铜绿假单胞菌、变形杆菌、克雷伯菌）、革兰阳性菌（金黄色葡萄球菌、表皮葡萄球菌、化脓性链球菌、厌氧菌）。

【临床特点】①发热，可伴寒战；②心率加快，脉搏细速，呼吸急促或呼吸困难；③神志改变，如淡漠、烦躁、谵妄、昏迷；④肝脾大，部分可出现皮疹；⑤组织灌注变化，尿量减少等。

【临床类型】根据病情进展分为脓毒症、严重脓毒症、脓毒症休克。无论是脓毒症患者还是发展为脓毒症休克的患者，机体对感染的反应均使体内广泛血管扩张、毛细血管渗漏，进而造成有效循环血量不足、微循环功能障碍、电解质紊乱及酸中毒等内环境变化。有效控制感染源是脓毒症和脓毒症休克治疗的关键原则，早期给予适当的抗菌药物是降低脓毒症患者病死率的有效干预措施之一。

第 12 章 畸形与损伤

第一节 唇 腭 裂

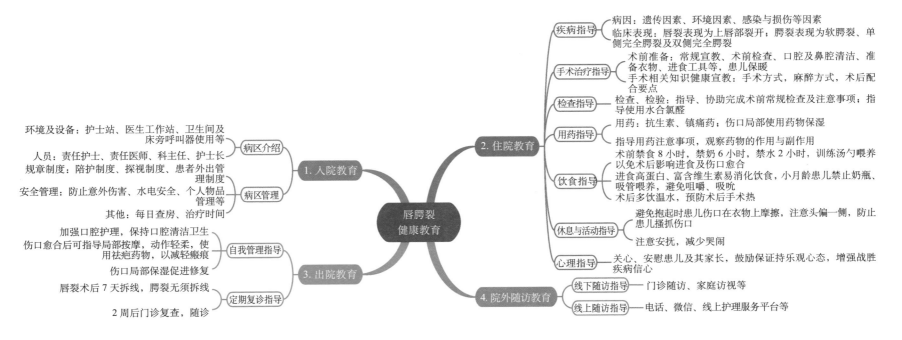

唇腭裂健康教育思维导图

【定义】唇裂（俗称兔唇）是由于胚胎时期上唇的发育受到阻碍，导致上唇形成单侧、双侧或正中的裂隙。腭裂是由于胚胎早期原腭正常发育受阻而致上腭未能正常联合，形成不同程度裂开的先天性疾病，常与唇裂同时存在。

【病因】①遗传因素；②营养因素；③感染和损伤：病毒、不全流产；④内分泌影响；⑤药物因素；⑥物理因素：放射线、微波；⑦烟酒因素。

【临床特点】唇裂主要表现为上唇部裂开，根据裂隙的部位和裂开程度可分为 3 度：①一度唇裂仅为红唇裂开；②二度为裂隙超过红唇但未达鼻部；③三度为裂隙由红唇至鼻部全部裂开。腭裂的主要表现为腭部裂隙的长度是从后向前依次加重的，最轻微的是悬雍垂裂，其次是软腭裂，一直到门齿孔后方的硬腭都裂开者为部分腭裂，最严重的是软腭裂至上齿槽的腭全裂。

【临床类型】①根据裂隙部位唇裂分类：单侧 - 不完全、完全，双侧 - 不完全、完全、混合。②根据裂隙程度：Ⅰ度，仅限于红唇；Ⅱ度，部分上唇裂开未至鼻底；Ⅲ度，上唇至鼻底完全了裂开。③根据硬腭和软腭的骨质、黏膜、肌层的裂开程度及部位分类：a. 软腭裂，仅软腭裂开，不分左右，一般不伴唇裂。b. 不完全性腭裂，软腭完全裂开伴部分硬腭裂，有时伴发单侧不完全唇裂，但牙槽突常完整。c. 单侧完全性腭裂，裂隙自腭垂至切牙完全裂开，并斜向外侧直抵牙槽突，与牙槽裂相连，健侧裂隙缘与鼻中隔相连，常伴发同侧唇裂。d. 双侧完全性腭裂：常与双侧唇裂同时发生，裂隙在前颌骨部分，各向两侧斜裂，直达牙槽突，鼻中隔、前颌突及前唇部分孤立于中央。

第二节 皮肤缺损

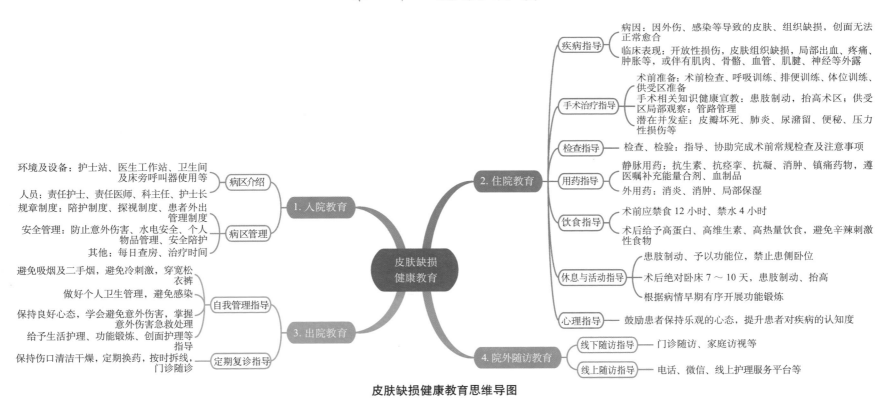

皮肤缺损健康教育思维导图

【**定义**】皮肤缺损是指因外伤、感染等导致的皮肤及皮下组织缺损，创面无法正常愈合，可分为简单缺损（仅浅层的皮肤软组织缺损）和复杂缺损（多元缺损，除皮肤外尚伴有深部的肌肉、肌腱、骨骼等缺损）。

【**病因**】可因外伤、感染等导致。

【**临床特点**】为开放性损伤，皮肤组织缺损，伴有或不伴有肌肉、骨骼、血管、肌腱、神经等缺损或外露，并可能有局部出血、疼痛、肿胀、感染、功能障碍等伴随症状。

【临床类型】①外伤型：如车祸伤、刀砍伤、机械性外伤、摔伤、撕脱伤等；②感染型：微生物感染导致皮肤缺损；③血管病变皮肤缺损：糖尿病足、动脉血管闭塞症、静脉曲张；④先天性皮肤缺损：新生儿先天性皮肤缺损。

第三节　烧　伤

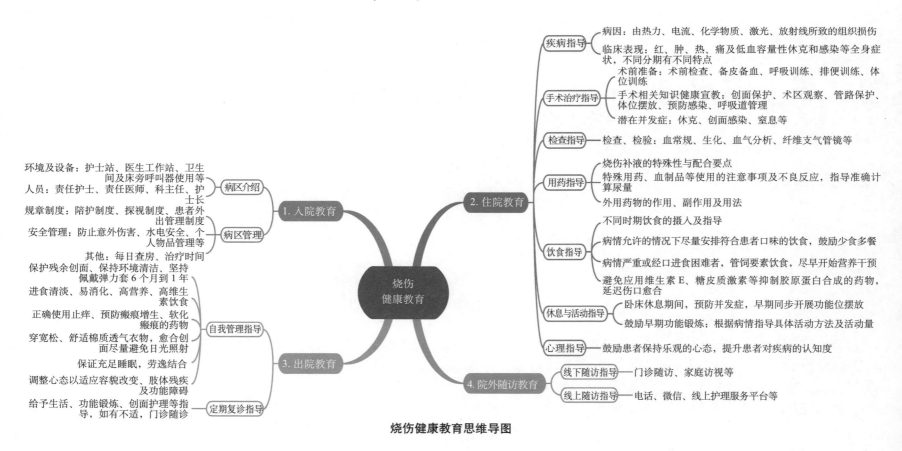

烧伤健康教育思维导图

【定义】烧伤泛指由热力、电流、化学物质、激光、放射线等所造成的组织损伤，热力烧伤是指由火焰、热液、蒸汽、热固体等引起的组织损伤。通常所称的或狭义上的烧伤一般是指热力所造成的烧伤。

【病因】常见有热力烧伤、电烧伤、化学烧伤等致伤因素。

【临床特点】①根据烧伤的病理生理特点分为休克期、感染期、修复期、康复期。小面积、浅度烧伤无全身症状；大面积、重度烧伤后至 48 小时内易出现低血容量性休克；感染期表现有全身或局部感染征象，甚至伴有脓毒症表现。②烧伤深度采用 3 度 4 分法，不同分期临床表现：一度烧伤，表现为红斑、干燥、烧灼感，一般 3 ～ 7 天脱屑愈合，初期色素沉着；浅二度烧伤，皮肤红肿明显，有大小不一的水疱，疱皮剥脱后，基底潮红，疼痛剧烈，如无感染一般 2 周左右愈合，有色素沉着，无瘢痕；深二度烧伤，水肿明显，痛觉迟钝，有拔毛痛，水疱较小，创面微湿，红白相间，如无感染一般 3 ～ 4 周愈合，有瘢痕形成；三度烧伤，伤及皮肤全层，热液烫伤创面多呈苍白色，刺激无痛感，火焰烧伤创面多呈白色或棕黄色干痂，痂下呈黑色网状或树枝状损伤血管网，一般需进行植皮手术封闭创面；四度烧伤，损伤程度达深筋膜以下，有不同程度肌肉损伤，有可能损伤肌腱、血管、神经、器官等深部组织，需进行扩创、皮瓣移植等手术修复。③吸入性损伤：损伤伴有口鼻部烧伤，鼻毛、眉毛烧焦，声嘶，吞咽困难，呼吸困难，咳炭末痰。

【临床分型】烧伤程度分为 4 类。①轻度烧伤：二度烧伤总面积在 10% 以下；②中度烧伤：二度烧伤面积 11% ～ 30%，或三度烧伤面积在 10% 以下；③重度烧伤：烧伤总面积 30% ～ 50%，或三度烧伤面积 11% ～ 20%；或总面积、三度烧伤面积未达到上述范围，但已发生休克、吸入性损伤或有较重复合伤者；④特重度烧伤：烧伤总面积在 50% 以上，或三度烧伤面积在 20% 以上，或存在较重的吸入性损伤、复合伤等。

第四节 手 外 伤

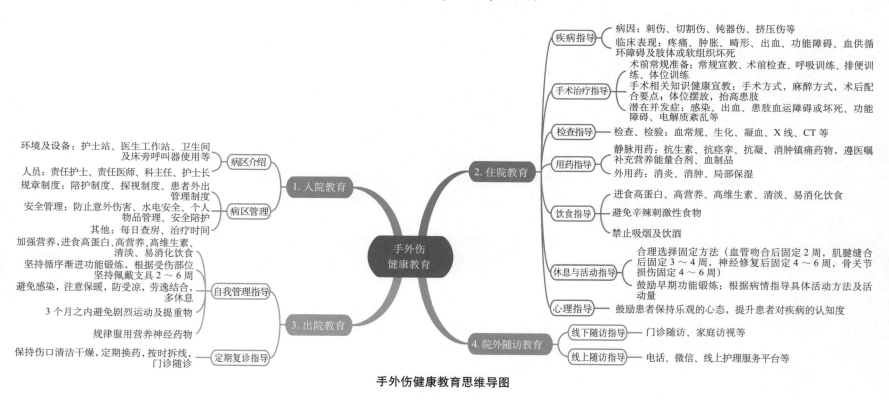

手外伤健康教育思维导图

【定义】手外伤是手部组织因外力作用造成的各种损伤。手外伤是常见的外伤，受伤后可造成血管、神经、肌腱、骨和关节的损伤，受伤的手部常伴有较剧烈的疼痛，手的功能部分或完全丧失，并且可导致手部畸形、功能障碍等。

【损伤原因及特点】①刺伤：多由钉、针、小木片、竹尖等所致。特点是伤口小而深，异物易留存或组织感染。②切割伤：多因刀具、玻璃等切割所致。特点是伤口较整齐，但深浅不一，可造成神经、肌腱和血管的切断。③钝器伤：如钝性重物或高速旋转的叶片等可引起组织挫伤和损伤，包括皮肤裂伤、撕脱，肌腱、神经损伤和骨折，重者全手或手指毁损。④挤压伤：多为门窗、车轮、机器滚轴等挤压所引起。

如甲下血肿、甲床破裂、皮肤撕脱、骨折和关节脱位等。⑤火器伤：烟花、爆竹、雷管爆炸等引起。伤口多不整齐，范围广、污染重、坏死组织多，可有组织缺损和骨折。

【临床类型】①根据损伤的类型可分为开放性损伤和闭合性损伤。闭合性损伤的原因可包括擦伤、压砸伤、摔伤、撞击伤等；而开放性损伤的原因较多，如切割伤、压砸伤、撕脱伤、咬伤、爆炸伤等。②根据损伤的解剖结构，基本可分为甲床甲板损伤、皮肤损伤、肌腱肌肉损伤、神经损伤、血管损伤、关节囊韧带损伤和骨关节损伤。

【处理原则】①现场急救处理；②处理损伤；③控制感染；④消肿镇痛。

第五节　胸部损伤

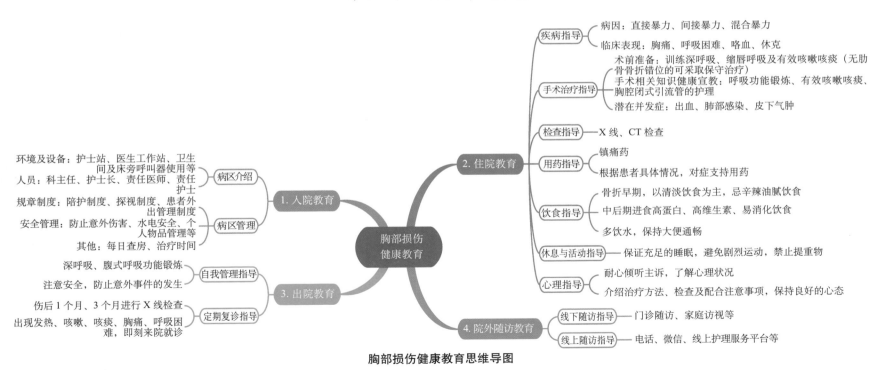

胸部损伤健康教育思维导图

　　【定义】胸部损伤主要包括各种类型的胸壁挫伤、裂伤、肋骨及胸骨骨折、气胸、血胸、肺挫伤、气管及主支气管损伤、心脏损伤、膈肌损伤、创伤性窒息等，平时或战乱时均可发生。可因车祸、挤压伤、摔伤和锐器伤等各种外力因素导致损伤，约占全身创伤的25%，严重的胸部损伤可能造成胸腔内重要脏器损伤而危及生命。

　　【病因】①钝性胸部损伤：钝性胸部损伤多由减速性、挤压性、撞击性或冲击性暴力所致，多有肋骨或胸骨骨折，常合并其他部位损伤。②穿透性胸部损伤：多由火器、刃器或锐器致伤，损伤机制较清楚。器官组织裂伤所致的进行性出血伤情进展快，是导致患者死亡的主要原因。

　　【临床特点】①胸痛：是胸部损伤的主要症状，多位于受伤部位，且呼吸时加重。②呼吸困难：受伤部位疼痛使胸廓活动受限，分泌物或血液堵塞呼吸道，肺水肿或气胸、血胸导致的肺膨胀不全等，均可引起呼吸困难。若存在多根多处肋骨骨折，呼吸困难加重。

　　【临床类型】根据损伤暴力性质不同，损伤是否造成胸膜腔与外界沟通，胸部损伤可分为钝性伤和穿透伤。胸部损伤同时发生膈肌破裂可造成胸腔和腹腔同时损伤，称为胸腹联合伤。

第13章 危急重症患者的救治

第一节 多 发 伤

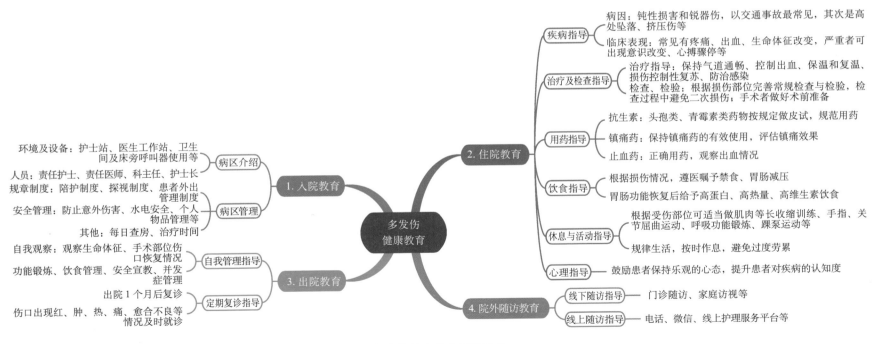

多发伤健康教育思维导图

病区介绍
- 环境及设备：护士站、医生工作站、卫生间及床旁呼叫器使用等
- 人员：责任护士、责任医师、科主任、护士长

病区管理
- 规章制度：陪护制度、探视制度、患者外出管理制度
- 安全管理：防止意外伤害、水电安全、个人物品管理等
- 其他：每日查房、治疗时间

自我管理指导
- 自我观察：观察生命体征、手术部位伤口恢复情况
- 功能锻炼、饮食管理、安全宣教、并发症管理

定期复诊指导
- 出院1个月后复诊
- 伤口出现红、肿、热、痛、愈合不良等情况及时就诊

1. 入院教育

3. 出院教育

多发伤健康教育

2. 住院教育

4. 院外随访教育

疾病指导
- 病因：钝性损害和锐器伤，以交通事故最常见，其次是高处坠落、挤压伤等
- 临床表现：常见有疼痛、出血、生命体征改变，严重者可出现意识改变、心搏骤停等

治疗及检查指导
- 治疗指导：保持气道通畅、控制出血、保温和复温、损伤控制性复苏、防治感染
- 检查、检验：根据损伤部位完善常规检查与检验，检查过程中避免二次损伤；手术者做好术前准备

用药指导
- 抗生素：头孢类、青霉素类药物按规定做皮试，规范用药
- 镇痛药：保持镇痛药的有效使用，评估镇痛效果
- 止血药：正确用药，观察出血情况

饮食指导
- 根据损伤情况，遵医嘱予禁食、胃肠减压
- 胃肠功能恢复后给予高蛋白、高热量、高维生素饮食

休息与活动指导
- 根据受伤部位可适当做肌肉等长收缩训练、手指、关节屈曲运动、呼吸功能锻炼、踝泵运动等
- 规律生活，按时作息，避免过度劳累

心理指导
- 鼓励患者保持乐观的心态，提升患者对疾病的认知度

线下随访指导
- 门诊随访、家庭访视等

线上随访指导
- 电话、微信、线上护理服务平台等

【定义】多发性创伤简称多发伤，指在同一致伤因素作用下，人体同时或相继有两个或两个以上解剖部位的损伤，其中至少一处损伤危及生命。根据我国首届全国多发伤学术会议建议，多发伤指单一因素造成两个或两个以上解剖部位（根据 AIS-90 版所指的 9 个部位）的损伤，其严重程度视 ISS 值而定，凡 ISS > 16 分者为严重多发伤。国外多发伤指 AIS ≥ 3 分的损伤超过两个部位，其 ISS ≥ 18 分。多发伤需要与以下概念相区别：①多处伤指同一解剖部位或脏器发生两处或两处以上的创伤；②复合伤指两种以上的致伤因素同时或相继作用于人体所造成的损伤。

【病因】多发伤病因多种多样，可为钝性损伤和锐器伤。平时多发伤以交通事故最常见，其次是高处坠落，还有挤压伤、刀伤、塌方等，其发生率占全部创伤的 1% ～ 1.8%。战时多发伤的发生率为 4.8% ～ 18%，有时甚至高达 70%。

【病理生理特点】创伤发生后，在致伤因子作用下，为维持自身内环境的稳定，机体迅速产生各种局部和全身性防御反应。病理生理特点如下。①局部反应：创伤的局部反应主要表现为局部炎症反应，即局部红、肿、热、痛；②全身反应：严重创伤可以通过炎症介质及细胞因子网络，使局部损伤影响到全身，即致伤因素作用于人体后引起一系列神经内分泌活动增强，继而引发全身炎症反应综合征，由此产生各种功能和代谢改变，是一种非特异性全身性应激反应。可引起神经内分泌系统变化、代谢变化、免疫功能变化、体温变化及多器官功能障碍综合征。

【临床特点】多发伤不是各部位创伤的简单叠加，而是伤情彼此掩盖、有互相作用的综合征。多发伤的临床特点为：①死亡率高；②休克发生率高；③严重低氧血症发生率高；④容易发生漏诊和误诊；⑤感染发生率高；⑥多器官功能障碍发生率高；⑦因伤情复杂而治疗困难；⑧并发症发生率高。

第二节　蛇　咬　伤

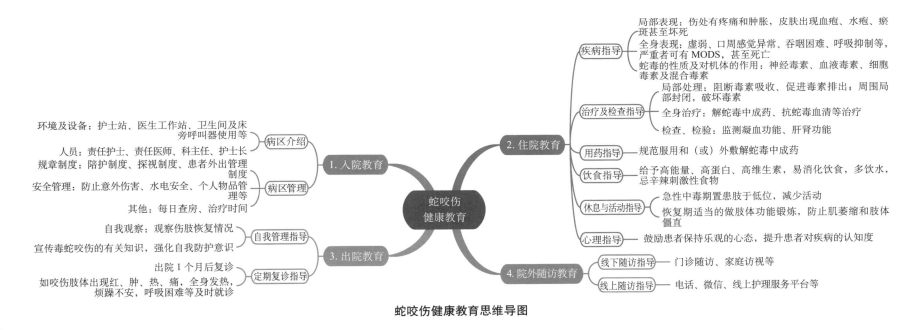

蛇咬伤健康教育思维导图

【定义】蛇咬伤以南方为多，发生于夏、秋两季。蛇分为无毒蛇和毒蛇两类。无毒蛇咬伤只在局部皮肤留下两排对称的细小齿痕，轻度刺痛，无生命危险。毒蛇咬伤后伤口局部常有一对较深齿痕，蛇毒注入人体内，引起严重全身中毒症状，甚至危及生命。此处仅述毒蛇咬伤。

【病因与中毒机制】蛇毒含有多种毒性蛋白质、多肽及酶类。按蛇毒的性质及其对机体的作用可分为 4 类：神经毒素、血液毒素、细胞毒素及混合毒素。神经毒素对中枢神经和神经肌肉节点有选择性毒性作用，可引起肌肉麻痹和呼吸麻痹，常见于金环蛇、银环蛇咬伤；血液毒素对血细胞、血管内皮细胞及组织有破坏作用，可引起出血、溶血、休克或心力衰竭等，见于竹叶青、五步蛇咬伤；细胞毒素作用于细胞间质、血管和组织，易经淋巴管和毛细血管进入血液循环而出现全身中毒症状，多见于眼镜王蛇等；混合毒素兼有神经、血液及细胞毒素特点，如蝮蛇、眼镜王蛇的毒素。

【临床特点】

（1）局部表现：局部伤处疼痛，肿胀蔓延迅速，淋巴结肿大，皮肤出现血疱、瘀斑，甚至局部组织坏死。

（2）全身表现：全身虚弱、口周感觉异常、肌肉震颤，或发热恶寒、烦躁不安、头晕目眩、言语不清、恶心呕吐、吞咽困难、肢体软瘫、腱反射消失、呼吸抑制，最后导致循环呼吸衰竭。部分患者伤后可因广泛的毛细血管渗漏引起肺水肿、低血压、心律失常；皮肤黏膜及伤口出血，血尿、尿少，出现肾功能不全及多器官功能障碍综合征（MODS）。

【急救原则】 迅速辨明是否为毒蛇咬伤，分类处理；对毒蛇咬伤应立即清除局部毒液，阻止毒素的继续吸收，拮抗或中和已吸收的毒素；根据蛇毒种类尽快使用相应的抗蛇毒血清；防治各种合并症。

第三节　蜂蜇伤

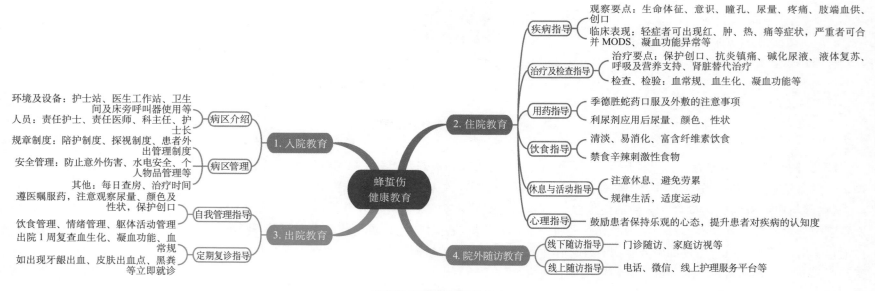

蜂蜇伤健康教育思维导图

【定义】蜂蜇伤是指蜂螫针刺入皮肤，并将毒液注入人体，引起的局部反应和全身症状。蜂毒成分复杂多样，以多肽类物质为主（70% ～ 80%），还有酶类（14% ～ 15%）及非肽非酶类物质，如组胺、儿茶酚胺及蚁酸。

【发病机制】①蜂毒直接作用：神经毒素造成中枢及周围神经损伤、头痛、头晕、昏迷、衰竭、麻木等；溶血毒素致溶血反应，凝血障碍，横纹肌溶解；蜂毒致脏器损伤如肝衰竭、肾衰竭、心力衰竭、肺水肿、脑水肿。②蜂毒致过敏反应：包括荨麻疹、血管神经性水肿、喉头水肿、肺水肿、过敏性休克；血清病样反应及肾损害、发热、皮疹、关节病、淋巴结肿大。③蜂毒继发性损害，血红蛋白、肌红蛋白致急性肾小管坏死，细胞损害致全身炎症反应综合征、多脏器功能衰竭、继发性感染等。

【临床特点】蜂蜇伤常发生于暴露部位，如面部、颈部、手背和小腿，多数患者仅以蜇伤处疼痛、灼热、红肿、瘙痒就诊。重症患者大多数于 24 ～ 72 小时出现尿液呈洗肉水样或酱油色尿的溶血、黄疸症状，急性肾衰竭症状，严重患者出现头痛、头晕，少数患者 24 小时内继发多脏器功能障碍综合征而死亡。

【临床表现】①过敏反应：常发生在蜂蜇后数分钟到几小时内，是死亡主要原因之一，表现为皮肤荨麻疹、喉头水肿、心率增快、恶心、呕吐、腹痛、腹泻等；严重者出现过敏性休克，导致呼吸循环衰竭。②溶血性贫血：蜂毒溶血肽是蜂毒的主要成分，其溶血作用强大，在极低的浓度下，就能产生溶血作用；引起细胞内的胶体大量渗出，细胞内渗透压降低。③急性肾衰竭：蜂毒可以直接损害肾小管，引起的血管内溶血，横纹肌溶解及凝血障碍，导致肾衰竭。④急性肝衰竭：蜂毒及代谢产物作为抗原在早期产生大量特异性抗体，充斥门静脉血；抗原抗体共价结合形成免疫复合物，并在肝细胞血窦大量沉积。⑤心脏损害：蜂毒素抑制心肌线粒体酶活性，导致心肌缺血、缺氧及心律失常；蜂毒素诱发冠状动脉痉挛和继发性血栓形成导致急性心肌梗死。⑥神经系统并发症：蜂毒中具有潜在的神经毒性；蜂毒中含有的非磷脂蛋白可以诱发脑炎。

第四节　敌草快中毒

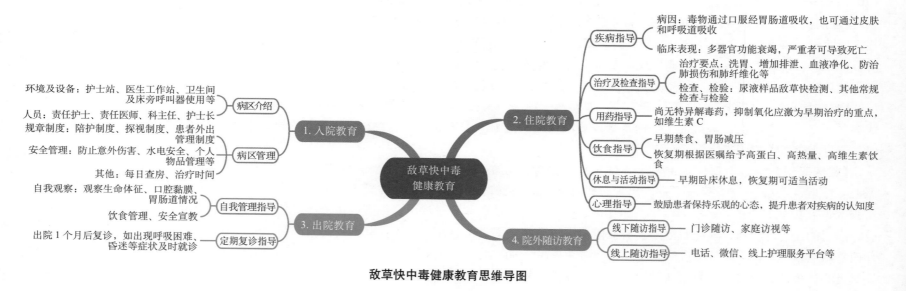

敌草快中毒健康教育思维导图

【定义】敌草快，化学名称为 1，1′- 亚乙基 -2，2′- 联吡啶阳离子或二溴盐，分子式为 $C_{12}H_{10}Br_2N_2$，与百草枯同属联吡啶类除草剂，被用作接触干燥剂和采前干燥剂来控制陆地和水生植被，可以通过消化道、呼吸道、皮肤黏膜接触等途径吸收，在脾脏中分布最高，在肾脏中次之。急性中毒的主要临床表现为消化系统、呼吸系统、循环系统、泌尿系统、中枢神经系统等多系统脏器损伤。

【病因】目前，敌草快的中毒机制尚不明确，也无特效解毒剂。现有研究表明敌草快中毒可能与炎症反应、氧自由基损伤、氧化 / 抗氧化失衡、细胞的网络激活及诱导细胞凋亡等机制相关。

【临床特点】我国目前缺乏多中心大样本的急性敌草快中毒流行病学数据。江苏省 8 所医院急诊科 2015 年 6 月～ 2018 年 8 月收治的 43 例"敌草快"暴露史的急性中毒患者数据显示院内病死率为 18.6%，随访校正后 28 天病死率为 60.0%。死亡组摄入剂量为 100 ～ 400ml，接触途径均为口服。另有国内单中心研究示急性敌草快中毒病死率分别为 16.7% 和 28.6%。

【临床类型】根据瑞士巴塞尔大学学者 Martin FWilks 根据敌草快阳离子量将患者分为 3 组，进行病情分级和预后评估，可供临床参考：①轻度中毒「摄入＜ 1g 敌草快阳离子，如 20% 商品（100g 敌草快二溴盐 /500ml）＜ 9.35ml]：除胃肠道症状外，还可能出现肾功能不全，均可恢复；②中至重度中毒（摄入 1 ～ 12g 敌草快阳离子，即 20% 商品 9.35 ～ 112.20ml）：出现以急性肾衰竭为主要表现的多脏器功能障碍综合征（MODS），2/3 患者可恢复；③暴发性中毒（摄入超过 12g 敌草快阳离子，即 20% 商品超过 112.20ml）：快速进展至多脏器功能衰竭，患者多在 24 ～ 48 小时死亡。注意：敌草快二溴盐（CAS 号 85-00-7）分子量为 344.25，而敌草快阳离子（CAS 号 2764-72-9）分子量为 184.24。按有效成分计算时，1g 敌草快阳离子 = 1.87g 敌草快二溴盐。需阅读说明书或通过其他途径准确获知 20% 商品成分是指敌草快阳离子或敌草快二溴盐。

【临床治疗】临床治疗常延用 PQ 中毒的治疗方案，包括早期减少胃肠吸收（如洗胃、吸附剂、导泻或灌肠）、促进毒物代谢产物排出（如血液灌流或血液透析）、抗氧化、清除炎症介质、补液等联合对症支持治疗。

第五节　蘑菇中毒

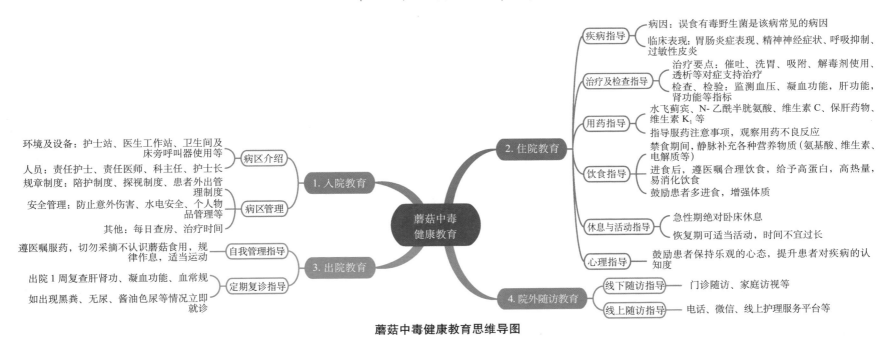

蘑菇中毒健康教育思维导图

【定义】毒蘑菇又称毒蕈，是指人食用后出现中毒症状的大型真菌。我国约有 400 种有毒的蘑菇，每年因误食野生毒蘑菇而中毒的事件时有发生，毒蘑菇中毒的死亡率排在食源性疾病暴发致病因子分类的首位。导致中毒事件频发的主要原因是该菌与多地老百姓经常采食的红菇属中的其他种类如稀褶红菇、密褶红菇外观极为相似，很难从外观形态上将它们区分开来。

【发病机制】据报道，含有环肽毒素的毒蕈中毒，占整个毒蕈中毒发病率的 90%。主要抑制 RNA 聚合酶 II 和 DNA 转录，导致细胞合成停止和细胞死亡。主要作用器官是胃肠道黏膜、实质细胞和肾小管，并可引起严重胆汁淤积。

【流行病学】我国毒蘑菇中毒事件具有地域性强、病死率高等特点，毒蘑菇中毒对人民群众的身体健康和生命安全有着极大的威胁，已经成为我国突出的公共卫生问题。据国家食品安全风险评估中心统计，2020 年我国有约 8000 人误食毒蘑菇，74 人死亡。因为毒蘑菇形态上与可食用菌极为相似，人们无法肉眼分辨野生蘑菇是否有毒，因此每年有许多因误食毒蘑菇而引起中毒的病例，给社会和人民带来了极大的健康威胁与经济负担。

【分型】毒蘑菇中毒的临床分型主要有 7 种：①急性肝损害型；②急性肾衰竭型；③横纹肌溶解型；④神经精神型；⑤胃肠炎型；⑥溶血性；⑦光敏性皮炎型。

第六节　有机磷农药中毒

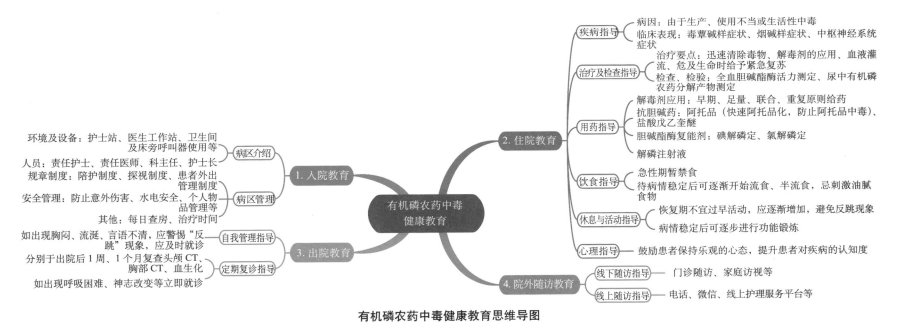

有机磷农药中毒健康教育思维导图

【定义】有机磷农药中毒是指有机磷农药（含磷元素的有机化合物农药即 OPs）短时间进入人体后造成的以神经系统损害为主的一系列中毒反应（AOPP）。据 WHO 估计每年全球有数百万人发生 AOPP，其中约 20 万人死亡，且大多数发生在发展中国家，我国每年发生的中毒病例中 AOPP 占 20% ~ 50%，病死率为 3% ~ 40%。

【病因】①生活性中毒：主要由于误服、故意吞服，或饮用、食入被 OPs 污染的水源、食品，滥用 OPs 治疗皮肤病、驱虫等而引起中毒。②使用中毒：在使用过程中，施药人员因药液污染皮肤或湿透衣服由皮肤吸收，或吸入空气中 OPs 造成的中毒。③生产中毒：主要在 OPs 精制、出料和包装过程中防护不到位，或因生产设备密闭不严造成化学物泄漏，或在事故抢修过程中 OPs 污染手、皮肤、吸入呼吸道引起的中毒。

【临床特点】①毒蕈碱样症状（muscarinic signs）：为中毒后最早出现的症状，主要是副交感神经末梢过度兴奋，表现为平滑肌痉挛和腺体分泌增加。平滑肌痉挛表现为瞳孔缩小，胸闷、气短、呼吸困难，恶心、呕吐、腹痛、腹泻；括约肌松弛表现为大小便失禁；腺体分泌增加表现为大汗、流泪和流涎；气道分泌物明显增多表现为咳嗽、气促，双肺有干或湿啰音，严重者发生肺水肿。②烟碱样症状（nicotinic signs）：主要表现为肌纤维颤动（面、眼睑、舌、四肢和全身骨骼肌肌束震颤），甚至全身肌肉强直性痉挛，也可出现肌力减退或瘫痪，严重者因呼吸肌麻痹可引起呼吸衰竭。交感神经节后交感神经纤维末梢释放儿茶酚胺，可表现为血压增高和心律失常。

　　【临床类型】根据病情分级。①轻度中毒：以毒蕈碱症状为主，全血胆碱酯酶活力在正常值的50%～70%；②中度中毒：上述症状加重，出现烟碱样症状，全血胆碱酯酶活力在正常值的30%～50%；③重度中毒：除毒蕈碱样症状及烟碱样症状外，出现肺水肿、呼吸衰竭、昏迷、脑水肿等重要脏器功能衰竭的临床表现，全血胆碱酯酶活力在正常值30%以下。

第七节　一氧化碳中毒

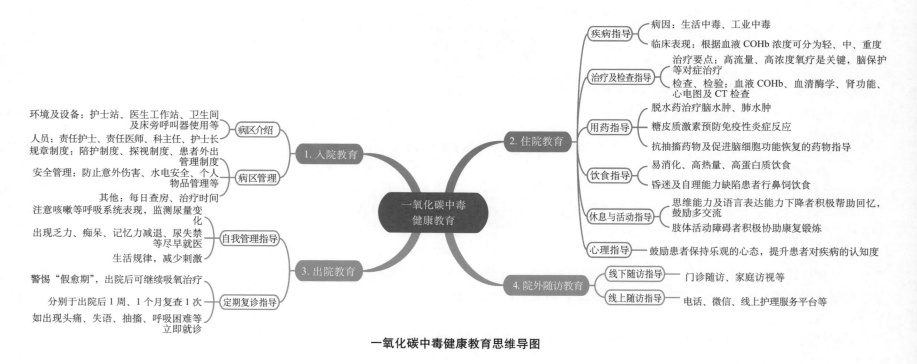

一氧化碳中毒健康教育思维导图

【定义】一氧化碳（CO）中毒指含碳物质不完全燃烧产生无色、无味、无刺激的窒息性气体，CO 经呼吸道吸入机体后与血红蛋白结合形成碳氧血红蛋白，CO 与血红蛋白的亲和力比氧气大 240 倍，使血红蛋白携氧能力和作用丧失，从而导致组织缺氧，造成以中枢神经系统损害为主的多脏器病变，是中毒死亡主要原因之一。

【病因】①生活中毒：主要有煤气，室内炭火，家用燃气安装使用不当，煤气灶老化或开关未关紧，未注意通风，导致室内一氧化碳浓度升高引起中毒；②工业中毒：生产环节中设备系统发生故障、泄漏，或生产中未按规程作业，作业场所空气不流通等。

【临床特点】中毒严重程度与中毒持续时间，意识障碍程度，年龄，高血糖与糖尿病，治疗是否及时，吸烟、饮酒史等协同因素有关。①轻度中毒：头痛，头晕，恶心呕吐，全身无力，心悸，有冠心病者可出现心绞痛。②中度中毒：皮肤黏膜呈樱桃红色，神志不清、浅昏迷、呼吸困难、对光反射和角膜反射迟钝。③重度中毒：深昏迷，各种反射消失，无意识，大小便失禁，血压下降，呼吸衰竭。④并发症：部分急性 CO 中毒意识障碍恢复后经过 2～60 天"假愈期"再次出现以急性痴呆为主的一系列神经精神症状，称为迟发性脑病。

【临床类型】根据临床症状及血 COHb 浓度可分为：①轻度中毒，血 COHb 10%～20%，及时脱离中毒环境，吸入新鲜空气后症状很快恢复，一般不留后遗症；②中度中毒，血 COHb 30%～40%，及时脱离环境，多在数小时后清醒，一般无明显并发症；③重度中毒：血 COHb ＞ 50%，死亡率高，一般昏迷时间越长，预后越严重，常有肢体瘫痪等后遗症。

第八节　淹　溺

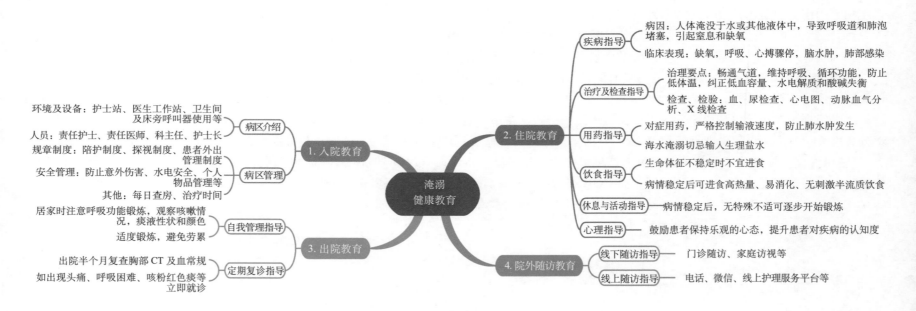

病区介绍
环境及设备：护士站、医生工作站、卫生间及床旁呼叫器使用等
人员：责任护士、责任医师、科主任、护士长
规章制度：陪护制度、探视制度、患者外出管理制度

病区管理
安全管理：防止意外伤害、水电安全、个人物品管理等
其他：每日查房、治疗时间

1. 入院教育

自我管理指导
居家时注意呼吸功能锻炼，观察咳嗽情况，痰液性状和颜色
适度锻炼，避免劳累

定期复诊指导
出院半个月复查胸部 CT 及血常规
如出现头痛、呼吸困难、咳粉红色痰等立即就诊

3. 出院教育

淹溺健康教育

疾病指导
病因：人体淹没于水或其他液体中，导致呼吸道和肺泡堵塞，引起窒息和缺氧
临床表现：缺氧，呼吸、心搏骤停，脑水肿，肺部感染

治疗及检查指导
治理要点：畅通气道，维持呼吸、循环功能，防止低体温，纠正低血容量、水电解质和酸碱失衡
检查、检验：血、尿检查、心电图、动脉血气分析、X 线检查

用药指导
对症用药，严格控制输液速度，防止肺水肿发生
海水淹溺切忌输入生理盐水

饮食指导
生命体征不稳定时不宜进食
病情稳定后可进食高热量、易消化、无刺激半流质饮食

休息与活动指导　病情稳定后，无特殊不适可逐步开始锻炼

心理指导　鼓励患者保持乐观的心态，提升患者对疾病的认知度

2. 住院教育

线下随访指导　门诊随访、家庭访视等
线上随访指导　电话、微信、线上护理服务平台等

4. 院外随访教育

淹溺健康教育思维导图

【定义】淹溺是人淹没于水或其他液体中，由于液体、污泥、杂草等物堵塞呼吸道和肺泡，或因咽喉、气道发生反射性痉挛，引起窒息和缺氧，肺泡失去通气、换气功能，使机体所处的一种危急状态。

【病因和发病机制】淹溺多见于儿童、青少年和老年人，常见的原因有误落水、意外事故如遇洪水灾害等，偶有投水自杀者。人淹没于水中后，本能地出现反射性屏气和挣扎，避免水进入呼吸道。但由于缺氧，被迫深呼吸，从而使大量水进入呼吸道和肺泡，阻滞气体交换，加重缺氧和二氧化碳潴留，造成严重缺氧、高碳酸血症和代谢性酸中毒。

【临床特点】根据浸没的介质不同，分为淡水淹溺、海水淹溺和其他类型。①淡水淹溺：一般江、河、湖、池中的水渗透压较血浆或其他体液渗透压低，属于淡水。浸没淡水后，通过呼吸道和胃肠道进入体内的淡水迅速进入血液循环，血容量剧增可引起肺水肿和心力衰竭，并可稀释血液，引起低钠、低氯和低蛋白血症。低渗液体使红细胞肿胀、破裂、发生溶血，出现高钾血症和血红蛋白尿。过量的血红蛋白堵塞肾小管引起急性肾衰竭。高钾血症可使心搏骤停。淡水吸入最重要的临床意义是肺损伤，低渗性液体经肺组织渗透迅速渗入肺毛细血管，损伤气管、支气管和肺泡壁的上皮细胞，使肺泡表面活性物质灭活，肺顺应性下降，肺泡表面张力增加，肺泡容积急剧减少，肺泡塌陷萎缩，进一步阻滞气体交换，造成全身严重缺氧。②海水淹溺：海水含钠量是血浆的 3 倍以上，还有大量钙盐和镁盐。因此，吸入海水其高渗压使血管内的液体或血浆大量进入肺泡内，引起急性肺水肿、血容量降低、血液浓缩、低蛋白血症、高钠血症，发生低氧血症。此外，海水对肺泡上皮细胞和肺毛细血管内皮细胞的化学损伤作用更容易促使肺水肿的发生。高钙血症可导致心律失常，甚至心脏停搏。高镁血症可抑制中枢和周围神经，导致横纹肌无力、扩张血管和降低血压。③其他：如不慎跌入粪池、污水池和化学储存池时，可附加腐生物和化学物的刺激、中毒作用，引起皮肤和黏膜损伤、肺部感染及全身中毒。

　　【临床表现】 缺氧是淹溺最重要的表现，可引发全身缺氧，导致呼吸心搏骤停、脑水肿，肺部吸入污水可发生肺部感染。在病程演变过程中可发生低氧血症、弥散性血管内凝血、急性肾衰竭等和多器官功能障碍综合征。如淹没于粪坑、污水池和化学物储存池等处时，除淹溺窒息表现外，还会伴有相应的皮肤、黏膜损伤和全身中毒。

第 14 章　妊娠期并发症

第一节　先兆流产

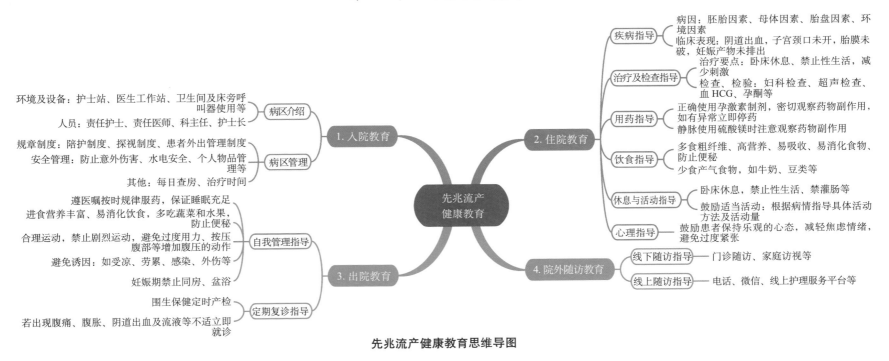

先兆流产健康教育思维导图

【定义】先兆流产是指妊娠 28 周前先出现少量阴道出血，常为暗红色或血性白带，无妊娠物排出，随后出现阵发性下腹痛或腰背痛。妇科检查示子宫颈口未开，胎膜未破，子宫大小与停经周数相符。经休息及治疗后症状消失，可继续妊娠；若阴道出血量增多或下腹痛加剧，可发展为难免流产。

【病因】①胚胎因素：染色体异常是自然流产最常见的原因；②母体因素：如全身性疾病、免疫因素、生殖器官异常及其他等；③胎盘因素；④环境因素。

【临床特点】主要为停经后阴道出血和（或）下腹痛。①停经史，尿妊娠试验阳性或 HCG 值高于正常值；②阴道出血：绝大部分患者会有不同程度的阴道出血，常为暗红色或血性白带，出血量常小于月经量；③腹痛多数为轻微下腹痛或腰骶部胀痛，腹痛位置一般在下腹正中部位；④阴道检查示子宫颈口闭合，胎膜未破，妊娠物未排出，子宫大小与停经周数相符。

【治疗】先兆流产孕妇需：①卧床休息，禁止性生活、禁灌肠等，以减少各种刺激；②必要时给予适量镇静剂、孕激素等药物；③加强营养，保持情绪稳定；④如阴道出血不止，腹痛症状加重，B 超提示胚胎发育不良或 HCG 持续不升或下降，应终止妊娠。

第二节 异位妊娠

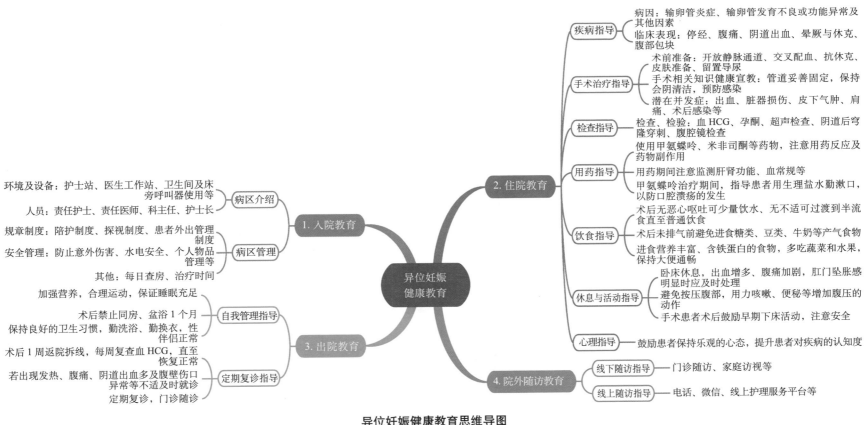

异位妊娠健康教育思维导图

【定义】异位妊娠是指受精卵在子宫体腔外着床发育。在异位妊娠中，输卵管妊娠最为常见，占异位妊娠的 95% 左右。输卵管妊娠是妇产科常见急腹症之一，当输卵管妊娠流产或破裂时，可引起腹腔内严重出血，如不及时诊断、处理，可危及生命。输卵管妊娠因其发生部位不同又可分为间质部、峡部、壶腹部和伞部妊娠。以壶腹部妊娠最为多见，约占 78%，峡部、伞部和间质部妊娠少见。

【病因】任何妨碍受精卵正常进入子宫腔的因素均可造成输卵管妊娠，而输卵管炎症是引起输卵管妊娠的主要原因，其次为输卵管妊娠史或手术史、输卵管发育不良或功能异常、辅助生殖技术、避孕失败及其他因素等。

【病理】输卵管妊娠时，由于输卵管管腔狭窄，管壁薄，蜕膜形成差，受精卵植入后，不能适应孕卵的生长发育，因此，会出现以下结果：①输卵管妊娠流产；②输卵管妊娠破裂；③陈旧性异位妊娠；④继发性腹腔妊娠；⑤持续性异位妊娠。

【临床特点】输卵管妊娠的临床表现与受精卵着床部位、是否流产或破裂以及出血量多少和时间长短等有关。典型症状为停经、腹痛、阴道出血、晕厥与休克及腹部包块。体征：常见体征为盆腔压痛、附件区压痛、腹部压痛、宫颈举痛或摇摆痛。其他体征为面色苍白、脉搏快而细弱、心率增快和血压下降等休克表现。

第三节　妊娠剧吐

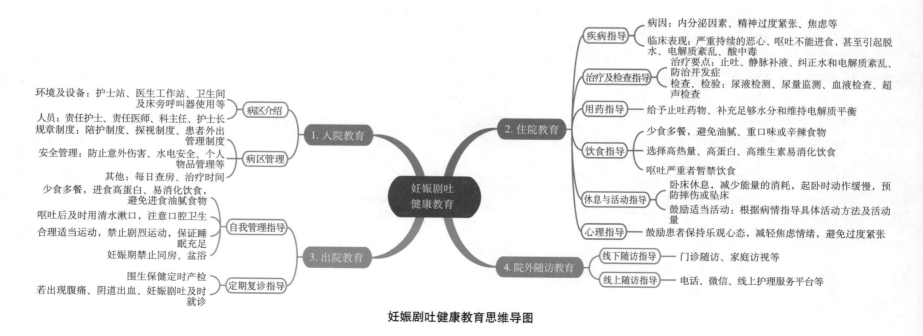

妊娠剧吐健康教育思维导图

【定义】妊娠剧吐是指妊娠早期孕妇出现严重持续的恶心、呕吐，并引起脱水、酮症甚至酸中毒，需要住院治疗者。有恶心、呕吐的孕妇中通常只有 0.3%～1.0% 发展为妊娠剧吐，是否需要住院治疗常作为临床上判断妊娠剧吐的重要依据之一。

【病因】目前发生机制未明，可能与以下有关：①绒毛膜促性腺激素（HCG）水平升高，通过观察呕吐反应出现和消失的时间，与孕妇人绒毛膜促性腺激素升高和下降的时间一致；②甲状腺功能改变，60% 的患者可伴发短暂的甲状腺功能亢进，呕吐的严重程度与游离甲状腺激素显著相关；③心理因素，精神过度紧张、对生活及未来不乐观、夫妻关系不和、经济状况不佳等情况都容易降低孕妇妊娠呕吐的耐受力，导致反应加重。

【临床特点】大多数妊娠剧吐发生于妊娠 10 周以前。典型表现为妊娠 6 周左右出现恶心、呕吐并随妊娠进展逐渐加重，至妊娠 8 周左右发展为持续性呕吐，不能进食，导致孕妇脱水、电解质紊乱甚至酸中毒。极严重者出现嗜睡、意识模糊、谵妄甚至昏迷、死亡。孕妇体重下降，下降幅度甚至超过发病前的 5%，出现明显消瘦、极度疲乏、口唇干裂、疲乏干燥、眼球凹陷及尿量减少等症状。孕妇肝肾功能受损出现黄疸、血胆红素和转氨酶升高、尿素氮和肌酐增高、尿蛋白和管型。严重者可因维生素 B_1 缺乏引发 Wernicke 脑病。

【治疗】持续性呕吐合并酮症的孕妇需要住院治疗，包括静脉补液、补充多种维生素尤其是 B 族维生素、纠正脱水及电解质紊乱、合理使用止吐药物、防治并发症。主要有：①一般处理及心理支持，应尽量避免接触容易诱发呕吐的气味、食品等；②纠正脱水及电解质紊乱；③止吐治疗。

第四节　前置胎盘

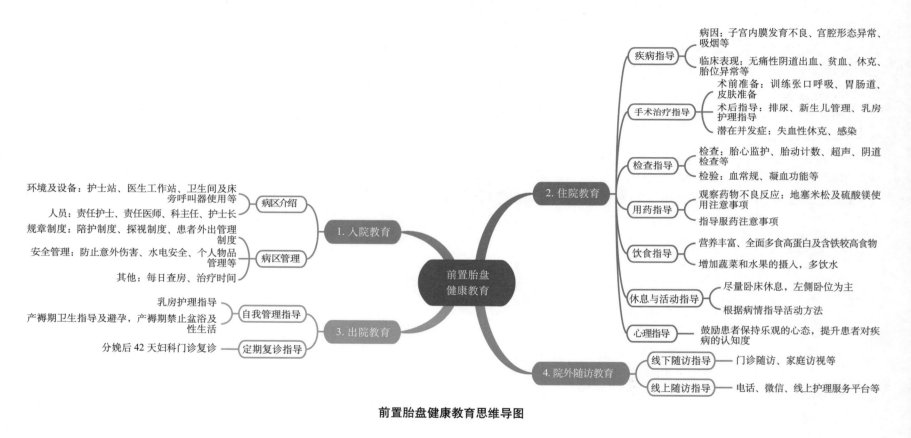

前置胎盘健康教育思维导图

【**定义**】前置胎盘指妊娠 28 周后，胎盘附着于子宫下段，其下缘达到或覆盖子宫颈内口，位置低于胎儿先露部，称为前置胎盘。前置胎盘是妊娠晚期阴道出血常见原因，也是妊娠期严重并发症之一，处理不当可危及母儿生命安全。

【**病因**】子宫内膜损伤或病变；胎盘面积过大；胎盘形状异常；受精卵滋养层发育迟缓。

【临床特点】典型症状是妊娠晚期或临产时，发生无诱因、无痛性反复阴道出血。妊娠晚期由于子宫下段逐渐伸展延长，附着于子宫下段及子宫颈内口的胎盘部分因不能相应伸展而与其附着处分离导致血窦破裂出血。出血前无明显诱因，出血时间、出血量的多少与前置胎盘类型有关。前置胎盘阴道出血多发生在妊娠 32 周前，可反复发生，量逐渐增多，也可一次发生大量出血。低置胎盘阴道出血多发生于妊娠 36 周以后，出血量较少或中等。也有不到 10% 的孕妇到足月仍无症状。对于无产前出血的前置胎盘患者，应考虑胎盘植入的可能性。

【临床类型】根据胎盘下缘与子宫内口的关系分为完全性前置胎盘、部分性前置胎盘、边缘性前置胎盘及低置胎盘。

第五节　胎盘早剥

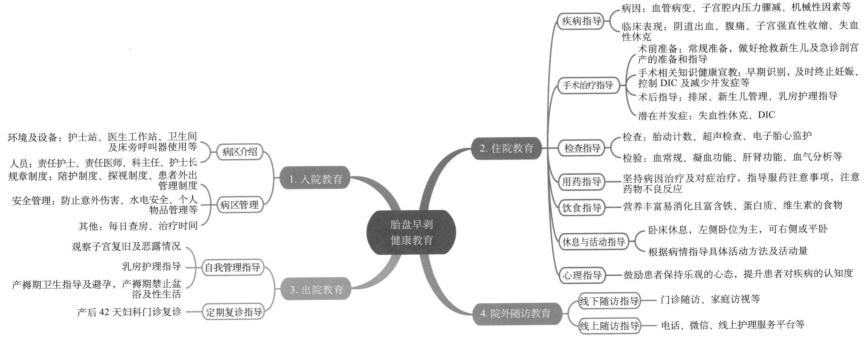

胎盘早剥健康教育思维导图

【定义】胎盘早剥指妊娠 20 周后正常位置的胎盘在胎儿娩出前，部分或全部从子宫壁剥离，发病率约为 1%。属于妊娠晚期严重并发症，疾病发展迅猛，若处理不及时可危及母儿生命。

【病因】胎盘早剥确切的原因与发病机制尚未完全阐明，可能与下列因素有关：①血管病变；②机械性因素；③子宫腔内压力骤减；④血压波动；⑤其他因素如高龄多产、有胎盘早剥史等。此外，还有可卡因滥用、吸烟、孕妇代谢异常、孕妇有血栓形成倾向、子宫肌瘤等。

【临床特点】典型临床表现是阴道出血、腹痛，可伴有子宫张力增高和子宫压痛，尤以胎盘剥离处最明显。阴道出血特征为陈旧不凝血，但出血量往往与疼痛程度、胎盘剥离程度不相符，尤其是后壁胎盘的隐性剥离。早期通常以胎心率异常为首发表现，宫缩间歇期子宫呈高张状态，胎位触诊不清。严重时子宫呈板状，压痛明显，胎心改变或消失，甚至出现恶心、呕吐、出汗、面色苍白、脉搏细弱、血压下降等休克征象。

【临床类型】胎盘早剥分为 0 级、Ⅰ 级、Ⅱ 级、Ⅲ 级。0 级为分娩后回顾性产后诊断；Ⅰ 级表现有外出血，子宫软，无胎儿窘迫；Ⅱ 级为发生胎儿窘迫或胎死宫内；Ⅲ 级为产妇出现休克症状，伴或不伴弥散性血管内凝血。出现胎儿宫内死亡的患者胎盘剥离面积常超过 50%；接近 30% 的胎盘早剥会出现凝血功能障碍。

第六节　妊娠期高血压综合征

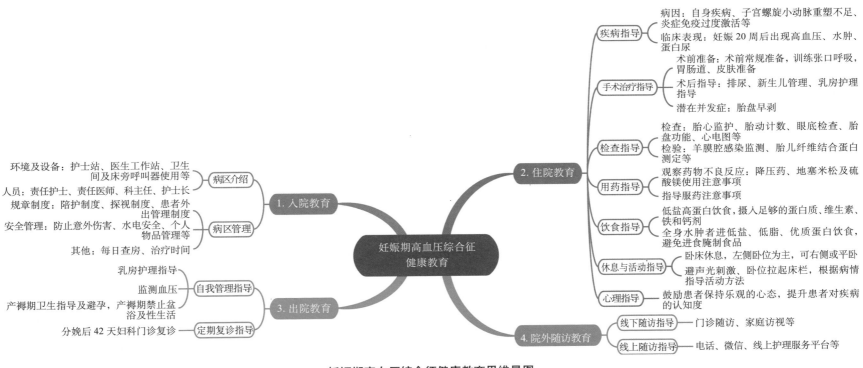

妊娠期高血压综合征健康教育思维导图

【定义】妊娠期高血压综合征简称妊高症，指妊娠与血压升高并存的一组疾病。其发病率为 5% ～ 12%。该组疾病严重影响母婴健康，可伴有脑、心、肝、肾等多脏器功能损害，是导致孕产妇及围生儿病死率升高的主要原因。

【**病因**】疾病的发病原因和机制尚未完全阐明，根据病因和发病机制的主要学说有以下几种：①子宫螺旋小动脉重塑不足；②炎症免疫过度激活；③血管内皮损伤；④遗传因素；⑤营养因素。

【**临床特点**】出现血压升高、蛋白尿、水肿等。严重可出现血小板减少，肝、肾功能损坏，肺水肿，甚至子痫。

【**临床类型**】根据孕发生时间及发病严重程度分为：①妊娠高血压；②子痫前期－子痫；③慢性高血压并发子痫前期；④妊娠合并慢性高血压。

第 15 章　分娩期并发症

第一节　胎膜早破

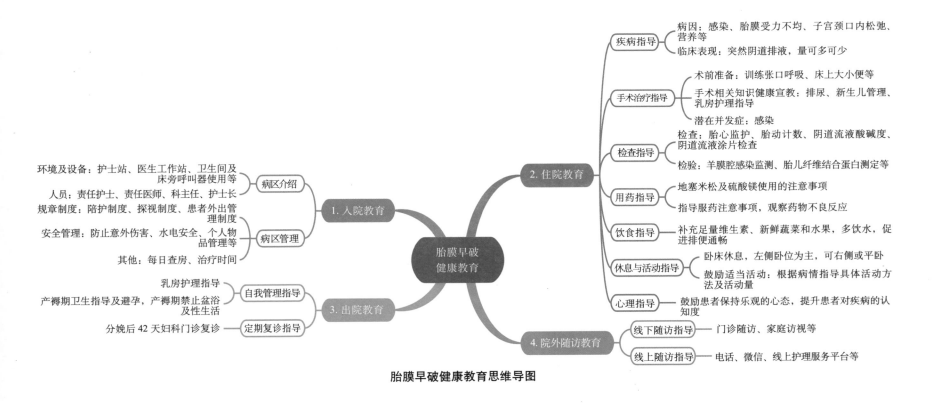

胎膜早破健康教育思维导图

【定义】胎膜早破指胎膜临产前自然破裂。胎膜早破可引起早产、胎盘早剥、羊水过少和脐带脱垂等，孕产妇及胎儿感染率和围生儿病死率显著升高。胎膜早破孕周越小，围生儿预后越差。

【病因】最主要的病因是生殖道感染，另外还有胎膜受力不均、羊膜腔压力增高、营养因素及其他因素。

【临床特点】典型症状是孕妇突感液体从阴道流出，可混有胎脂或胎粪。阴道排液与胎膜破裂位置、孕妇体位变动、活动与否有关，腹压增加时流液量增加。排液通常为持续性，持续时间不等，开始量多然后逐渐减少，无腹痛等其他分娩的先兆。足月胎膜早破时检查触不到前羊水囊。少数孕妇仅感觉到外阴较平时潮湿。

【临床类型】根据发生时间分为两类：妊娠达到及超过 37 周发生者称为足月妊娠胎膜早破，在足月单胎中发生率约为 8%；妊娠 37 周前发生者为未足月胎膜早破，是早产的常见原因之一，发生率在单胎妊娠中为 2% ～ 4%，在双胎妊娠中为 7% ～ 20%。

第二节　产后出血

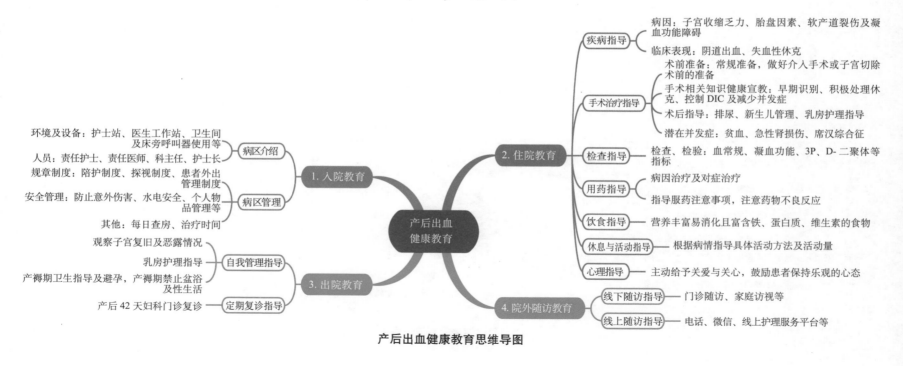

产后出血健康教育思维导图

【定义】产后出血是指胎儿娩出后 24 小时内，阴道分娩者出血量≥ 500ml、剖宫产分娩者出血量≥ 1000ml，是分娩期的严重并发症，是我国孕产妇死亡的首要原因。

【病因】子宫收缩乏力、胎盘因素、产道损伤及凝血功能障碍是产后出血的四大主要原因。这些原因可共存、相互影响或互为因果。值得注意的是，如妊娠期高血压疾病、妊娠合并贫血、脱水或身矮小的产妇等，即使出血量未达到产后出血的诊断标准，也会出现严重的病理生理改变。

【临床特点】胎儿娩出后阴道出血，严重者出现失血性休克、严重贫血等相应症状。①阴道出血：胎儿娩出后立即发生阴道出血，色鲜红，应考虑软产道裂伤；胎儿娩出后数分钟出现阴道出血，色暗红，应考虑胎盘因素；胎盘娩出后阴道出血较多，应考虑子宫收缩乏力或胎盘、胎膜残留；胎儿或胎盘娩出后阴道持续出血，且血液不凝，应考虑凝血功能障碍；失血导致的临床表现明显，伴阴道疼痛而阴道出血不多，应考虑隐匿性软产道损伤，如阴道血肿。剖宫产时主要表现为胎儿胎盘娩出后胎盘剥离面的广泛出血，亦有子宫切口出血严重者。②低血压症状：患者头晕、面色苍白，出现烦躁、皮肤湿冷、脉搏细数等。

【临床类型】严重产后出血指胎儿娩出后 24 小时内出血量≥ 1000ml；难治性产后出血指经过宫缩剂、持续性子宫按摩或按压等保守措施无法止血，需要外科手术、介入治疗甚至切除子宫的严重产后出血。国内外文献报道产后出血的发病率为 5%～ 10%，但由于临床上估计的产后出血量往往比实际出血量低，因此产后出血的实际发病率更高。

第 16 章　生殖系统及乳腺疾病

第一节　排卵障碍性异常子宫出血

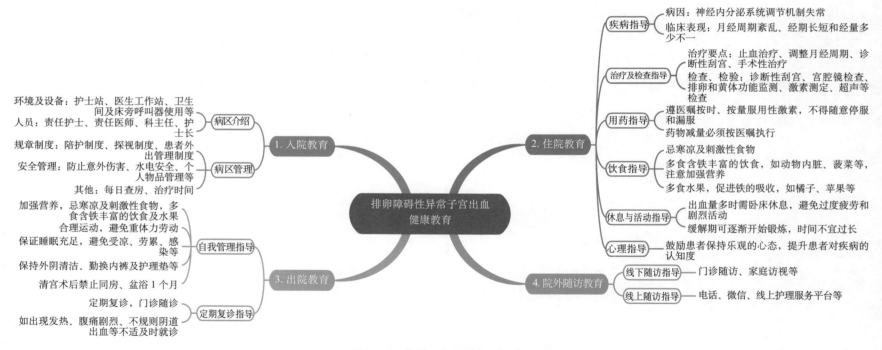

排卵障碍性异常子宫出血健康教育思维导图

【定义】 排卵障碍性异常子宫出血包括稀发排卵、无排卵及黄体功能不足，主要由下丘脑 - 垂体 - 卵巢轴功能异常引起，常见于青春期、绝经过渡期，生育期也可因多囊卵巢综合征、肥胖、高催乳素血症、甲状腺疾病等引起。常表现为不规律的月经，周期频率、规律性、经期长度、经量均可异常，有时会引起大出血和重度贫血。

【病因】 ①无排卵性异常子宫出血：青春期时，女性下丘脑 - 垂体 - 卵巢轴激素间反馈调节尚未成熟，大脑中枢对雌激素的反馈调节存在缺陷，无法形成黄体生成素（LH）峰无法促进排卵；育龄期时，女性因应激刺激或肥胖、多囊卵巢综合征、高泌乳素血症等疾病，可导致持续无排卵，使得子宫内膜受单一雌激素刺激而无孕激素的对抗，导致异常子宫出血；绝经过渡期时，女性卵巢功能不断衰退，卵泡储备减少，卵巢对垂体促性腺激素的反应低下，而不能排卵。②排卵性异常子宫出血：是由于多种因素造成黄体功能不足、子宫内膜不规则脱落及子宫内膜局部异常所致异常子宫出血等。

【临床特点】 ①无排卵性异常子宫出血：可有各种不同的临床表现，临床上最常见的症状有：a. 月经周期紊乱；b. 经期长短和经量多少不一，出血量少者仅为点滴出血，出血量多时间长者可能继发贫血，大量出血可导致休克。出血期间一般无腹痛或其他不适。②排卵性异常子宫出血：a. 黄体功能不足。月经周期缩短，表现为月经频发（周期＜ 21 日）。有时月经周期虽在正常范围内，但卵泡期延长、黄体期缩短（＜ 11 日），以致患者不易受孕或在妊娠早期流产。b. 子宫内膜不规则脱落。月经周期正常，经期延长，可达 9 ～ 10 日，出血量可多可少。③子宫内膜局部异常所致异常子宫出血。表现为月经过多（＞ 80ml）、经间期出血或经期延长，而周期持续时间正常。

【临床类型】 ①无排卵性异常子宫出血：好发于青春期和绝经期，生育期也可发生；②排卵性异常子宫出血：较无排卵性少见，多见于生育期女性。患者有周期性排卵，因此临床上有可辨认的月经周期。

第二节　不 孕 症

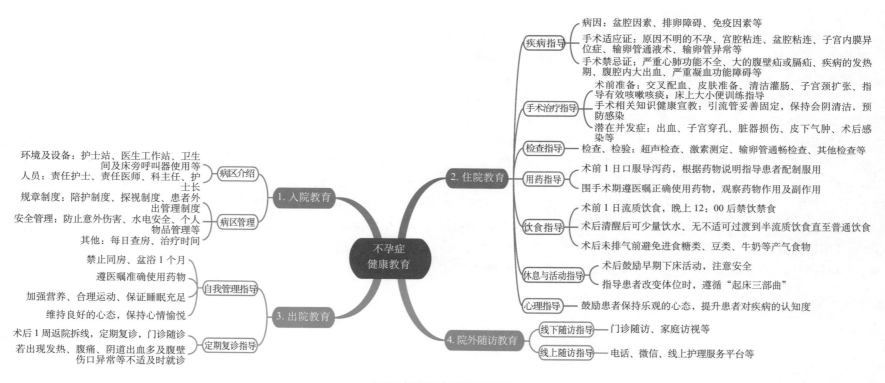

不孕症健康教育思维导图

【定义】不孕症是指女性无避孕性生活至少 12 个月而未受孕。我国的不孕症发病率为 10% ～ 15%，且近年来有明显的上升趋势。

【病因】阻碍受孕的因素包括女方、男方、男女双方和不明原因。女方不孕因素有盆腔因素和排卵障碍，以通过影响卵母细胞的生成、发育、排出、运送、受精或胚胎的早期发育、着床等过程，进而导致不孕。而盆腔因素是导致我国女性不孕症最主要的原因，约占全部不孕因素的 35%。具体病因包括：①输卵管病变、盆腔粘连、盆腔炎症及其后遗症；②子宫体病变；③子宫颈因素；④子宫内膜异位症；⑤先天发育畸形。排卵障碍占女性不孕的 25% ～ 35%，常见病因包括：①下丘脑病变；②垂体病变；③卵巢病变；④其他内分泌疾病。

【临床类型】①按照是否有过妊娠，不孕症可分为原发性和继发性两类，其中从未妊娠者称为原发不孕，有过妊娠而后不孕者称为继发不孕。②按照不孕是否可以纠正又分为绝对不孕和相对不孕，因先天或后天解剖生理面的缺陷，无法纠正而不能妊娠者称为绝对不孕。因某种因素阻碍受孕，导致暂时不孕，一旦得到纠正仍能受孕者称为相对不孕。

【治疗】对于病因诊断明确者可针对病因选择相应治疗方案：①纠正盆腔器质性病变；②诱导排卵；③不明原因性不孕的治疗；④辅助生殖技术。

第三节　子宫肌瘤

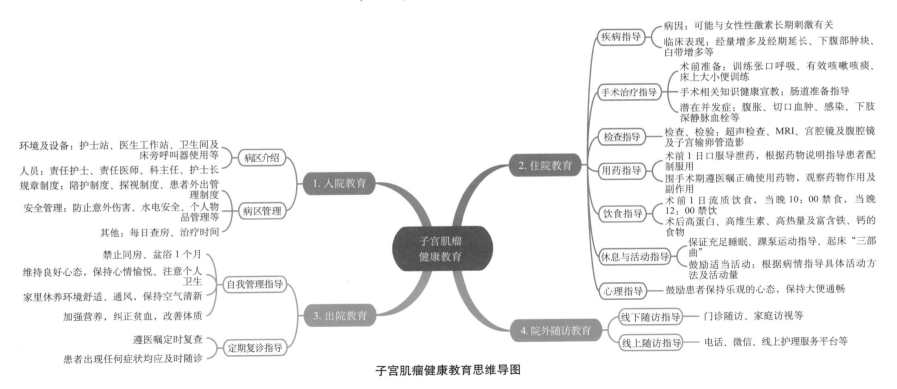

子宫肌瘤健康教育思维导图

【定义】　子宫肌瘤是女性生殖器官中最常见的良性肿瘤，多见于育龄妇女。据尸检统计，30 岁以上的妇女约 20% 患有子宫肌瘤，但因患者多无或少有临床症状，所以临床报道的子宫肌瘤发病率远低于实际发病率。

【病因】　确切的发病因素尚不清楚，一般认为其发生和生长可能与女性性激素长期刺激有关。

【临床特点】　症状与肌瘤部位、有无变性相关，与肌瘤大小、数目关系不大。常见症状如下。①经量增多及经期延长：是子宫肌瘤最常见的症状。②下腹部肿块：肌瘤较小时在腹部摸不到肿块，当肌瘤逐渐增大致使子宫超过 3 个月妊娠大小时，可于下腹正中扪及肿块，实性、可活动的、无压痛。③白带增多：肌壁间肌瘤使子宫腔面积增大，内膜腺体分泌增加，并伴盆腔充血性致白带增多。④压迫症状：子宫前壁下段肌瘤可压迫膀胱引起尿频、尿急；宫颈肌瘤可引起排尿困难、尿潴留；子宫后壁肌瘤可引起下腹坠胀、便秘等症状。阔韧带肌瘤或宫颈巨型肌瘤向侧方发展嵌入盆腔内压迫输尿管，可形成输尿管扩张甚至发生肾盂积水。⑤其他：包括腰酸背痛、下腹坠胀，经期加重。浆膜下肌瘤发生蒂扭转时可出现急性腹痛；肌瘤红色样变时有急性下腹痛，并伴发热、恶心；黏膜下肌瘤由子宫腔向外排出时也可引起腹痛；黏膜下和引起子宫腔变形的肌壁间肌瘤可引起不孕或流产。

【临床类型】　按肌瘤生长部位可分为子宫体部肌瘤和子宫颈部肌瘤，前者尤为常见，约占 90%。根据肌瘤与子宫肌壁的不同关系，可分为以下 3 类。①肌壁间肌瘤：为最常见的类型，占总数的 60%～70%。②浆膜下肌瘤：约占总数的 20%。③黏膜下肌瘤：占总数 10%～15%。子宫肌瘤常为多发性，有时几种类型的肌瘤可以同时发生在同一子宫上，称为多发性子宫肌瘤。

第四节 子宫颈癌

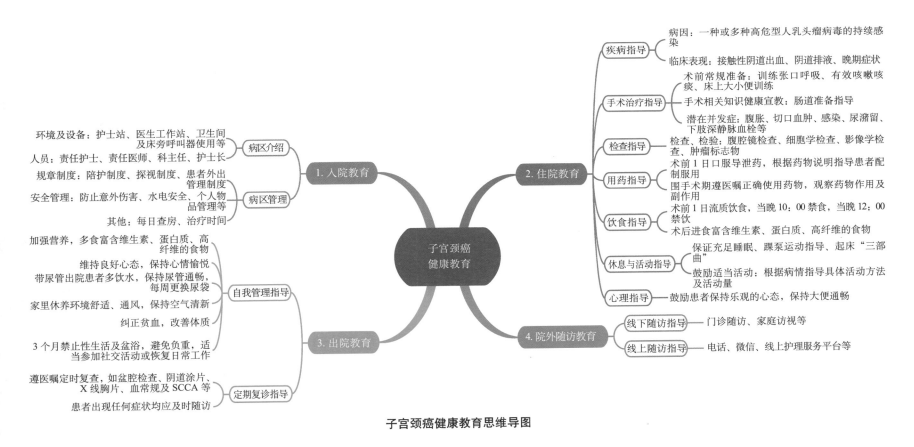

子宫颈癌健康教育思维导图

【定义】 子宫颈癌简称宫颈癌，在发展中国家是最常见的妇科恶性肿瘤。高发年龄为 50～55 岁，近年来发病有年轻化趋势。自 20 世纪 50 年代以来，由于宫颈细胞学筛查的普遍应用，使宫颈癌及癌前病变得以早期发现和治疗，宫颈癌发病率和死亡率已有明显下降。

【**病因**】一种或多种高危型人乳头瘤病毒（HPV）的持续感染是子宫颈上皮内瘤变和宫颈鳞癌的主要致病因素。有研究表明，约 99.7% 的宫颈癌是由持续性生殖道高危型人乳头瘤病毒（HPV）感染引起的。HPV 是最常见的性传播病毒，最常见的高危型为 HPV16 型和 HPV18 型。

【**临床特点**】早期患者常无明显症状和体征，随着病变发展可出现以下表现。①阴道出血：早期多为接触性出血，即性生活或妇科检查后阴道出血；后期则为不规则阴道出血。②阴道排液：多数患者有白色或血性、稀薄如水样或米泔样排液，伴有腥臭味。晚期癌组织坏死继发感染时则出现大量脓性或米泔样恶臭白带。③晚期症状：根据癌灶累及范围出现不同的继发性症状。病变累及盆壁、闭孔神经、腰骶神经等，可出现严重持续性腰骶部或坐骨神经痛；侵犯膀胱或直肠，可出现尿频、尿急、便秘等；癌肿压迫或累及输尿管时，可引起输尿管梗阻、肾盂积水及肾衰竭；当盆腔病变广泛时，可因静脉和淋巴回流受阻，导致下肢肿痛。晚期还可有贫血、恶病质等全身衰竭症状。

【**临床类型**】根据国际妇产科联盟 2009 年的临床分期标准，临床分期在治疗前进行，治疗后不再更改。宫颈癌的临床分期有以下几期。①Ⅰ期：肿瘤局限于子宫颈；②Ⅱ期：肿瘤超越子宫颈，但未达骨盆壁或未达阴道下 1/3；③Ⅲ期：肿瘤已扩散骨盆壁和（或）累及阴道下 1/3；④Ⅳ期：肿瘤超出真骨盆范围或侵犯膀胱和（或）直肠黏膜。

第五节　子宫内膜癌

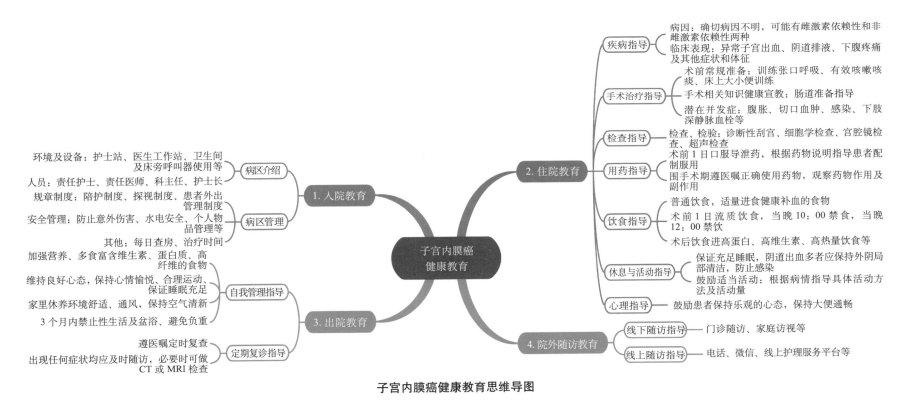

子宫内膜癌健康教育思维导图

【定义】子宫内膜癌是发生于子宫体内膜层的一组上皮性恶性肿瘤，以来源于子宫内膜腺体的腺癌最为常见，其前驱病变为子宫内膜增生过长和子宫内膜不典型性增生。该病占女性生殖道恶性肿瘤的 20%～30%，占女性全身恶性肿瘤的 7%，是女性生殖道常见三大恶性肿瘤之一。

【病因】确切病因不明。目前认为可能有以下两种发病类型。①雌激素依赖型（Ⅰ型）：发生的主要原因是长期无孕激素拮抗的雌激素刺激导致子宫内膜增生症，继而癌变。该类型占子宫内膜癌的大多数，均为内膜样腺癌，肿瘤分化较好，雌、孕激素受体阳性率高，预后好。患者较年轻，常伴有肥胖、高血压、糖尿病、不孕或不育及绝经延迟。约有5%的子宫内膜癌的发生与林奇综合征有关，林奇综合征也称遗传性非息肉病性结直肠癌，是一种常染色体显性遗传病，由错配修复基因突变所引起。②非雌激素依赖型（Ⅱ型）：发病与雌激素无明确关系。该类子宫内膜癌的病理形态属于少见类型，如透明细胞癌、黏液腺癌、腺鳞癌等，患者多为老年体瘦妇女。在癌灶的周围可以是萎缩的子宫内膜，肿瘤恶性程度高、分化差，雌孕激素受体多呈阴性，预后不良。

【临床特点】①异常子宫出血：是子宫内膜增生过长和子宫内膜癌最常见的临床表现。绝经后阴道出血为绝经后子宫内膜癌患者的主要症状，90%以上的患者有阴道出血症状。尚未绝经者可表现为经量增多、经期延长或月经紊乱。②阴道异常排液：多为血性或浆液性分泌物，合并感染有脓性或脓血性排液，有恶臭。③下腹疼痛及其他症状：下腹疼痛可由子宫腔积脓或积液引起，晚期则因癌肿扩散或压迫神经所致腰骶部疼痛；患者还可出现贫血、消瘦及恶病质等体征。

【临床类型】目前，临床广泛采用国际妇产科联盟（FIGO）2014年修订的手 - 病理分期。子宫内膜癌临床分期分为以下几期。①Ⅰ期：肿瘤局限于子宫体；②Ⅱ期：肿瘤侵犯宫颈间质，但无子宫体外蔓延；③Ⅲ期：肿瘤局部和（或）区域扩散；④Ⅳ期：肿瘤累及膀胱和（或）直肠黏膜和（或）远处转移。

第六节 卵巢肿瘤

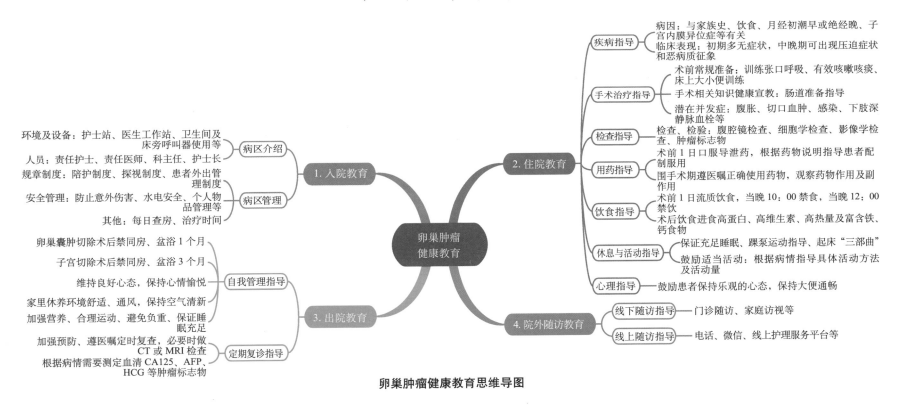

卵巢肿瘤健康教育思维导图

【定义】 卵巢肿瘤是常见的妇科肿瘤，可发生于任何年龄。卵巢肿瘤可以有各种不同的形态和性质：单一型或混合型、一侧或双侧性、囊性或实质性；又有良性、交界性和恶性之分。20%～25%的卵巢恶性肿瘤患者有家族史；卵巢癌的发病还可能与高胆固醇饮食、内分泌因素有关，此为卵巢肿瘤发病的高危因素。由于卵巢位于盆腔深部，而且早期无症状，又缺乏完善的早期诊断和鉴别方法，一旦出现症状往往已属晚期病变。晚期病变疗效不佳，故死亡率高居妇科恶性肿瘤之首，已成为严重威胁妇女生命和健康的主要肿瘤。

【病因】 卵巢肿瘤的具体病因尚未完全明确，而对于不同类型的卵巢肿瘤，其可能的病因也有所差异。可能与遗传因素、基因突变、内分泌因素、饮食因素、职业暴露、自身激素分泌等有关。

【临床特点】 ①卵巢良性肿瘤：初期肿瘤较小，患者多无症状，常在妇科检查时偶然发现。当肿瘤增长至中等大小时，患者可感腹胀或扪及肿块。较大的肿瘤占满盆腔时可出现压迫症状，如尿频、便秘、气急、心悸等。②卵巢恶性肿瘤：早期多无自觉症状，出现症状时往往病情已属晚期。由于肿瘤生长迅速，短期内可有腹胀、腹部出现肿块及腹水。症状轻重取决于肿瘤大小、位置、侵犯邻近器官程度、有无并发症及组织学类型。若肿瘤向周围组织浸润或压迫神经则可引起腹痛、腰痛或下腹疼痛；压迫盆腔静脉可出现下肢水肿；患功能性肿瘤者可出现不规则阴道出血或绝经后阴道出血症状。晚期患者呈明显消瘦、贫血等恶病质现象。常见并发症：①蒂扭转；②破裂；③感染；④恶变。

【临床类型】 卵巢体积虽小，卵巢肿瘤组织形态的复杂性却居全身各器官之首。根据世界卫生组织（WHO）制定的卵巢肿瘤组织学分类法（2014 版）。卵巢肿瘤分为 14 大类，其中主要组织学分类有以下几种：①上皮性肿瘤；②生殖细胞肿瘤；③性索间质肿瘤；④转移性肿瘤。

第七节　乳腺纤维腺瘤

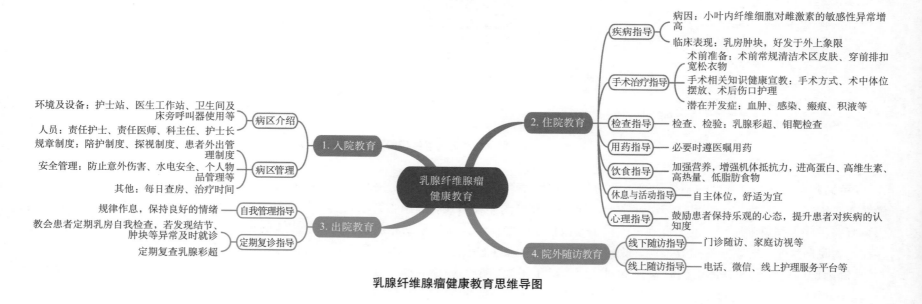

乳腺纤维腺瘤健康教育思维导图

【定义】 乳腺纤维腺瘤是常见的良性纤维上皮病变，单纯乳腺纤维腺瘤是由上皮和基质成分组成的乳腺良性疾病；复杂乳腺纤维腺瘤是指乳腺纤维腺瘤合并直径 > 3mm 的囊肿、硬化性腺病、上皮钙化或乳头大汗腺化生。

【病因】 病因主要为小叶内纤维细胞对雌激素的敏感性异常增高，可能与纤维细胞所含雌激素受体的量或质出现异常有关。

【临床特点】 乳腺纤维腺瘤占乳腺专科门诊患者的 7% ～ 13%，可发生于任何年龄段的女性，发病高峰年龄为 20 ～ 30 岁，主要为乳房肿块，好发于乳房外上象限，75% 为单发，少数多发。肿块增大缓慢，质似硬橡皮球的弹性感，表面光滑，易于推动，月经周期对肿块的大小无影响。患者常无明显自觉症状，多为偶然扪及。

【临床类型】 ①多发性纤维腺瘤：在单个乳房中存在 2 ～ 4 个被称为多发性纤维腺瘤患者；②幼年纤维腺瘤：表现为双侧肿块迅速生长，伴有皮肤溃疡和静脉突出；③巨型幼年纤维腺瘤：巨型幼年纤维腺瘤是指 5cm 以上的纤维腺瘤，是幼年纤维腺瘤的罕见亚变异型；④黏液样纤维腺瘤：纤维腺瘤通常表现为黏液性水肿性改变。

第八节 乳　腺　癌

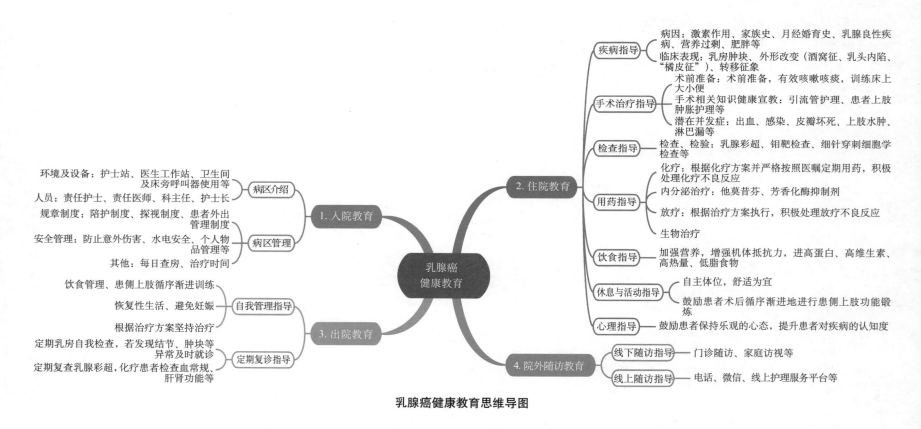

乳腺癌健康教育思维导图

【定义】乳腺癌是女性最常见的癌症死亡原因，现已成为全球女性发病率最高的恶性肿瘤，严重威胁女性健康。

【病因与发病机制】乳腺癌的发病机制复杂，目前认为与下列因素有关。①激素作用：乳腺是多种内分泌激素的靶器官，其中雌酮及雌二醇对乳腺癌的发病有直接关系，也可能与年老者雌酮含量升高有关；②家族史：一级亲属中有乳腺癌病史者的发病危险性是普通人群的 2～3 倍；③月经婚育史：月经初潮年龄早、绝经年龄晚、不孕及初次足月产年龄较大者发病概率增加；④乳腺良性疾病：与乳腺癌的关系尚有争论，多数认为乳腺小叶有上皮高度增生或不典型增生可能与本病有关；⑤饮食与营养：营养过剩、肥胖和高脂肪饮食可加强或延长雌激素对乳腺上皮细胞的刺激，从而增加发病概率；⑥生育行为：妊娠、母乳喂养等生育行为可引起女性雌激素、孕激素及相关受体水平发生变化，影响乳腺组织形态和功能，与乳腺癌发病之间存在关联；⑦环境和生活方式：如北美、北欧地区乳腺癌发病率约为亚、非、拉美地区的 4 倍，而低发地区居民移居到高发地区后，第二、三代移民的发病率逐渐升高。

【临床特点】乳腺癌是一种具有明显年龄特征的恶性肿瘤，0～24 岁女性发病率较低，25 岁以后发病率逐步增高，50～54 岁达到峰值，55 岁以后逐步下降，绝经后发病率继续上升，早期表现为患侧乳房出现无痛性、单发小肿块，患者常在洗澡或更衣时无意中发现。

【临床类型】①非浸润性癌：此型属早期，预后较好。包括导管内癌、小叶原位癌、乳头湿疹样乳腺癌。②早期浸润性癌：此型仍属早期，预后较好。包括早期浸润性导管癌和浸润性小叶癌。③浸润性特殊癌：此型分化一般较高，预后尚好。包括乳头状癌、髓样癌（伴大量淋巴细胞浸润）、小管癌（高分化腺癌）、腺样囊性癌、黏液腺癌、大汗腺样癌、鳞状细胞癌等。④浸润性非特殊癌：约占乳腺癌类型80%。此型一般分化低，预后较上类型差，尚需结合疾病分期等因素判断预后。包括浸润性小叶癌、浸润性导管硬癌、髓样癌（无大量淋巴细胞浸润）、单纯癌、腺癌等。⑤其他罕见癌：如炎性乳腺癌。

第 17 章　新生儿与新生儿疾病

第一节　早　产　儿

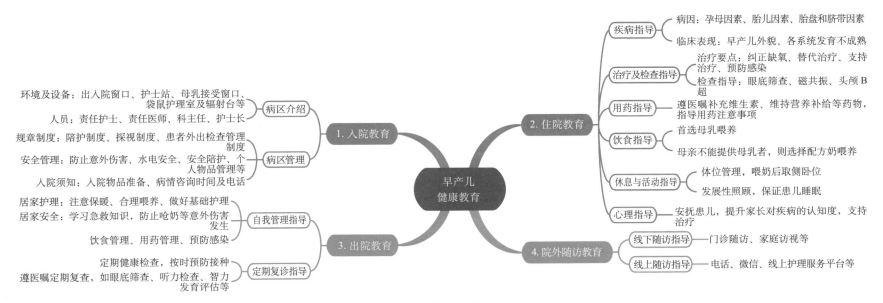

早产儿健康教育思维导图

【定义】指胎龄＜ 37 周（＜ 259 天）的新生儿。

【病因】①造成胎儿未足月胎膜早破后的自发性早产；②因母亲妊娠并发症或合并症，提前终止妊娠的治疗性早产。

【临床特点】早产儿外貌，各系统发育不成熟。

第二节　新生儿窒息

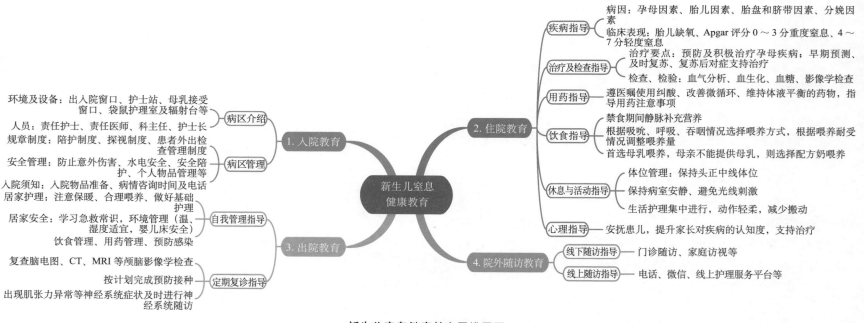

新生儿窒息健康教育思维导图

【定义】胎儿因缺氧发生宫内窘迫或娩出过程中引起的呼吸、循环障碍，致出生后 1 分钟内无自主呼吸或未能建立规律性呼吸，导致低氧血症和混合性酸中毒。

【病因】凡能造成胎儿或新生儿缺氧的因素均可引起窒息。

【临床特点】①胎儿缺氧：早期有胎动增加，胎儿心率≥160 次 / 分；晚期胎动减少，胎心变慢或不规则，< 100 次 / 分，羊水被胎粪污染。②新生儿出生后 Apgar 评分 0 ~ 3 分重度窒息、4 ~ 7 分轻度窒息。③窒息、缺氧缺血造成多器官性损伤。

第三节　新生儿感染性肺炎

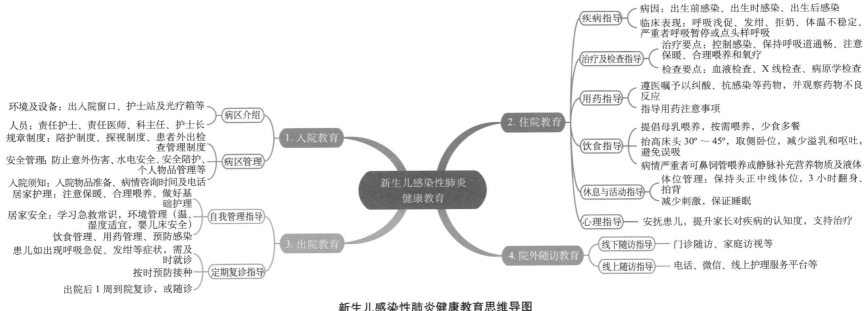

新生儿感染性肺炎健康教育思维导图

【定义】在出生前、出生时或出生后被病原体侵入导致的肺部炎症。

【病因】细菌、病毒、衣原体等引起的新生儿感染性肺炎。

【临床特点】患儿一般症状不典型，主要表现为反应差、呼吸浅促、发绀、拒奶、体温不稳定，严重者呼吸暂停或点头样呼吸。

第四节　新生儿呼吸窘迫综合征

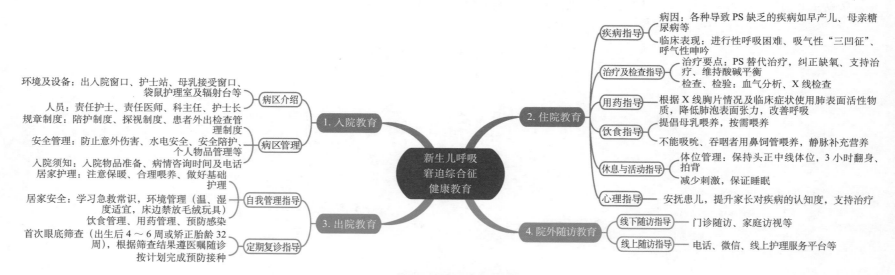

新生儿呼吸窘迫综合征健康教育思维导图

【定义】由于肺表面活性物质缺乏，使肺泡表面张力增高，肺泡呈进行性萎陷，导致出生后不久出现进行性呼吸困难、发绀、呼气性呻吟、吸气性"三凹征"和呼吸衰竭的临床综合征。

【病因】胎龄＜35周早产儿、糖尿病母亲所生新生儿PS缺乏及围生期窒息、低体温、各种原因导致的胎儿血流减少诱发新生儿呼吸窘迫综合征。

【临床特点】进行性呼吸困难（6小时内）、发绀、呼气性呻吟、吸气性"三凹征"和呼吸衰竭。

第五节　新生儿黄疸

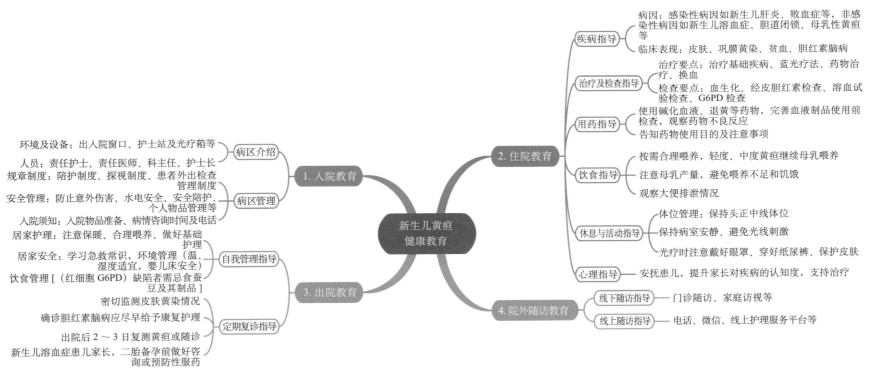

新生儿黄疸健康教育思维导图

【定义】新生儿黄疸是大部分为未结合胆红素在体内积聚而引起皮肤、黏膜或其他器官的黄染，有生理性和病理性之分。

【病因】①感染性疾病如肝炎、败血症及其他感染；②非感染性：新生儿溶血、胆道闭锁、母乳性黄疸、遗传性疾病及药物性黄疸。

【临床特点】皮肤、巩膜黄染、贫血、胆红素脑病。

支气管肺炎

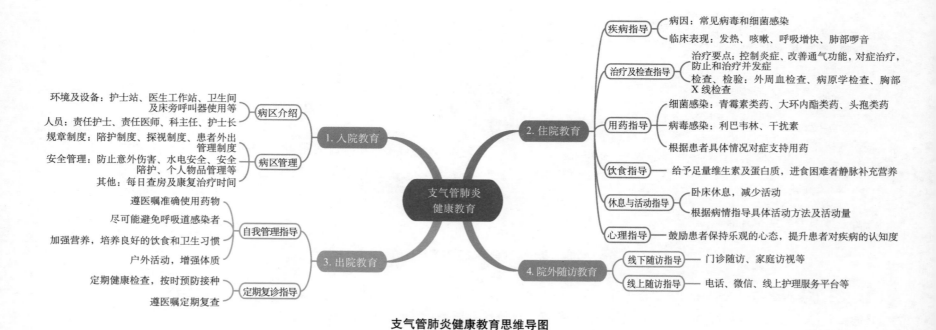

支气管肺炎健康教育思维导图

【定义】 肺炎是指不同病原体及其他因素所引起的肺部炎症。支气管肺炎为儿童时期最常见的肺炎。

【病因】 常见病原体为病毒和细菌。病毒以呼吸道合胞病毒最多见；细菌以肺炎链球菌最多见，其他有流感嗜血杆菌、金黄色葡萄球菌等。近年肺炎支原体、衣原体及流感嗜血杆菌肺炎日见增多。肺炎链球菌、金黄色葡萄球菌、流感嗜血杆菌是重症肺炎的主要原因。我国以细菌为主。

【病理生理】 病原体常由呼吸道入侵，少数由血行入肺。主要是由于支气管、肺泡炎症引起通气和换气障碍，导致缺氧和二氧化碳潴留，从而产生一系列病理生理改变。

【临床特点】 本病 2 岁以下婴幼儿多见。主要表现为发热、咳嗽、气促，肺部固定中、细湿啰音。轻度缺氧可致心率增快；重症肺炎可合并心肌炎和心力衰竭。心肌炎表现为面色苍白、心动过速、心音低钝、心律不齐及心电图改变；心力衰竭表现为：①呼吸突然加快＞60 次 / 分。②安静状态下心率＞180 次 / 分，与体温增高和呼吸困难不相称。③心音低钝，奔马律。④烦躁不安，面色苍白或发灰，指（趾）甲微血管充盈时间延长。⑤肝脏迅速增大。⑥尿少或无尿，眼睑或双下肢水肿。部分患儿并发中毒性脑病、中毒性肠麻痹、消化道出血及弥散性血管内凝血（DIC）等严重并发症，少数病原致病性强者可引起脓胸、脓气胸及肺大疱等并发症。

第 19 章 消化系统疾病

第一节 肠 套 叠

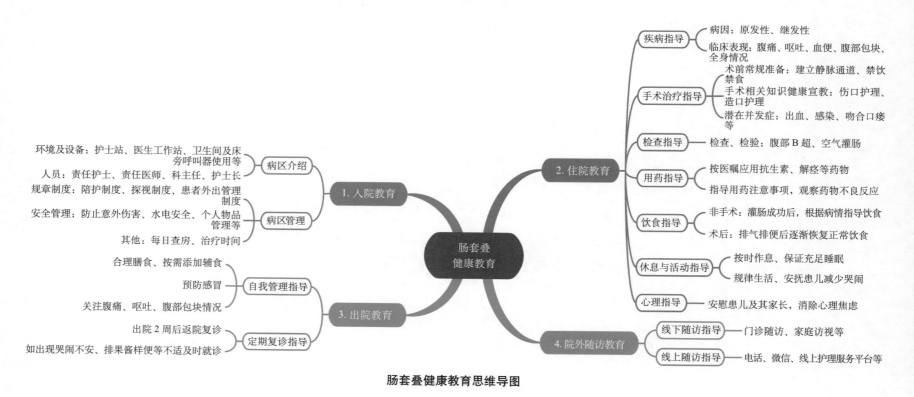

肠套叠健康教育思维导图

【定义】肠套叠是指一段肠管在无明显器质性原因下套入另一段肠管腔内。急性肠套叠常见于 2 岁以下婴幼儿，以 4 ～ 10 个月婴儿最为多见，随年龄的增长发病率逐渐降低，5 岁以后发病极罕见。肠套叠一年四季均可发病，以春、夏季较为多见，秋季次之，冬季少见。

【病因】肠套叠分为原发性和继发性两种。95% 为原发性，多见婴幼儿，病因尚未完全明了。有学者认为与婴儿回盲部系膜固定未完善、活动度大有关；约 5% 为继发性，多为年长儿，发生肠套叠的肠管可见明显的机械原因，如与肠息肉、肠肿瘤等牵拉有关。此外，饮食改变、腹泻及其病毒感染等导致肠蠕动紊乱，从而诱发肠套叠。

【临床特点】①急性肠套叠：a. 腹痛。患儿突然发生剧烈的阵发性肠绞痛，哭闹不安，屈膝缩腹，面色苍白，出汗，拒食。持续数分钟后腹痛缓解，可安静或入睡，间歇 10 ～ 20 分钟又反复发作。b. 呕吐。在腹痛后数小时发生，早期为反射性呕吐，呕吐物为胃内容物，晚期为梗阻性呕吐，可吐出粪便样液体。c. 血便。为重要症状，约 85% 病例在发病后 6 ～ 12 小时发生，呈果酱样黏液血便。d. 腹部包块。多数病例在右上腹部触及腊肠样肿块，表面光滑，略有弹性，稍可移动。晚期发生肠坏死或腹膜炎时，可出现腹胀、腹水、腹肌紧张及压痛，不易扪及肿块。e. 全身情况。患儿在早期一般状况尚好，随着病程延长，病情加重，并发肠坏死或腹膜炎时，全身情况恶化，常有严重脱水、高热、嗜睡、昏迷及休克等中毒症状。②慢性肠套叠：以阵发性腹痛为主要表现，腹痛时上腹或脐周可触及肿块，缓解期腹部平坦柔软无包块，病程有时长达 10 余日。由于年长儿肠腔较宽阔可无梗阻现象，肠管也不易坏死。呕吐少见，血便发生也较晚。

【临床类型】①按病因分类：a. 原发性肠套叠，婴儿肠套叠多属此类；b. 继发性肠套叠。②按解剖部位分类：分为小肠套、结肠套、回结套。③按套入层次分类：分为单套与复套。④按套入方向分类：分为顺蠕动套与逆蠕动套。⑤按套叠数目分类：分为单发套与多发套。

第二节　先天性巨结肠

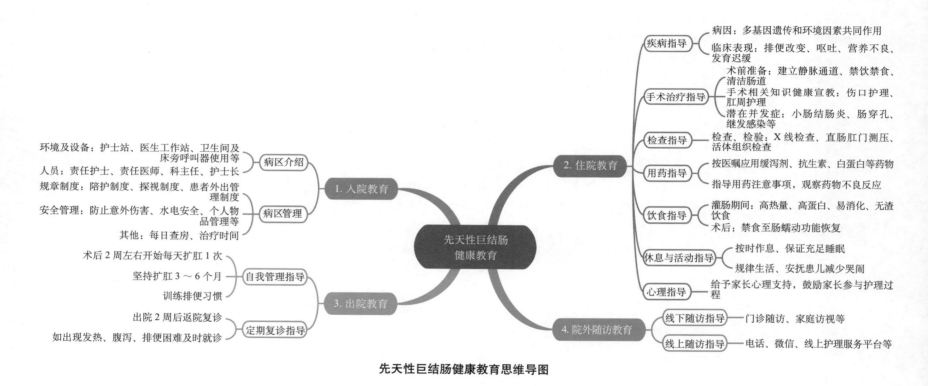

先天性巨结肠健康教育思维导图

【定义】先天性巨结肠又称先天性无神经节细胞症，是由于直肠或结肠远端的肠管持续痉挛，粪便淤滞在近端结肠而使该段肠管肥厚、扩张。本病是较常见的先天性肠道发育畸形，发病率为 1/2000 ～ 1/5000，男女比为（3 ～ 4）∶1，有遗传倾向。

【病因】胎儿胚胎发育过程中，受病毒感染、代谢紊乱、遗传因素的作用，远端结肠段神经节细胞发育停滞，发育停滞时间越早，无神经节细胞肠段就越长。本病有家族发病倾向，其遗传方式可能为多因子遗传。

【临床特点】①胎粪排出延迟、顽固性便秘和腹胀：出生后 1 ～ 2 天不排便或延迟排便，2 ～ 3 天出现腹胀、拒食、呕吐等急性低位性肠梗阻表现，以后即有顽固性便秘。1～2 周排便 1 次，经灌肠或直肠指检排出奇臭粪便和气体后症状好转，严重者发展为不灌肠不排便。②呕吐、营养不良、发育延迟：由于功能性肠梗阻，可出现呕吐，量不多，呕吐物含少量胆汁，严重者可见粪样液。由于长期腹胀、呕吐、便秘，使患儿食欲减退，影响营养物质吸收致营养不良、发育延迟。③并发症：患儿常并发小肠结肠炎、肠穿孔及继发感染。

【临床类型】①常见型：无神经节细胞区自肛门开始向上延至 S_1 以上，距肛门约 9cm，病变位于直肠近端或直肠乙状结肠连接处，甚至达乙状结肠远端。②短段型：病变位于直肠近中段，相当于 S_2 以下，距肛门不超过 6cm。③长段型：病变延至乙状结肠或降结肠。④全结肠型：病变波及全部结肠及回肠，距回盲瓣 30cm 以内。

第三节　先天性胆道闭锁

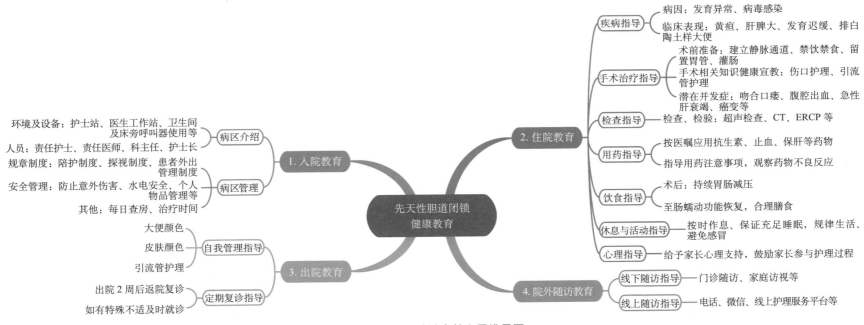

先天性胆道闭锁健康教育思维导图

【定义】先天性胆道闭锁是先天性胆道发育障碍导致胆道梗阻，是新生儿胆汁淤积最常见的原因。在亚洲，尤其是我国和日本发病率较高，女孩发病率高于男孩，约 3 ∶ 2。

【病因】本病病因尚未完全明了，主要有两种学说。①先天性发育畸形学说：胚胎期 2 ～ 3 个月时发育障碍，胆管无空泡化或空泡化不完全，则造成胆道全部或部分闭锁。②病毒感染学说：胚胎后期或出生早期患病毒感染，引起胆管上皮损伤、胆管周围炎及纤维性变等而引起胆道部分或完全闭锁。

【临床特点】肝内和（或）肝外各级胆管闭锁所致的进行性胆汁性肝硬化是本病的特点。由于胆汁排出受阻，肝脏体积逐渐增大为正常的 1 ～ 2 倍，质地坚硬、结节状、暗绿色。①黄疸：为本病特征性表现。一般出生时并无黄疸，1 ～ 2 周后出现，呈进行性加重，巩膜、皮肤由黄色转为暗绿色，皮肤瘙痒严重。粪便渐成白陶土样；尿色随黄疸加深而呈浓茶样。②肝脾大：腹部逐渐膨隆，肝脏随病情发展而呈进行性肿大，质地由软变硬，2 ～ 3 个月即可发展为胆汁性肝硬化及门静脉高压。③发育迟缓：未及时治疗者 3 个月后发育渐显迟缓，可维持 8 ～ 12 个月，终因营养不良、感染、门静脉高压、出血、肝衰竭、肝性脑病而死亡。

【临床类型】大体类型主要分为 3 型。① Ⅰ 型：为胆总管闭锁，肝管未闭锁，占 5% ～ 10%；② Ⅱ 型：为肝管闭锁，而胆囊及胆总管存在，称为胆总管未闭锁型胆道闭锁；③ Ⅲ 型：为肝门部闭锁，此型肝门部虽然闭锁，但多数肝内胆管有发育，而肝外胆道结构几乎完全不存在，呈闭锁形态，这种类型最常见，约占 85%。

第四节 先天性直肠肛管畸形

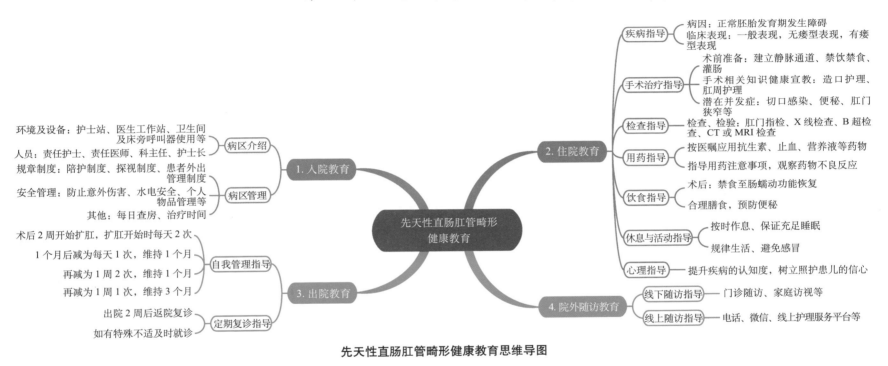

先天性直肠肛管畸形健康教育思维导图

【**定义**】先天性直肠肛管畸形是新生儿常见病，居消化道畸形第一位，我国的发病率约为 1 ∶ 4000，男、女孩发病率大致相等，但仍以男孩稍多。先天性直肠肛管畸形常伴发心血管、消化道、肢体等其他畸形，畸形并存率高达 50%。

【**病因**】直肠肛管畸形的发生是正常胚胎发育期发生障碍的结果。引起直肠肛管发育障碍的原因尚不清楚，目前认为是遗传因素和环境因素共同作用的结果。

【**临床特点**】先天性肛门直肠畸形病理类型较多，临床表现依类型不同而异。绝大多数肛门直肠畸形患者在出生时即被发现，表现为正常肛门位置没有肛门开口。特别是婴儿出生后 24 小时不排胎粪，应想到肛门直肠畸形的可能，应及时检查会阴部有无肛门或异常瘘口。如未能早期发现，约有 3/4 的病例，包括全部无瘘的肛门直肠闭锁和一部分瘘口狭小不能排出胎粪患者，表现为喂奶后呕吐，吐出物含有胆汁，甚至粪样物，腹胀进行性加重，如未及时诊断和治疗，可在 1 周内死亡。另一部分病例，包括肛门狭窄和直肠前庭瘘等瘘管较粗者，出生后一段时间内不出现急性肠梗阻症状，而在数月甚至几年后出现排便困难、便条变细、腹部膨胀，有时在下腹部可触及巨大粪块，出现继发性巨结肠改变。

【临床类型】 ①高位畸形：约占肛门直肠畸形的 40%，男孩较女孩多见。不论是男孩或女孩常有瘘管存在，但因瘘管较细，几乎都有肠梗阻症状。此类患者在正常肛门位置皮肤稍凹陷，色泽较深，但无肛门。患者哭闹或用劲时，凹陷处不向外膨出，用手指触摸刺激该处也没有冲击感。②中间位畸形：约占 15%，其肛门部位的外观与高位畸形相似，也可自尿道或阴道排便，探针可通过瘘管进入直肠，用手指触摸肛门部可触到探针的顶端。③低位畸形：约占肛门直肠畸形的 40%，此种畸形多合并有瘘管，伴发其他畸形的比率较小。

第五节   腹股沟斜疝

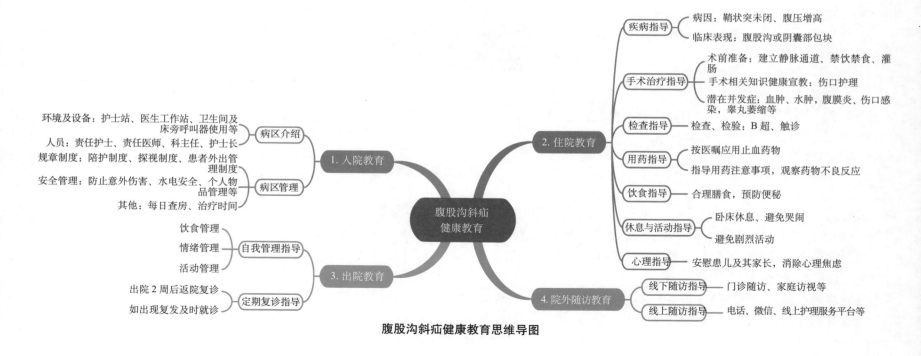

腹股沟斜疝健康教育思维导图

【定义】小儿腹股沟斜疝是先天性发育异常，是最常见的小儿外科疾病，出生后即可发病，婴幼儿多见，男性多于女性，右侧多于左侧，单侧多于双侧。腹腔脏器进入疝囊后不能还纳而停留在疝囊内即形成嵌顿性腹股沟斜疝，是小儿腹股沟斜疝最常见的并发症。

【病因】鞘状突未闭合，在腹压增高的情况下，腹腔内脏进入其中形成腹股沟斜疝，据报道出生后鞘状突未闭合占 80% ～ 90%，1 岁时仍有约 57% 未闭合或部分闭合。鞘状突问题是腹股沟疝形成的因素，而腹压增高则为其诱因。包括婴儿哭闹、排便、用力、站立、跳动及病理性便秘、巨结肠、下尿路梗阻、咳嗽、喘憋、腹水、腹内肿物、腹壁缺损畸形或神经疾病。

【临床特点】典型的临床症状为腹股沟部有光滑、稍高起的局限性柔软包块，有的可以延至阴囊肿大。哭闹、大便时用力，则包块出现或增大；安静或睡眠时可不出现或易于还纳入腹腔。少数在新生儿期间即出现体征。大部分在 2 ～ 3 个月或更晚时出现包块。即使是先天性疝，新生儿时期也不一定出现。如果疝内容物为肠管时，用手推压还纳过程中可有"咕咕"的气过水声，因而俗称"疝气或小肠疝气"。包块复位后压迫内环口（在腹股沟韧带中段包块出没处），让患儿直立，包块不复出现，但松开压迫内环的手指，包块又复出现。当疝囊内口较小时，包块可能较隐匿，只有腹压增高时偶尔出现。这类的疝常在还纳时困难，并且易发生嵌顿。除非发生嵌顿，一般腹股沟疝无论包块大小、高低、出没频繁与否均无症状，患儿不感任何不适，学龄儿童巨大疝可能有行动不便感。

【治疗要点】小儿腹股沟疝有极少数可能自愈，只见于内环口较小，临床上非常偶尔出现疝块的病例。因此，大多数疝的患儿，均需外力协助消灭鞘状突残余。除非有明确的禁忌证，最好考虑手术治疗。部分患儿有慢性便秘，长期慢性咳嗽，排尿困难时，以及少数患儿合并严重心脏病或其他危及生命的疾病时，对腹股沟疝可先采用非手术疗法。

第六节　先天性膈疝

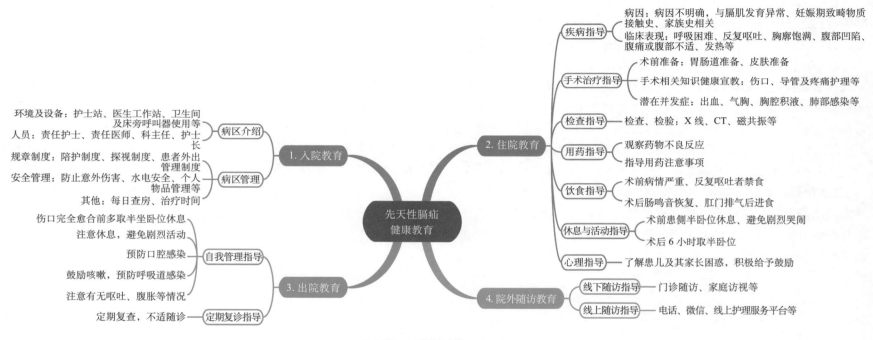

病因：病因不明确，与膈肌发育异常、妊娠期致畸物质接触史、家族史相关
临床表现：呼吸困难、反复呕吐、胸廓饱满、腹部凹陷、腹痛或腹部不适、发热等

疾病指导

术前准备：胃肠道准备、皮肤准备
手术相关知识健康宣教：伤口、导管及疼痛护理等
潜在并发症：出血、气胸、胸腔积液、肺部感染等

手术治疗指导

检查指导——检查、检验：X 线、CT、磁共振等

用药指导
观察药物不良反应
指导用药注意事项

饮食指导
术前病情严重、反复呕吐者禁食
术后肠鸣音恢复、肛门排气后进食

休息与活动指导
术前患侧半卧位休息、避免剧烈哭闹
术后 6 小时取半卧位

心理指导——了解患儿及其家长困惑，积极给予鼓励

线下随访指导——门诊随访、家庭访视等
线上随访指导——电话、微信、线上护理服务平台等

2. 住院教育

4. 院外随访教育

先天性膈疝健康教育

环境及设备：护士站、医生工作站、卫生间及床旁呼叫器使用等
人员：责任护士、责任医师、科主任、护士长
规章制度：陪护制度、探视制度、患者外出管理制度
安全管理：防止意外伤害、水电安全、个人物品管理等
其他：每日查房、治疗时间

病区介绍
病区管理

1. 入院教育

伤口完全愈合前多取半坐卧位休息
注意休息，避免剧烈活动
预防口腔感染
鼓励咳嗽，预防呼吸道感染
注意有无呕吐、腹胀等情况
定期复查，不适随诊

自我管理指导
定期复诊指导

3. 出院教育

先天性膈疝健康教育思维导图

【定义】先天性膈疝是由于胚胎期膈肌发育缺陷，导致胎儿腹腔内脏器疝入胸腔，从而引起一系列病理生理改变的一种先天性疾病，以胸腹裂孔疝最为常见。其发病率在 1∶2500 ～ 1∶5000（新生儿），左侧多于右侧，小肠是最常见的疝内容物。危重膈疝死亡率高达 40% ～ 60%，主要致死原因为肺发育不良和肺动脉高压。

【病因】病因尚未明确，与膈肌发育异常、妊娠期致畸物质接触史、家族史有关。

【临床特点】 ①患儿出生后呼吸困难、发绀，且进行性加重；②反复呕吐，常在进食后发生；③患侧胸廓饱满、腹部凹陷；④患侧胸部呼吸运动明显减低，心尖搏动点移向对侧；⑤胸壁叩诊呈浊音，如胃肠道充满液体并有肝、脾、胃肠充气较多时呈鼓音；⑥听诊患侧呼吸音消失，有时听到肠鸣音；⑦当疝入胸腔内的器官发生缺血坏死时，可出现腹痛、发热等；⑧部分缺损较小的患儿可无任何症状。

【临床类型】 按患儿膈肌缺损部位不同，可分为胸腹裂孔疝、胸骨后疝、食管裂孔疝 3 种类型。

第一节　急性肾小球肾炎

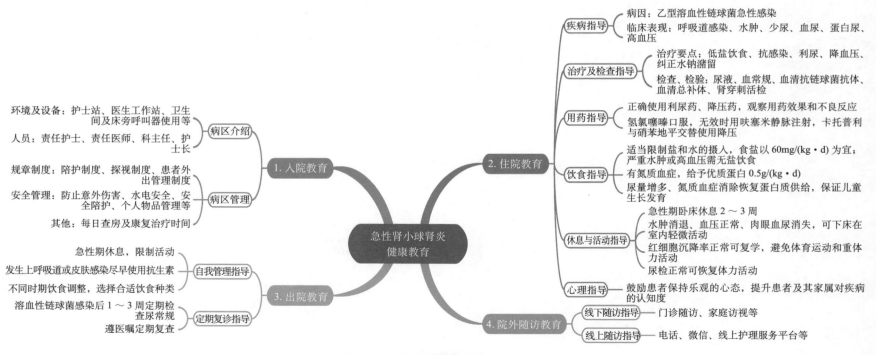

急性肾小球肾炎健康教育思维导图

【定义】急性肾小球肾炎简称急性肾炎，是指一组病因不一，临床表现为急性起病，多有前驱感染，以血尿为主伴不同程度蛋白尿，可有水肿、高血压或肾功能不全等特点的肾小球疾病。以 5～14 岁儿童多见，小于 2 岁少见，男女比例为 2：1。

【病因】本病有多种病因，最常见的是乙型溶血性链球菌感染，溶血性链球菌感染后，肾炎的发生率一般在 20% 内。前驱感染中，我国各地区均以上呼吸道感染最常见，皮肤感染次之。除乙型溶血性链球菌之外，其他病毒如流感病毒、腮腺炎病毒、柯萨奇病毒 B4 型、乙肝病毒、肺炎支原体、真菌、立克次体和疟原虫等也可致急性肾炎。

【临床特点】急性肾炎轻者无临床症状，仅见镜下血尿，重者可出现高血压脑病、严重循环充血和急性肾衰竭。起病初期可有低热、食欲减退、疲倦、乏力、头晕、腰部钝痛等非特异性症状。①水肿：是最常见的症状，初期多为眼睑及颜面部水肿，逐渐下行至躯干、四肢，重者遍及全身，呈非凹陷性；②少尿：水肿同时伴尿量减少，严重者可出现无尿；③血尿：肉眼血尿，呈茶褐色或洗肉水样，血尿颜色的不同与尿的酸碱度有关，一般 1～2 周转为镜下血尿；④蛋白尿：程度不等，有 20% 的患儿达到肾病水平；⑤高血压：学龄前儿童 ≥ 120/80mmHg，学龄儿童 ≥ 130/90mmHg，一般在 1～2 周随尿量增多而恢复正常。

【临床类型】可分为急性链球菌感染后肾小球肾炎和非链球菌感染后肾小球肾炎。

第二节　尿道下裂

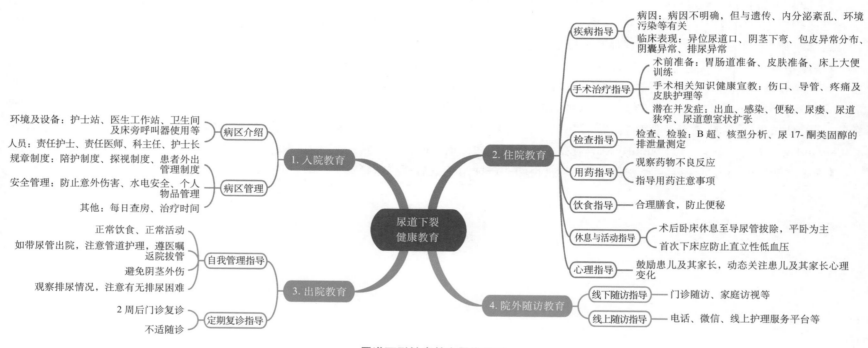

尿道下裂健康教育思维导图

【定义】尿道下裂是指因前尿道发育不全而致尿道开口未到达正常阴茎头顶端的位置，而是开口于正常位置近端至会阴部的途径上，部分患儿伴发阴茎下弯，是男性下尿路及外生殖器常见的先天性畸形。男婴发病率为 0.1% ～ 0.3%。

【病因】病因尚未明确，与胚胎学因素、基因遗传因素、内分泌因素、环境因素、母体 - 胎盘因素、产妇高龄等相关。

【临床特点】①异位尿道口：尿道口可开口于从正常尿道口近端至会阴部尿道的任何部位；②阴茎下弯：即阴茎向腹侧弯曲，多是轻度阴茎下弯，尿道下裂合并明显阴茎下弯约占 35%；③包皮异常分布：阴茎头背侧包皮呈帽状堆积，阴茎头腹侧包皮呈 V 形缺损，包皮系带缺如；④伴发畸形：尿道下裂最为常见的伴发畸形是腹股沟斜疝与睾丸下降不全，各占约 9%，尿道下裂越严重，伴发畸形率也越高。

　　【临床类型】根据尿道口位置不同分为 4 型。①阴茎头型：尿道口开口于阴茎头或冠状沟，约占 50%；②阴茎型：尿道口开口于阴茎体部，约占 20%；③阴囊型：尿道口开口于阴茎根部与阴囊交界处；④会阴型：尿道口开口于会阴部。

第三节　隐　睾

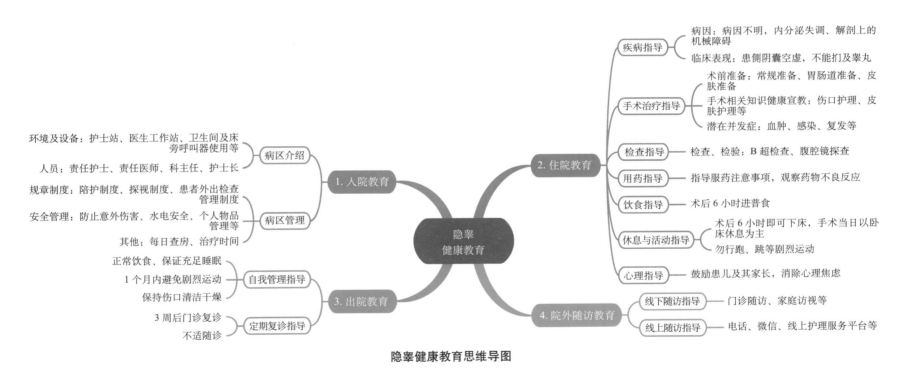

隐睾健康教育思维导图

　　【定义】隐睾又称睾丸未降、隐睾症，是指睾丸未能按照正常的发育过程从腰部腹膜后经腹股沟管下降达阴囊底部。隐睾发生率在出生体重＜900g 早产儿为 100%，出生体重＜1500g 的极低出生体重儿为 60%～70%，足月儿为 4%，1 岁时为 0.66%，成人 0.3%，在出生后睾丸仍可继续下降，但 6 个月后，继续下降机会明显减少。

【病因】 病因尚未明确，与内分泌失调、解剖上的机械障碍和遗传等因素相关。

【临床特点】 ①发生于单侧或双侧，以单侧多见，单侧中右侧稍多于左侧；②患侧阴囊明显发育不良，双侧者阴囊小而扁平，缺乏皮肤皱褶，色素浅；③患侧阴囊内空虚，不能扪及睾丸。

【临床类型】 根据能否扪及睾丸，分为可扪及睾丸型和不可扪及睾丸型。临床常用的分类方法：①睾丸下降不全，分为腹内高位隐睾、腹股沟隐睾、阴囊高位隐睾。②异位睾丸，指睾丸位于阴囊以外，如耻骨上方、大腿根部、会阴部、阴茎根部及横位异位。③无睾畸形，单侧或双侧无睾畸形。④滑动性睾丸，指可将睾丸推入阴囊，松手后立即退回原位。

第四节　隐匿阴茎

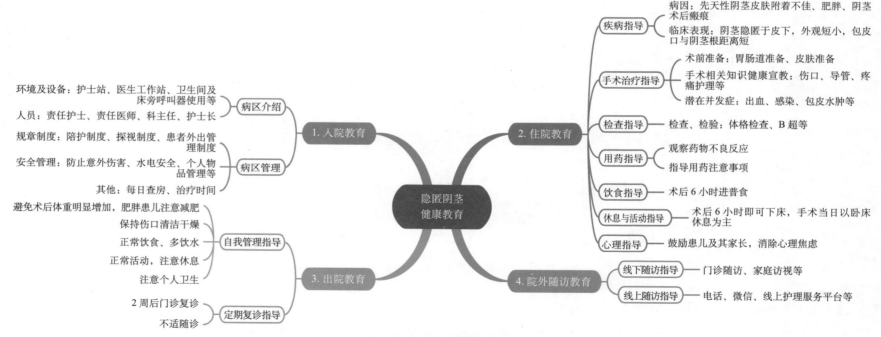

隐匿阴茎健康教育思维导图

【定义】 隐匿阴茎是一种阴茎体发育正常，阴茎显露不良的外生殖器畸形。

【病因】 与阴茎肉膜发育不良、阴茎皮肤附着异常、过度肥胖等因素相关。

【临床特点】 ①阴茎隐匿于皮下，外观短小；②包皮似一鸟嘴包住阴茎，与阴茎体不附着，背侧短，腹侧长；③用手向后推挤阴茎根的皮肤可见正常阴茎体显露，松手后阴茎体回缩；④阴茎藏于包皮内，易引起包皮炎，发炎时包皮红肿、痒、痛、有分泌物，严重时引起泌尿系统感染。

【临床类型】 根据其解剖形态学特点将隐匿阴茎分为以下 3 型：①Ⅰ型，部分隐匿型（轻度）；②Ⅱ型，阴茎头型（中度）；③Ⅲ型，皮球型（重度）。根据包皮口夹角角度，将隐匿阴茎分为以下 3 型：①Ⅰ型，包皮口夹角为 30°～45°；②Ⅱ型，包皮口夹角为 46°～90°；③Ⅲ型，包皮口夹角＞90°。

第五节　肾盂输尿管连接处梗阻

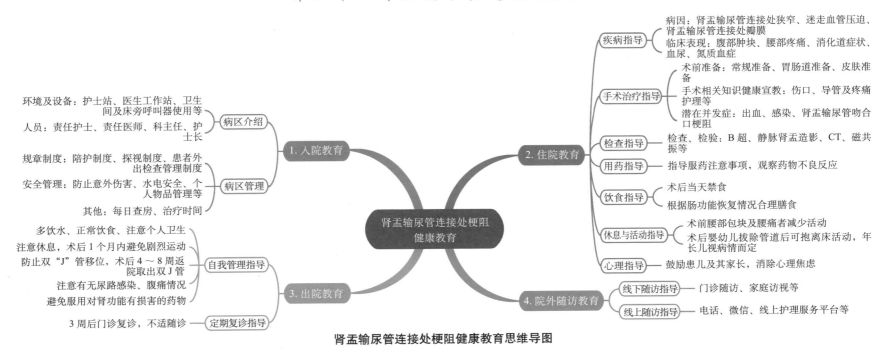

肾盂输尿管连接处梗阻健康教育思维导图

【定义】肾盂输尿管连接处梗阻为尿液从肾盂流入近端输尿管障碍，导致集合系统扩张，并可能引起肾脏损害，其所致肾积水是小儿较常见的泌尿系统畸形。其中男性多于女性，左侧多于右侧。

【病因】最常见的病因是肾盂输尿管连接处狭窄，约占85%。另外迷走血管压迫、肾盂输尿管连接处扭曲或折叠、高位肾盂输尿管连接、肾盂输尿管连接处瓣膜或息肉也可引起该病。

【临床特点】①腹部包块：是其最常见的体征，包块表面光滑，呈囊性，较大者可扪清界线及大小。②腰部疼痛：多以钝痛为主，因肾脏扩大，肾包膜被牵拉引起。有时大量饮水可诱发腹痛，故夏季发病高于其他季节。③部分患儿可合并消化道症状，出现厌食、恶心、呕吐。④如肾积水患儿受到直接暴力与硬物碰撞时，可导致肾破裂，表现为急腹症相应症状。⑤当患儿剧烈活动后，有的可出现一过性血尿。⑥尿路感染：表现为尿频、尿急、排尿困难，常伴有高热、寒战和败血症等全身中毒症状，发生率低于5%。⑦扩张的集合系统压迫肾内血管导致肾脏缺血，反射性引起肾素分泌增加，引起高血压。⑧多尿和多饮症状：为肾浓缩功能下降的表现。⑨双侧肾积水或孤立肾积水晚期可出现氮质血症。

第 21 章　免疫性疾病

第一节　过敏性紫癜

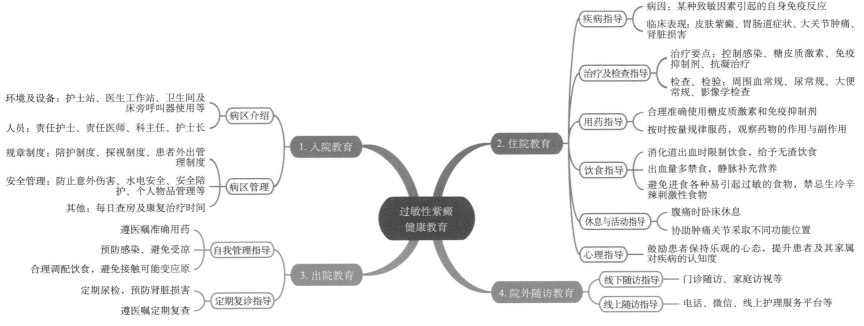

过敏性紫癜健康教育思维导图

【定义】过敏性紫癜又称亨-舒综合征，是以全身小血管炎为主要病变的系统性血管炎。临床表现为血小板不减少性紫癜，伴关节肿痛、腹痛、便血和血尿、蛋白尿等。好发于学龄期儿童，以 2 ～ 8 岁多见，男孩多于女孩；四季均有发病，以春、秋季多发。

【病因】病因尚不明确，目前认为与某种致敏因素引起的自身免疫反应有关。本病有一定的遗传倾向，家族中同胞可同时或先后发病。

【临床特点】急性起病，病前 1 ～ 3 周常有上呼吸道感染病史。临床特点：①皮肤紫癜。为首发症状，反复出现是本病特征，多见于四肢、臀部，对称分布，下肢伸面多见。初期紫红色斑丘疹，高出皮面，压之不褪色，后期棕褐色而消退；少数重症患儿紫癜大片融合形成大疱伴出血性坏死。4 ～ 6 周后消退，部分数周、数月复发。②胃肠道症状。约 50% 患儿可出现，以阵发性剧烈腹痛为主，常位于脐周或下腹部，伴呕吐，部分有黑粪或血便，偶有肠套叠、肠梗阻。③关节症状。约 1/3 患儿出现大关节肿痛、活动受限，多累及膝、踝、肘、腕等大关节，数日内消失，不遗留关节畸形。④肾脏症状。30% ～ 60% 有肾损害的临床表现，多发生于起病 1 个月内，多数出现紫癜性肾炎，50% 的患儿肾损害轻，能完全恢复。⑤其他。偶有颅内出血、鼻出血、牙龈出血，累及循环系统时发生心肌炎和心包炎，累及呼吸系统时发生喉头水肿、哮喘、肺出血等。

第二节 免疫性血小板减少症

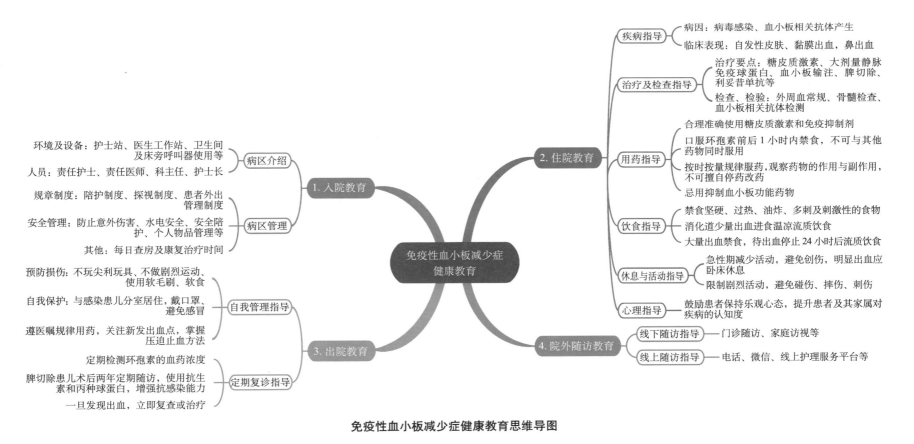

免疫性血小板减少症健康教育思维导图

【定义】 免疫性血小板减少症是正常血小板被免疫性破坏的自身免疫病，是小儿最常见的出血性疾病，占儿童出血性疾病的 25% ～ 30%。其主要临床特点为皮肤、黏膜自发性出血、血小板减少、束臂试验阳性、出血时间延长和血块收缩不良。

【病因】患儿发病前常有病毒感染史或疫苗接种史。但病毒感染不是导致血小板减少的直接原因，而是由于病毒感染后机体产生相应的血小板相关抗体（PAIgG），病原体上的外来抗原和自体血小板抗原之间的分子模拟导致交叉反应性 T 细胞和 B 细胞激活，以及表位扩散，从而引发 ITP。常见的病原体有幽门螺杆菌、呼吸道病毒、水痘 - 带状疱疹病毒等。ITP 的主要发病机制是由于机体对自身抗原的免疫失耐受，导致免疫介导的血小板破坏增多和免疫介导的巨核细胞产生血小板不足。

【临床特点】①自发性皮肤、黏膜出血为突出表现，多为针尖样大小的皮内或皮下出血点，或为瘀斑和紫癜；②分布不均匀，通常以四肢为多，易于碰撞的部位更多见；③常伴有鼻出血或牙龈出血，青春期可有月经过多，少数患儿可有视网膜和结膜下出血，颅内出血少见，一旦发生则预后不良；④出血严重者可致贫血，部分患儿病程中没有任何出血表现；⑤预后：80% ～ 90% 的患儿于发病后 1 ～ 6 个月痊愈，10% ～ 20% 的患儿呈慢性病程，病死率为 0.5% ～ 1%，主要致死原因为颅内出血。

【临床类型】根据病程的长短将 ITP 分为 3 型：①确诊后＜ 3 个月；②持续性 ITP：确诊后 3 ～ 12 个月；③慢性 ITP：确诊后＞ 12 个月。

第 22 章　血液系统疾病

第一节　儿童白血病

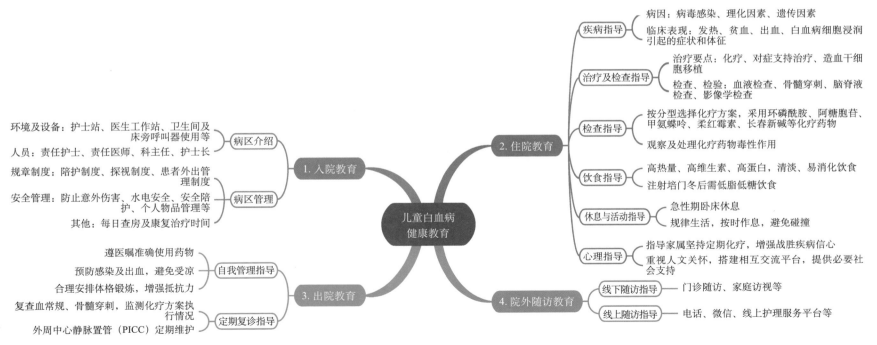

病区介绍
环境及设备：护士站、医生工作站、卫生间及床旁呼叫器使用等
人员：责任护士、责任医师、科主任、护士长

病区管理
规章制度：陪护制度、探视制度、患者外出管理制度
安全管理：防止意外伤害、水电安全、安全陪护、个人物品管理等
其他：每日查房及康复治疗时间

1. 入院教育

儿童白血病健康教育

2. 住院教育

疾病指导
病因：病毒感染、理化因素、遗传因素
临床表现：发热、贫血、出血、白血病细胞浸润引起的症状和体征

治疗及检查指导
治疗要点：化疗、对症支持治疗、造血干细胞移植
检查、检验：血液检查、骨髓穿刺、脑脊液检查、影像学检查

检查指导
按分型选择化疗方案，采用环磷酰胺、阿糖胞苷、甲氨蝶呤、柔红霉素、长春新碱等化疗药物
观察及处理化疗药物毒性作用

饮食指导
高热量、高维生素、高蛋白，清淡、易消化饮食
注射培门冬后需低脂低糖饮食

休息与活动指导
急性期卧床休息
规律生活，按时作息，避免碰撞

心理指导
指导家属坚持定期化疗，增强战胜疾病信心
重视人文关怀，搭建相互交流平台，提供必要社会支持

3. 出院教育

自我管理指导
遵医嘱准确使用药物
预防感染及出血，避免受凉
合理安排体格锻炼，增强抵抗力

定期复诊指导
复查血常规、骨髓穿刺，监测化疗方案执行情况
外周中心静脉置管（PICC）定期维护

4. 院外随访教育

线下随访指导
门诊随访、家庭访视等

线上随访指导
电话、微信、线上护理服务平台等

儿童白血病健康教育思维导图

【定义】白血病是造血组织中某一血细胞系统过度增生、进入血流并浸润到各组织和器官，进而引起一系列临床表现的造血系统恶性疾病。白血病是儿童时期最常见的恶性肿瘤。据调查，我国 10 岁以下小儿发病率为 3/10 万～ 4/10 万，任何年龄均可发病，以学龄前期多见，男性高于女性。儿童以急性白血病多见，急性白血病占 90%～ 95%；慢性白血病仅占 3%～ 5%。

【病因】病因尚未完全清楚，但通过研究白血病的发生趋势和发病特点，认为与以下因素有关。①病毒感染：属于 RNA 病毒的反转录病毒与人类 T 淋巴细胞白血病有关。②理化因素：接受电离辐射、放射、核辐射等使儿童白血病发生概率显著增加。苯、重金属、氯霉素、保泰松和细胞毒药物等均可诱发急性白血病。③遗传因素：白血病不是遗传病，但具有遗传缺陷的人群易发生白血病。部分染色体异常的先天性疾病如 21- 三体综合征、Bloom 综合征等成为危险因素。

【临床特点】多数起病急，早期可有面色苍白、精神不振、乏力、食欲减退、鼻出血或牙龈出血等症状；少数患儿以发热和类似风湿热的骨、关节疼痛为首发症状。主要临床特点如下。①发热：为首发症状，一般不伴寒战，抗生素治疗无效，与粒细胞缺乏和白血病本身发热有关，持续高热提示继发感染。②贫血：出现较早，可随病情发展进行性加重，表现为苍白、乏力、活动后气促等。贫血主要是由于骨髓造血干细胞受抑制；查体时发现面色、甲床、眼睑结膜不同程度的苍白。③出血：以皮肤、黏膜出血多见，表现为紫癜、瘀斑、鼻出血、牙龈出血、消化道出血和血尿；颅内出血很少见，是白血病患儿死亡的重要原因之一。④白血病细胞浸润引起的症状和体征：不同程度的肝、脾、淋巴结肿大，可有压痛；纵隔淋巴结肿大可见呛咳、呼吸困难、静脉回流受阻等；骨、关节浸润可见胸骨和关节疼痛；中枢神经系统白血病时出现头痛、呕吐、嗜睡惊厥甚至昏迷，脑膜刺激征等表现；绿色瘤是急性粒细胞白血病的一种特殊类型；浸润其他组织器官如皮肤、睾丸、心脏等组织出现相应的症状和体征。

【临床类型】可分为急性淋巴细胞白血病（ALL，简称急淋）和急性非淋巴细胞白血病（ANLL，简称急非淋）两大类。近年来 ALL 疗效有明显提高，5 年生存率可以达到 80% 以上。

第二节　淋　巴　瘤

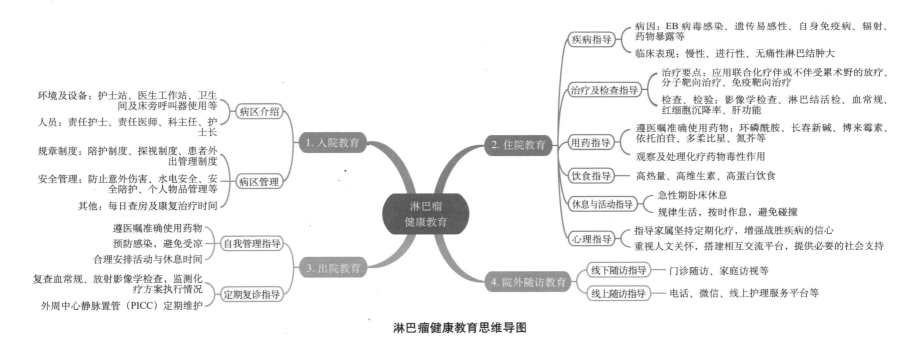

淋巴瘤健康教育思维导图

【定义】淋巴瘤是一组原发于淋巴结或其他淋巴组织的恶性肿瘤，临床表现为进行性、无痛性淋巴结肿大和局部肿块及其相应组织器官的压迫症状，常伴肝脾大，晚期可有发热、贫血、出血和恶病质表现。淋巴瘤是儿童时期常见的恶性肿瘤，居儿童青少年恶性肿瘤的第3位，约占15%，可发生于身体的任何部位，男孩多于女孩。

【病因】尚不清楚，目前认为可能与有关病毒感染、理化因素、遗传因素等有关。

【临床特点】最早表现为慢性、进行性、无痛淋巴结肿大，通常在颈部或锁骨下，其次为颌下、腋下、腹股沟等处，肿大淋巴结可粘连融合成块。肿大的淋巴结压迫邻近组织器官引起相应症状，如纵隔淋巴结肿大可致持续性干咳、胸闷、呼吸困难和上腔静脉压迫症；腹腔淋巴结肿大可出现腹痛，甚至肠梗阻等。患儿可有发热、盗汗、恶心、食欲减退、疲乏、消瘦等全身症状。晚期可出现淋巴结外组织及脏器侵犯的表现。

　　【临床类型】儿童淋巴瘤分为霍奇金淋巴瘤和非霍奇金淋巴瘤两大类，我国儿童以非霍奇金淋巴瘤多见，占 80% ～ 85%。①霍奇金淋巴瘤：是来源于 B 淋巴细胞的淋巴瘤，主要累及淋巴结、肝、脾和骨髓，特点是进行性无痛性淋巴结肿大，典型的病理特征是肿瘤细胞散在于大量免疫背景细胞中。其发病率约占全部儿童肿瘤的 5%，男孩更多见，多见于青少年和青年，5 岁以下很少发病。②非霍奇金淋巴瘤：是一组原发于淋巴结外淋巴组织的高度恶、高侵袭性恶性肿瘤。包括所有未归类于霍奇金病的恶性淋巴瘤。约占儿童所有肿瘤的 6.3%。现今高侵袭的儿童和青少年成熟 B-NHL 已经成为可治愈性儿童肿瘤性疾病。

第 23 章　传染性疾病

第一节　传染性单核细胞增多症

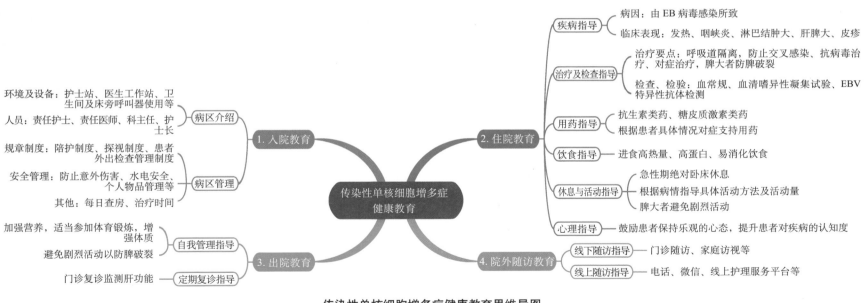

传染性单核细胞增多症健康教育思维导图

【定义】 传染性单核细胞增多症是由 EB 病毒感染所致的急性感染性疾病，以发热、咽喉痛、淋巴结肿大为典型临床特点，可出现肝脾大，外周血中淋巴细胞增多及异型淋巴细胞等。

【病原学】EB 病毒属于疱疹病毒，是一种嗜淋巴细胞的 DNA 病毒。EB 病毒有 5 种抗原成分，即衣壳抗原、早期抗原、核心抗原、淋巴细胞决定的膜抗原及膜抗原，均能产生各自相应的抗体。

【流行病学】人群感染率高，人是 EB 病毒的储存宿主，患者和 EB 病毒携带者均是传染源。传染途径主要是口 - 口传播，可经飞沫传播，偶可经输血传播。本病主要见于儿童和青少年，性别差异不大全年均有发病。

【发病机制】EB 病毒进入口腔后，首先在咽部淋巴组织内复制，引起渗出性咽扁桃体炎，导致病毒血症，累及全身淋巴系统。病毒在腮腺、唾液腺上皮细胞中繁殖，长期或间歇性向唾液中排放。B 淋巴细胞表面有 EB 病毒受体，受感染的 B 淋巴细胞表面抗原发生改变，引起 T 淋巴细胞的强烈免疫应答而转化为细胞毒性 T 淋巴细胞。本病的发病机制还包括免疫复合物的沉积、病毒对细胞的直接损害等。

【临床特点】潜伏期 9 ～ 11 天，部分可出现乏力、头痛、畏寒、鼻塞、恶心、食欲减退等前驱症状。典型表现如下。①发热：一般均有发热，体温 38.5 ～ 40.0℃，无固定热型，部分伴寒战，热程数天至数周。②咽峡炎：咽部、扁桃体、悬雍垂充血肿胀伴咽痛，部分扁桃体溃疡，见奶油色分泌物，咽部肿胀严重者可出现呼吸及吞咽困难。③淋巴结肿大：在病程第 1 周出现全身淋巴结肿大，以颈部最常见，肠系膜淋巴结肿大可引起腹痛。肿大淋巴结在热退后数周消退。④肝脾大：部分有肝大，出现肝功能异常伴黄疸。约 50% 患者有轻度脾大，伴疼痛及压痛，偶可发生脾破裂。⑤皮疹：可出现多形性皮疹，以丘疹、斑丘疹常见，多见于躯干。3 ～ 7 天消退，无脱屑及色素沉着。⑥其他：可并发急性无菌性脑膜炎、脑干脑炎、周围神经炎等神经系统症状。急性期偶可发生心包炎、心肌炎等。

第二节 手足口病

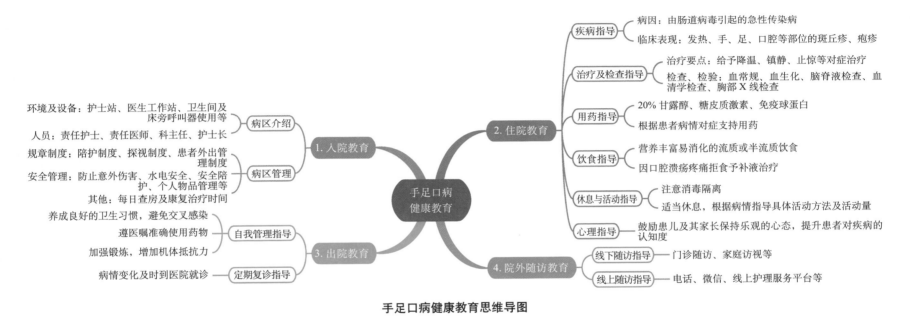

手足口病健康教育思维导图

【定义】手足口病是由肠道病毒引起的急性传染病，主要临床表现为发热，手、足、口腔等部位的皮疹、疱疹、溃疡等典型表现，重者可出现无菌性脑膜炎、脑干脑炎、脑脊髓炎、肺水肿、循环障碍等严重并发症，并可导致死亡。

【病原体】手足口病的病原体多样，均为肠道病毒，其中 EV71 和 CoxA16 最常见。病毒对外界抵抗力较强，室温下可存活数日，污水和粪便中可存活数月，不易被胃酸和胆汁灭活，能抵抗 70% 乙醇。耐低温，4℃可存活 1 年，但 50℃被迅速灭活。对紫外线敏感，对高锰酸钾、含氯消毒液、甲醛、碘酒较敏感。手足口病患者和隐性感染者均为传染源。主要通过消化道、呼吸道和密切接触传播。多发生于学龄前儿童，尤以 3 岁以下年龄组发病率最高。感染后可获得免疫力，但持续时间尚不明确。

【发病机制】肠道病毒由消化道或呼吸道侵入人体，在局部黏膜上皮细胞或淋巴组织中繁殖，并从口咽部分泌物或粪便排出。病毒通过局部淋巴结进入血液导致第一次病毒血症。随后经血液循环侵犯各靶器官并大量复制，再次入血导致第二次病毒血症。最终病毒随血液播散到全身各器官如皮肤黏膜、中枢神经系统、心、肺、肝、脾等进一步复制而出现相应临床症状。一般能正常防御而成为无症状感染者或轻症，少数患者由于细胞病变而成为重症。

【**临床表现**】手足口病潜伏期多为 2 ~ 10 天，平均 3 ~ 5 天。

1. **普通病例**　起病急，发热，伴咳嗽、流涕、食欲减退等，口腔黏膜出现散在疱疹和溃疡，可引起疼痛。手、足、臀等部位出现斑丘疹、疱疹，偶见于躯干。部分患者表现为皮疹或疱疹性咽峡炎，个别患儿无皮疹。皮疹消退后不留瘢痕，1 周左右痊愈。

2. **重症病例**　少数出现脑膜炎、脑炎、脑脊髓炎、肺水肿、循环障碍等，极少数病例病情危重可致死亡，存活后可有后遗症。

（1）神经系统：持续高热，精神差、嗜睡、易惊、头痛、呕吐、谵妄甚至昏迷；肢体抖动，肌阵挛、眼球震颤、共济失调、眼球运动障碍；无力或急性弛缓性麻痹；惊厥。

（2）呼吸系统：呼吸浅促、呼吸困难或节律改变，口唇发绀，咳嗽，咳白色、粉红色或血性泡沫痰；肺部可闻及湿啰音或痰鸣音。

（3）循环系统：面色苍白、皮肤花纹、四肢发凉，指（趾）发绀；出冷汗；毛细血管再充盈时间延长。心率增快或减慢，脉搏浅速或减弱甚至消失；血压升高或下降。

第 24 章　运动系统疾病

第一节　先天性肌性斜颈

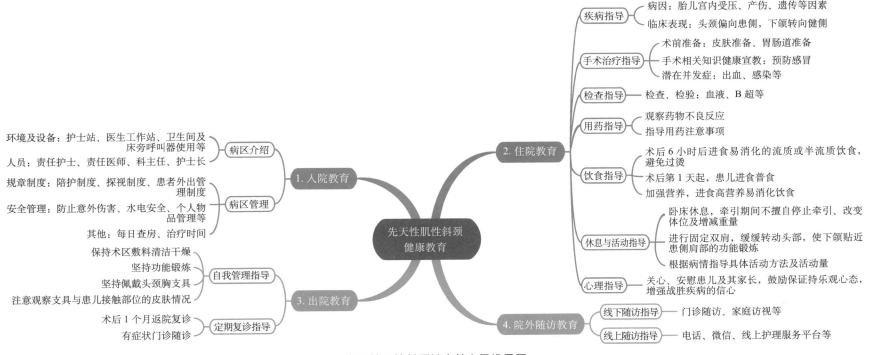

先天性肌性斜颈健康教育思维导图

【定义】先天性肌性斜颈是指由于一侧胸锁乳突肌挛缩导致的头颈部特殊姿势的先天畸形，其典型特点为头颈偏向患侧，下颌转向健侧。其发病率为 0.1%～0.3%，是小儿常见的先天性畸形之一，以右侧多见。患儿出生后 7～14 天，一侧胸锁乳突肌出现包块，出现斜颈。包块随月龄增大，3～5 个月后肿块逐渐自行缩小，可出现多重转归。

【病因】病因不明确，存在多种学说与观点：宫内拥挤学说、筋膜间室综合征后遗症学说、胚胎发育异常学说、遗传因素等。

【临床特点】临床特点主要为患儿头向患侧偏斜，下颌转向对侧，颈部活动有不同程度受限。在婴儿出生 7～14 天，在胸锁乳突肌中、下 1/3 处有一质硬的圆形或椭圆形肿块，肿块在 2～6 个月逐渐消失。部分儿童可自愈无斜颈症状；部分儿童出现坚硬的条索状胸锁乳突肌，头颈斜向患侧，下颌转向对侧头颈旋转侧屈活动明显受限；同时出现头面不对称，患侧面部发育落后，呈斜头畸形。面部不对称随年龄增长而加重，重者颈椎及上胸椎可出现侧弯畸形。

第二节 发育性髋关节发育不良

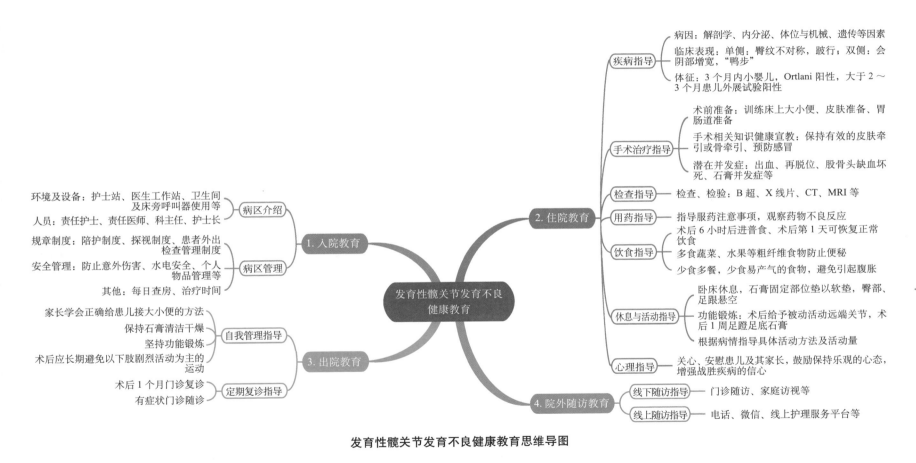

发育性髋关节发育不良健康教育思维导图

【定义】 发育性髋关节发育不良是指婴幼儿髋关节发育相关的一系列疾病，包括髋臼、股骨近端的发育异常及髋关节力学不稳定。由于该病与髋关节发育过程紧密相关，不同年龄组的表现和相应的治疗各不相同。诊疗年龄越小，疗效越好，重视对高危新生儿的普查。本病的发病率有种族和地区差别，拉普兰人和美国印第安人的发病率高于非洲裔及亚洲裔；国内平均发病率约为 3.9‰，北方比南方多见。

【病因】本病病因至今尚未完全清楚，引起 DDH 的相关因素影响，如机械因素、内分泌诱导的关节松弛、原发性髋臼发育不良和遗传因素等。

【临床特点】①婴儿期：患儿髋关节尚未负重及行走，症状并不明显。单侧者，大腿内侧皮纹及臀纹加深上移，双侧者表现为会阴部增宽。②幼儿期及儿童期：患儿已开始学步并独立行走，主要表现为步态异常。单侧者，身体向患侧晃动，呈跛行步态；双侧者，左右摇摆，呈明显"鸭步"。③体征：跛行、鸭步步态，髋关节受限，可存在疲劳性疼痛、关节运动终末挤压痛，Barlow 征试验阳性，Ortolani 征阳性，Allissign 阳性，Trendelenburg Test 阳性等。

【临床类型】根据病变的程度、发现病变的年龄，常分为 4 型。①新生儿髋关节不稳定：出生 7 天内，检查发现髋关节不稳定，6 周后检查没有异常；②髋臼发育不良：股骨头与髋臼的位置关系正常，股骨头和髋臼发育差，髋关节呈不稳定状态，早期无症状，部分患儿年长后出现相应的症状；③髋关节半脱位：股骨头向髋臼的外上方移位，但未完全脱出髋臼，股骨头和髋臼发育差；④髋关节脱位：股骨头已明显脱离髋臼，多数向外、上移位，股骨头与关节面无接触。

第三节 先天性马蹄内翻足

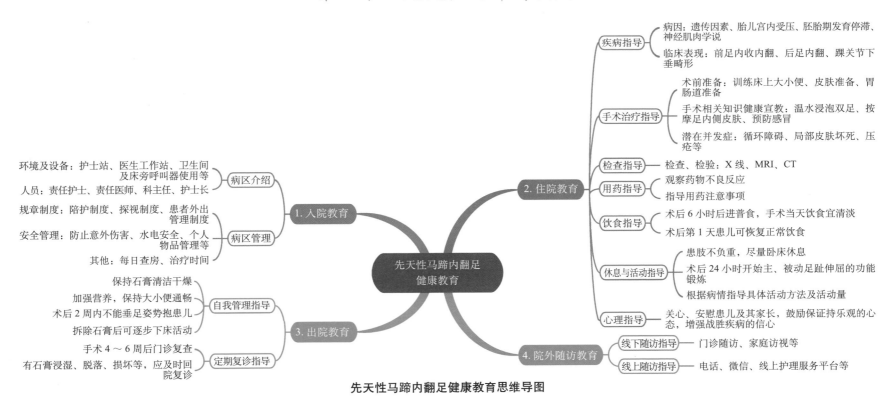

先天性马蹄内翻足健康教育思维导图

【定义】先天性马蹄内翻足是最常见的足部先天性复杂畸形，包括前足内收和内旋、中足内翻和高弓、后足马蹄样畸形，常合并胫骨内旋。发生率约为 1/1000，男性多于女性，单侧或双侧均可发病。幼儿期以后，因足在畸形状态下行走，骨骼随着负重和长期畸形位，而逐渐发生骨骼发育障碍和畸形改变。患儿年龄越大，负重时间越长，畸形越严重，手术越复杂，疗效越差。

【病因】本病病因尚不十分清楚，有多种学说：遗传因素、胚胎发育受阻、纤维组织挛缩、神经肌肉病变等。

【临床特点】患儿出生后，即新生儿期就表现有不同程度的马蹄内翻畸形，表现为足下垂、前足内收、内翻，畸形程度随病理变化的轻重而异。随患儿年龄的增长，站立、行走时足背外侧负重，骨骼出现变形，足背外侧出现胼胝和滑囊。常合并胫骨内旋。

【临床类型】根据临床特点可分为两型。①松软型：畸形程度轻，骨骼无明显畸形变，皮肤、肌腱均不紧，轻轻用手即可恢复正常位置，松手后畸形又出现。②畸形程度重而不易改变，骨骼有畸形变，跖面可见一条深的横形皮肤皱褶，皮肤紧绷，跟腱细而紧，呈明显马蹄、内翻、内收畸形，多为双侧。

第四节　肱骨髁上骨折

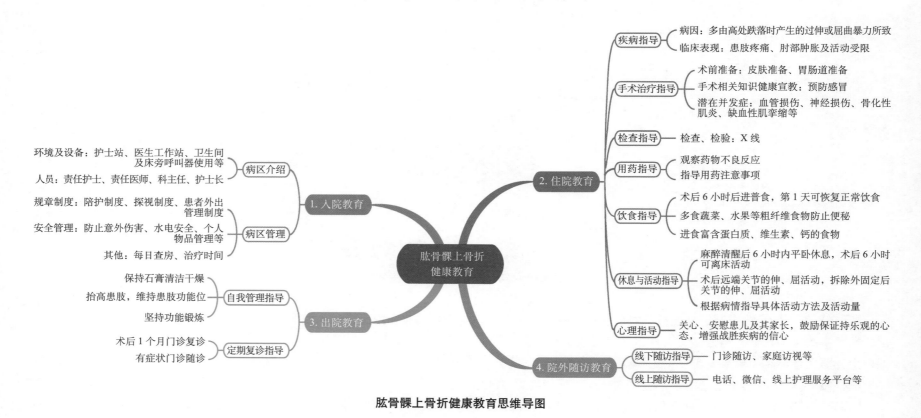

肱骨髁上骨折健康教育思维导图

【定义】肱骨髁上骨折是指肱骨远端内外髁上方的骨折。以儿童最多见，好发年龄为 5 ～ 12 岁，夏季发生率高。早期处理不当易发生缺血性挛缩，晚期可出现肘内翻等畸形。

【病因】肱骨髁上骨折多由高处跌落时产生的过伸或屈曲暴力所致。跌倒时手支撑着地所受暴力传导至薄弱的髁上部位导致骨折。肘关节过伸造成伸直型髁上骨折。跌倒时肘关节屈曲，鹰嘴着地，导致屈曲型髁上骨折。伸直型骨折最多见，占 95% ～ 98%，其骨折远端向后上移位。屈曲型骨折仅占 2% ～ 5%，骨折远端向前上方移位。

【临床特点】①伸直型：受伤后，肘部出现疼痛、肿胀、皮下瘀斑，肘部向后突出并处于半屈位。肘部畸形，肘后三角关系正常，可合并正中、桡或尺神经损伤；肱动脉损伤或受压可引起前臂肌缺血，出现剧痛、苍白、发凉、麻木等症状。②屈曲型：受伤后，局部肿胀，疼痛，肘后凸起，皮下瘀斑。合并血管、神经损伤较少。

【临床类型】Gartland 根据骨折移位的程度将肱骨髁上骨折分为 3 型。① Ⅰ 型：损伤为无移位的骨折。② Ⅱ 型：损伤为肱骨后侧皮质相接触但骨折远端向前移位（前方骨折线位于肱骨小头可分为了 Ⅱ A 型和 Ⅱ B 型。Ⅱ A 型为骨折没有旋转畸形或骨折块移位；而 Ⅱ B 型骨折类型则有上述情况，骨折更为不稳定。③ Ⅲ 型：骨折为斜形骨折合并严重的移位和旋转。皮质无接触的骨折移位类型。

第一节　病毒性脑炎

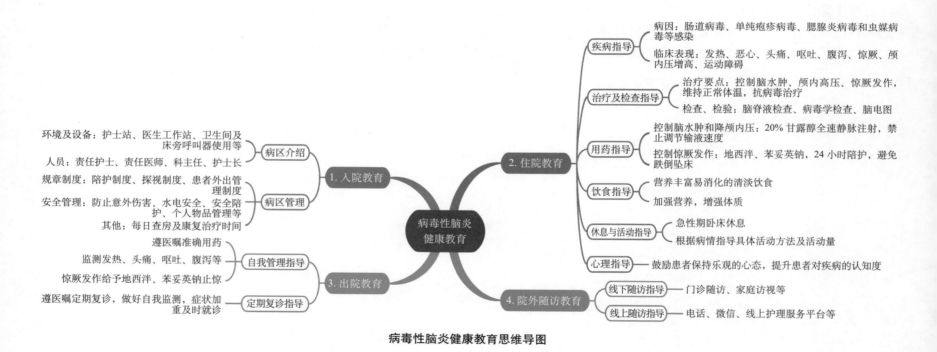

病毒性脑炎健康教育思维导图

【定义】病毒性脑炎指由多种病毒引起的颅内脑实质炎症。若病变累及脑膜，则称为病毒性脑膜脑炎，若病变影响大脑实质称为病毒性脑炎。若同时受累，称为病毒性脑膜脑炎。大多数患儿病程呈自限性。

【病原与发病机制】

1. *病毒感染*　在 1/4 ～ 1/3 的患儿能找到其致病病毒；80% 患儿的致病病毒为肠道病毒，其次为虫媒病毒、腺病毒、单纯疱疹病毒、腮腺炎病毒和其他病毒。

2. *发病机制*　病毒经肠道或呼吸道进入淋巴结繁殖，经血流感染颅外某些脏器而出现发热等全身症状。若病毒在脏器内定居繁殖，即可通过血脑屏障入侵脑膜或脑实质，使其弥漫性充血、水肿，血管周围淋巴细胞浸润，胶质细胞增生，局部组织出血、坏死而导致中枢神经系统症状。

【临床特点】病情的轻重取决于脑膜或脑实质受累的相对程度。病毒性脑炎的临床症状较脑膜炎重，重症脑炎更易在急性期死亡或留下后遗症。

1. *病毒性脑膜炎*　急性起病，先有上呼吸道或消化道感染性疾病。主要表现为发热、恶心、呕吐、精神差、嗜睡。年长儿表现为头痛，婴儿则烦躁不安，易激惹。可有颈强直等脑膜刺激征。很少发生严重意识障碍和惊厥，无局限性神经系统体征。大多病程 1 ～ 2 周。

2. *病毒性脑炎*　起病急，临床表现因脑实质受损部位的病理改变、范围和严重程度而不同。

（1）前驱症状：急性全身感染症状。

（2）中枢神经系统症状：①惊厥。多数表现为全身心发作，严重者呈惊厥持续状态。②意识障碍。轻者反应淡漠、迟钝、嗜睡或烦躁，严重者可有昏睡、昏迷、深度昏迷甚至去皮质状态等不同程度的意识改变。③颅内压增高。头痛、呕吐，婴儿前囟饱满，严重者出现呼吸节律不规则或瞳孔不等大等脑疝症状。④运动功能障碍：脑组织受累部位不同，可出现不自主运动、偏瘫、吞咽障碍等。⑤精神情绪异常。病变累及额叶底部、颞叶边缘系统，可出现躁狂、幻觉、失语，定向力、计算力与记忆力障碍等症状。多数患儿可完全恢复，但少数患儿遗留癫痫、肢体瘫痪等后遗症。

第二节　癫　痫

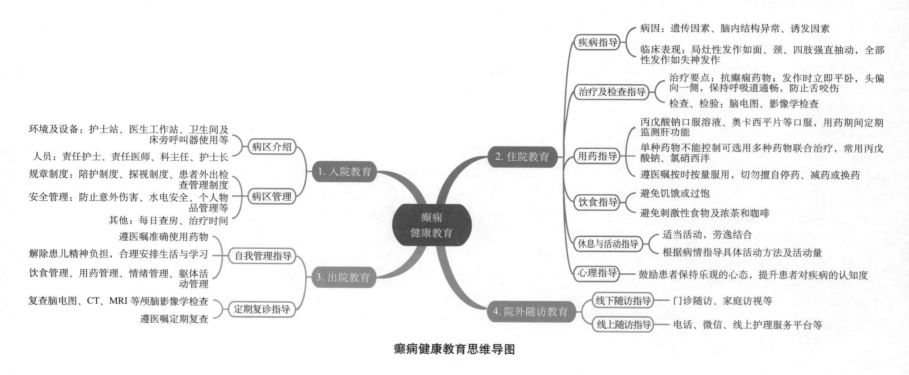

癫痫健康教育思维导图

　　【定义】癫痫是一种以具有持久性的产生癫痫发作倾向为特征的慢性脑部疾病，临床表现为意识、运动、感觉、精神或自主神经运动障碍，多在儿童期发病。

　　【病因】①遗传因素：多数为单基因遗传；②脑内结构异常：多种先天、后天性脑损伤如脑发育畸形、宫内感染、脑外伤后遗症等；③诱发因素：常见诱发因素包括年龄、内分泌、睡眠、饥饿、暴食、劳累、情绪异常等。

【临床特点】

（一）癫痫发作

1. 局灶性发作

（1）单纯局灶性发作：无意识丧失。部分患儿局灶运动性发作后，抽动部位可出现暂时性瘫痪，称为Todd麻痹。

（2）复杂局灶性发作：意识部分丧失，精神行为异常，如吞咽、咀嚼、摸索、自语等。

2. 全面性发作

（1）强直阵挛发作：最常见，开始为全身骨骼肌伸肌或屈肌强直性收缩伴意识丧失、呼吸暂停与发绀，即强直期，数秒至数十秒；继之全身反复、短促的猛烈屈曲性抽动，即阵挛期，1～5分钟。而后出现发作后症状。

（2）强直发作：发作时全身肌肉强烈收缩伴意识丧失。固定于某种姿势，如头眼偏斜、双上肢屈曲或伸直、呼吸暂停、角弓反张等，持续5～20秒或更长。

（3）阵挛发作：仅有肢体，躯干或面部肌肉节律性抽动，而无强直成分。

（4）肌阵挛发作：为突发的全身或局部骨骼肌触电样短暂收缩，严重者可致跌倒。

（5）失张力发作：全身或躯体某部分的肌肉张力突然短暂性丧失而引起姿势的改变，表现为头下垂，肩或肢体突然下垂，屈髋屈膝或跌倒。

（6）失神发作：发作时突然停止正在进行的活动，意识丧失但不跌倒，两眼凝视，持续数秒后意识恢复，发作后不能回忆。每天发作数十次，过度换气往往可诱发。

（二）癫痫综合征

1. 良性癫痫　儿童最常见，从口面部开始，如喉头发生、唾液增多，面部抽搐等，很快至全身强直阵挛发作，意识丧失，药物控制效果良好。

2. 失神癫痫　因过度换气、情绪及注意力改变而诱发，用药容易控制。

3. 婴儿痉挛症　又称West综合征，临床表现有屈曲性、伸展性及混合性3种，多属于难治性癫痫。

（三）癫痫持续状态

癫痫一次发作持续30分钟以上，或反复发作间歇期意识不能恢复达30分钟以上，称为癫痫持续状态（SE）。临床多见强直阵挛持续状态。

（四）睡眠障碍

癫痫患儿睡眠习惯多较差，发生睡眠障碍的可能性很大。睡眠障碍可导致睡眠效率减低，影响癫痫的控制及患儿行为、神经心理发育，诊断和解决睡眠问题可促进癫痫发作的控制。癫痫患儿出现睡眠障碍与白天注意力障碍和社会行为异常有关。

第三节　脑性瘫痪

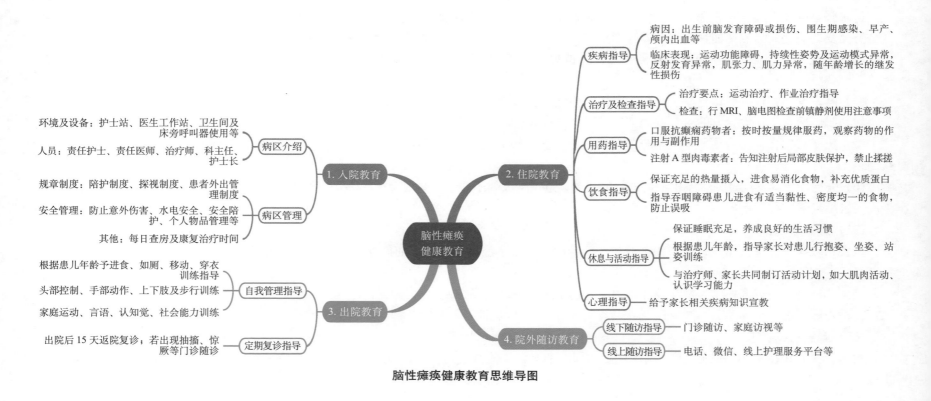

脑性瘫痪健康教育思维导图

【定义】 脑性瘫痪简称脑瘫，是一组持续存在的中枢性运动和姿势发育障碍、活动受限症候群，这种症候群是由于发育中的胎儿或婴幼儿脑部非进行性损伤所致。脑瘫的运动障碍常伴有感觉、知觉、认知、交流和行为障碍及癫痫和继发性肌肉、骨骼等问题。

【病因】 流行病学研究表明，70%～ 80%的脑性瘫痪与产前因素有关，出生窒息所造成的脑性瘫痪仅占 10%左右。早产、先天性畸形、宫内感染、胎儿生长受限、多胎妊娠和胎盘异常等增加了脑性瘫痪的风险。脑性瘫痪的直接病因是在脑发育成熟前，脑损伤和（或）发育缺陷导致以运动障碍和姿势异常为主的症候群。脑损伤和脑发育缺陷的时间可划分为 3 个阶段，即出生前、围生期和出生后。近年认为对脑性瘫痪病因学的研究应重点转入胚胎发育生物学的领域。

（1）出生前因素：①遗传因素；②母体因素；③宫内感染；④宫内生长迟缓；⑤绒毛膜羊膜炎；⑥先天性畸形。

（2）围生期因素：①围生期感染；②早产；③新生儿脑卒中；④其他：胎盘功能不全、缺氧缺血、胎粪吸入等。

（3）出生后因素：①新生儿脑病；②胆红素脑病；③感染因素；④中毒及创伤等；⑤性别与种族；⑥环境因素。

【临床特点】 持续性运动障碍及姿势异常是脑性瘫痪的核心表现，可表现为不同模式同时伴有肌张力和肌力的改变。这些异常往往以姿势运动发育延迟、反射发育异常以及肌张力和肌力异常最早出现，通常在 18 个月之前被发现。

1. **典型特征**　表现为 5 个方面：①运动功能障碍，早期以运动发育落后为主；②持续性姿势及运动模式异常；③反射发育异常，主要为原始反射延迟消失，立直（矫正）反射及平衡（倾斜）反应延迟出现，痉挛型脑性瘫痪可出现病理反射；④肌张力和肌力异常（牵张反射亢进、关节活动度异常等）；⑤随年龄增长的继发性损伤。

2. **运动障碍的特点**　①运动发育的未成熟性；②运动发育的不均衡性；③运动发育的异常性；④运动障碍的多样性；⑤异常发育的顺应性。

【临床类型】 按照中国脑性瘫痪康复指南（2022）将脑瘫分为以下类型。①痉挛型四肢瘫：以锥体系受损为主，包括皮质运动区及传导束损伤。②痉挛型双瘫：以锥体系受损为主，包括皮质运动区及传导束损伤。③痉挛型偏瘫：以锥体系受损为主，包括皮质运动区及传导束损伤。④不随意运动型：以锥体外系受损为主。⑤共济失调型：以小脑受损为主，可存在锥体系及锥体外系损伤。⑥混合型：具有两种或两种以上类型的特点，以痉挛型和不随意运动型症状同时存在为多见。⑦ Worster-Drought 综合征：又称先天性假性球麻痹，是一种以假性球麻痹为特征的脑瘫。临床主要表现为吞咽困难、发音困难、流涎和下颌抽搐。同时可以伴有癫痫、轻中度运动障碍、精神障碍等临床表现。

第 26 章　营养障碍疾病

漏 斗 胸

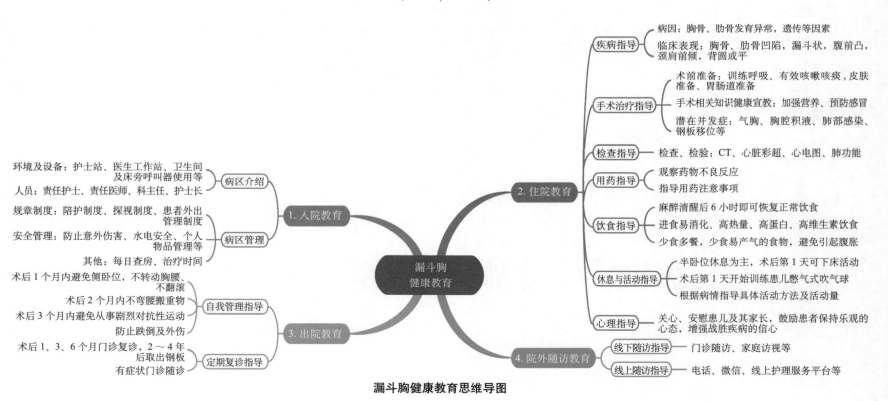

漏斗胸健康教育思维导图

病区介绍
- 环境及设备：护士站、医生工作站、卫生间及床旁呼叫器使用等
- 人员：责任护士、责任医师、科主任、护士长

病区管理
- 规章制度：陪护制度、探视制度、患者外出管理制度
- 安全管理：防止意外伤害、水电安全、个人物品管理等
- 其他：每日查房、治疗时间

1. 入院教育

自我管理指导
- 术后1个月内避免侧卧位，不转动胸腰、不翻滚
- 术后2个月内不弯腰搬重物
- 术后3个月内避免从事剧烈对抗性运动
- 防止跌倒及外伤

定期复诊指导
- 术后1、3、6个月门诊复诊，2～4年后取出钢板
- 有症状门诊随诊

3. 出院教育

漏斗胸健康教育

2. 住院教育

疾病指导
- 病因：胸骨、肋骨发育异常，遗传等因素
- 临床表现：胸骨、肋骨凹陷，漏斗状，腹前凸，颈肩前倾，背圆或平

手术治疗指导
- 术前准备：训练呼吸、有效咳嗽咳痰，皮肤准备、胃肠道准备
- 手术相关知识健康宣教：加强营养、预防感冒
- 潜在并发症：气胸、胸腔积液、肺部感染、钢板移位等

检查指导
- 检查、检验：CT、心脏彩超、心电图、肺功能

用药指导
- 观察药物不良反应
- 指导用药注意事项

饮食指导
- 麻醉清醒后6小时即可恢复正常饮食
- 进食易消化、高热量、高蛋白、高维生素饮食
- 少食多餐，少食易产气的食物，避免引起腹胀

休息与活动指导
- 半卧位休息为主，术后第1天可下床活动
- 术后第1天开始训练患儿憋气式吹气球
- 根据病情指导具体活动方法及活动量

心理指导
- 关心、安慰患儿及其家长，鼓励患者保持乐观的心态，增强战胜疾病的信心

4. 院外随访教育

线下随访指导
- 门诊随访、家庭访视等

线上随访指导
- 电话、微信、线上护理服务平台等

【定义】 漏斗胸是胸骨、肋软骨及一部分肋骨向脊柱呈漏斗状凹陷的一种畸形，多自第 3 肋软骨开始到第 7 肋软骨，向内凹陷变形，一般在胸骨剑突的上方凹陷最深，有时胸骨旋转向一侧，故可分为对称性和不对称性凹陷畸形。

【病因】 病因至今尚不十分清楚。最早的研究者认为与膈肌中心腱纤维挛缩牵拉胸骨末端及剑突有关。多数学者认为下部肋软骨发育过快，胸骨慢而被向下挤压形成漏斗胸。

【临床特点】 绝大多数漏斗胸患儿出生时或出生后不久胸部便出现浅的凹陷，且多以剑突处明显。随着年龄的增长凹陷呈进行性加深，学龄期时基本趋于稳定。少数儿童胸廓凹陷出现较晚，学龄期甚至青春期随身体的快速发育而进行性加重。绝大多数伴有肩前倾、后背弓、前胸凹、腹膨隆等体征。

【临床类型】 根据漏斗胸外观畸形的形态和凹陷范围分为以下 4 型。①广泛型：凹陷自胸骨柄开始直达剑突，外观大而浅，如舟状。这类患儿常合并扁平胸，漏斗胸也较明显，占总数的 5% ～ 10%。②普通型：胸骨 1/3 以上凹陷，两侧肋软骨也随之下陷，深度一般在 3cm 左右，漏斗胸轻重不一，临床最多见，占总数的 70% 左右。③局限型：漏斗小，凹陷区域均在胸骨下 1/3，以剑突处最深，约占总数的 15%。④不规则型：指胸壁的凹陷和突出并存，其凹凸的部位和轻重不一，外观很不规则。如以漏斗形态为主，突出为次者，称为"漏鸡型"，反之称为"鸡漏型"。该型占总数的 5% 左右。

第27章 儿童康复

第一节 新生儿缺氧缺血性脑病

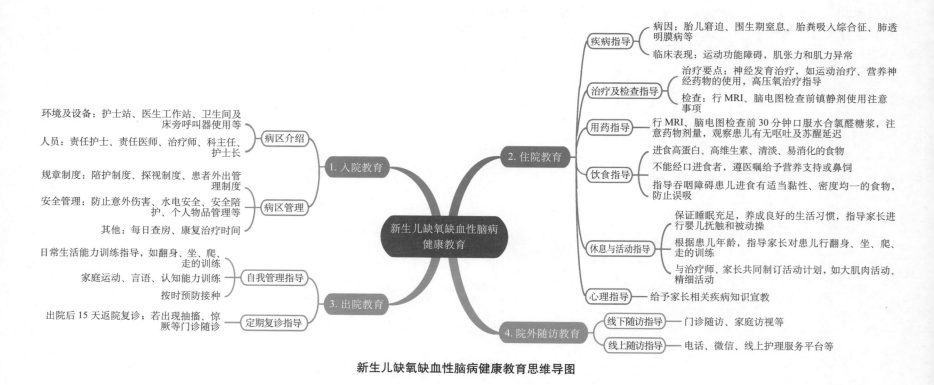

新生儿缺氧缺血性脑病健康教育思维导图

【定义】新生儿缺氧缺血性脑病是由于各种围生期因素引起的缺氧和脑血流减少或暂停而导致胎儿和新生儿的脑损伤，是新生儿窒息后的严重并发症，病情重，病死率高，少数幸存者可产生永久性神经功能缺陷，如智力障碍、癫痫、脑性瘫痪等。

【病因】缺氧是 HIE 发病的核心，可发生在围生期的各个阶段。出生前缺氧主要是胎儿窘迫，可能与孕妇患有妊娠高血压疾病、贫血、糖尿病、心肺疾病等全身性疾病有关；也可能与胎盘、脐带异常有关，如前置胎盘、胎盘早剥、胎盘功能不良、脐带下垂、打结、绕颈等。出生后缺氧的主要原因包括下列疾病，如胎粪吸入综合征、肺透明膜病、重度溶血、休克等。这些疾病如不能及时予以正确治疗，可发生 HIE。

【临床表现】主要表现为意识改变及肌张力变化，严重者可伴有脑干功能障碍。根据病情不同可分为轻、中、重 3 度。

1. 轻度　出生后 24 小时内症状最明显，72 小时内逐渐减轻直至消失，无意识障碍，出生时有短暂的嗜睡。一般无抽搐，如出现抽搐，多为低血糖、低血钙引起。检查时肢体自主运动存在，肌张力正常，神经反射基本正常，吃奶不受影响。脑电图正常。预后良好。

2. 中度　大多数在出生后 48～72 小时症状明显，出现嗜睡或反应迟钝，哭声弱，常有惊厥、脑水肿。检查时缺乏自主运动，肌力减弱，神经反射减弱或消失，常有持续性踝阵挛，四肢抖动，瞳孔缩小，心率减慢，吸吮能力差，吃奶少。脑电图可见低电压，可见棘慢波、间歇抑制波。一般自第 3 天病情逐渐恢复，如 1 周后仍存在神经症状则提示可能预后不良。中度 HIE 需要早期及时治疗，以改善预后。

3. 重度　出生后即昏迷，不哭，不会吸吮，呼吸不规则或呼吸暂停伴有惊厥，且药物不易控制。肌张力极度降低，呈松软状态，自发动作完全停止，原始反射消失，常伴有多脏器功能衰竭。重度患儿因病情危重，病死率高，存活者多有后遗症，大部分在医院接受治疗，但预后不好。

第二节　全面性发育迟缓

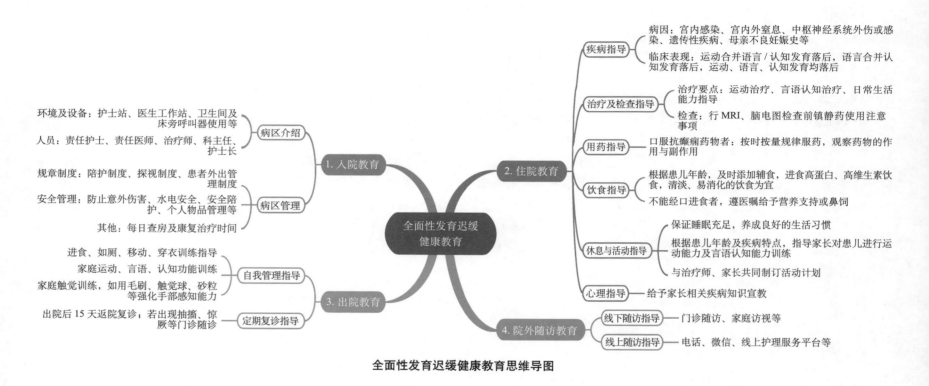

全面性发育迟缓健康教育思维导图

【定义】全面性发育迟缓（GDD）是指婴幼儿运动、语言或认知中有两项或两项以上标志性的发育指标／里程碑（如坐、站、走和语言等）没有达到相应年龄段应有的水平。表现为患儿在粗大动作／精细动作、认知能力、语言、交流、社会适应能力和日常生活能力等方面存在两种以上发育迟缓的神经发育障碍性疾病。诊断年龄＜5岁，是暂时性／过渡性、症状描述性诊断。

【病因】多数病例往往兼有数种病因，且相互转化，互为因果。①围生期因素：胚胎期的药物或毒物致畸、宫内感染、新生儿期重症感染、宫内营养不良、宫内外窒息、HIE、早产儿脑病、胆红素脑病和低出生体重等。②婴幼儿期：中枢神经系统外伤或感染、铅中毒或环境感觉剥夺等。③遗传性疾病：染色体病变和基因病变，尤其是一些遗传代谢病，早期主要表现为 GDD。④母亲不良妊娠史：多胎、妊娠高血压综合征、妊娠糖尿病、泌尿生殖系统感染、吸毒和酗酒等。

【临床特点】①具有两项或两项以上标志性的发育指标/里程碑（如坐、站、走和语言等）没有达到相应年龄段应有的水平。临床特征主要为运动合并语言发育落后，运动合并认知发育落后，语言合并认知发育落后，运动、语言、认知发育均落后。②临床上具有暂时性、预后不确定性的特征。部分 GDD 患儿可发育成为正常儿童，部分则预后不良，可发展成为 IDD、语言发育障碍、学习困难、CP、多动注意力缺陷综合征、发育性协调障碍、视力障碍、ASD 和神经系统退行性疾病等。③与遗传代谢病相关部分。GDD 是遗传及遗传代谢病的早期表现，有报道 GDD 中有 20% 可能是遗传及遗传代谢病。④共患病。有报道 GDD 中共患癫痫占 10.3%、听觉障碍占 9.2%、先天性心脏病（房间隔缺损、室间隔缺损）占 5.9%。

第三节　智力发育障碍

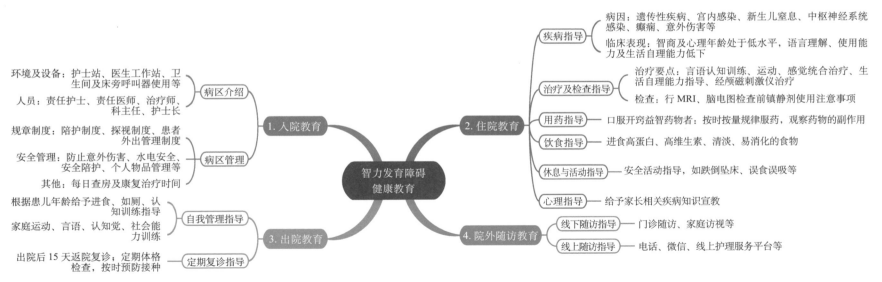

智力发育障碍健康教育思维导图

【定义】智力障碍 / 智力发育障碍是指在发育时期内的智力明显低于同龄儿童正常水平，同时伴有社会行为缺陷的发育障碍性疾病。只有智商（IQ）和社会适应能力共同缺陷才可诊断。

【病因】导致智力障碍的原因十分复杂，现在已经知道的病因已达数百种之多。这些导致智力低下的病因主要分为两大类：生物医学因素，约占 90%；社会心理文化因素，约占 10%。

（1）按照影响因素作用的时间分类：可以分为产前、产时和产后三大类。

1）产前因素：①遗传性疾病，染色体异常、代谢性疾病、近亲结婚；②药物影响，母孕期用药史；③宫内感染，风疹病毒感染等；④内分泌异常；⑤母孕期情绪压抑或有重大精神创伤；⑥母孕期饮酒、吸烟；⑦母孕期受到辐射影响。

2）产时因素：新生儿窒息、羊水吸入、母亲体质虚弱、分娩时间过长等。

3）产后因素：新生儿溶血导致高胆红素血症、交通事故等意外伤害、中枢神经系统感染、营养不良、癫痫、一氧化碳中毒、不良的教育环境、教育缺乏等。

（2）病因分类：依据 WHO1985 年分类法，智力障碍的病因分为以下几大类。①中毒及感染因素；②脑的机械性损伤和缺氧；③代谢、营养和内分泌疾患；④脑的先天性发育畸形、遗传代谢性疾病；⑤染色体畸变；⑥其他围生期因素；⑦伴发于精神疾病：ASD、儿童期精神分裂症等；⑧社会心理因素；⑨特殊感官缺陷。

【临床特点】根据临床表现对智力障碍的分度，分为 4 级（表 1）。

表 1　智力发育障碍分级

分级	智商	心理年龄	学习	工作	生活自理	语言言语
轻度	50～69	9～12岁	学习成绩差	工作能力差	能	无明显言语障碍，对语言的理解和使用能力有延迟
中度	35～49	6～9岁	不能适应普通学校，可进行个位数的加、减	可从事简单劳动，质量低、效率差	可学会简单生活自理，需督促、帮助	可掌握简单生活用语，词汇贫乏
重度	20～34	3～6岁	不能	不能	不能	言语功能严重受损，不能进行有效语言交流
极重度	＜20	＜3岁	社会功能完全丧失，不会逃避危险	不能	不能，大小便失禁	言语功能丧失

第四节　孤独症谱系障碍

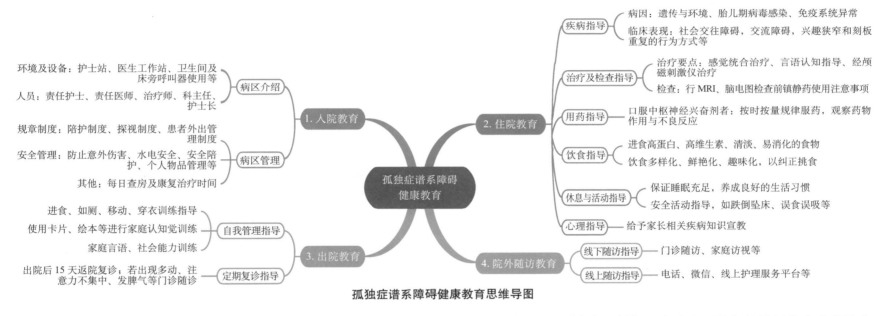

孤独症谱系障碍健康教育思维导图

【定义】孤独症谱系障碍（ASD）是一组以社会交往障碍、言语和非言语交流障碍、狭隘兴趣、刻板行为为主要特征的神经发育障碍性疾病，以往称广泛性发育障碍。

【病因】①遗传与环境因素共同作用：目前孤独症谱系障碍的病因不明。②胎儿期病毒感染。③免疫系统异常。综合各种研究，推测存在 ASD 遗传易感性的儿童，在诸如围生期感染、免疫、致病因子等未知环境有害因素影响下（第二次打击学说），神经系统发育异常，从而导致自婴儿时期开始，在感、知觉及认知加工等神经系统高级功能有异于发育正常儿童，表现为 ASD。

【临床特点】儿童起病于 3 岁前，其中约 2/3 的儿童出生后逐渐起病，约 1/4 的儿童经历了 1～2 年正常发育后退行性起病。临床表现在儿童发育的不同时期有所不同。典型表现为社会交往障碍、交流障碍、兴趣狭窄和刻板重复的行为方式，其他表现：常伴有精神发育迟滞、睡眠障碍、注意障碍、自笑、情绪不稳定、多动、冲动、攻击、自伤等行为；认知发展多不平衡，音乐、机械记忆、计算能力相对较好甚至超常；还有一部分儿童伴有抽动秽语综合征、癫痫、脑瘫、感觉系统损害、巨头症等。

参 考 文 献

"建立中国老年骨质疏松症三级防控体系专家共识" 编写组，中国老年保健医学研究会老年骨质疏松分会，中国老年保健医学研究会老年内分泌代谢分会，等. 建立中国老年骨质疏松症三级防控体系专家共识 [J]. 中华内科杂志，2022, 61(6): 617-630.

《中国脑卒中防治报告》编写组. 《中国脑卒中防治报告 2019》概要 [J]. 中国脑血管病杂志，2020, 17(5): 272-281.

安力彬，陆虹. 妇产科护理学 [M]. 7 版. 北京：人民卫生出版社，2022.

敖锋，张自力，陈光斌，等. 蜂蜇伤脑损害的 MRI 表现 [J]. 临床放射学杂志，2021, 40(9): 1655-1660.

蔡会龙，原伟光，孙惠昕. 全球及我国宫颈癌流行现状及防治策略 [J]. 临床肿瘤学杂志，2023, 28(1): 90-93.

蔡威，张潍平，魏光辉. 小儿外科学 [M]. 6 版. 北京：人民卫生出版社，2020.

曹成霖，吴新春，纪凯，等. 老年衰弱研究进展 [J]. 中国临床保健杂志，2023, 26(2): 274-278.

曹皓宁，刘兴会，吴琳. 2022 年 FIGO 产后出血指南解读 [J]. 实用妇产科杂志，2023, 39(3): 188-191.

曹宁，封亚平，谢佳芯. 《脊髓损伤神经修复治疗临床指南 (中国版)2021》解读 [J]. 中国现代神经疾病杂志，2022, 22(8): 655-661.

曹玮，张鸿. 癫痫共患抑郁症的研究进展 [J]. 癫痫杂志，2023, 1(9): 38-41.

陈海东，龚旭初，李逸梅，等. 蝮蛇咬伤的中西医临床路径优化方案疗效评价 [J]. 中华中医药杂志，2023, 38(3): 1356-1360.

陈红娜，司秀文. 血清肿瘤标志物 CA153、CA125、CA72-4、及 FIB 、1L-6 水平用于卵巢癌检测的临床意义研究 [J]. 中国全科医学，2020, 23(S2): 134-136.

陈佳妮，杨以萌，尚西亮. 肩袖撕裂肌肉脂肪浸润的临床与基础研究进展 [J]. 中国运动医学杂志，2022, 41(10): 799-804.

陈劲果，彭天文，刘万涛，等. 成年型精索静脉曲张外科干预新进展 [J]. 中华男科学杂志，2020, 26(3): 271-275.

陈丽云，吕岫葳，师秀娟，等. 鼻内镜下鼻腔泪囊吻合术后出血的原因分析及改进措施 [J]. 护理研究，2020, 34(7): 1269-1271.

陈香美，刘旭生，冯哲，等. 慢性肾脏病 3～5 期非透析中西医结合诊疗专家共识 [J/OL]. 中国中西医结合杂志，2022, 42(7): 791-801.

陈香美. 血液净化标准操作规程 [M]. 北京：人民卫生出版社，2022.

陈孝平，田伟. 外科学 [M]. 北京：人民卫生出版社，2021.

陈孝平，汪建平，赵继宗. 外科学 [M]. 9 版. 北京：人民卫生出版社，2018.

陈孝平. 外科学 [M]. 9 版. 北京：人民卫生出版社，2021.

褚连军. 慢性鼻窦炎病原学特征及药敏结果分析 [J]. 中国病原生物学杂志，2022, 17(6): 702-705.

崔焱，张玉侠. 儿科护理学 [M]. 7 版. 北京：人民卫生出版社，2021.

单亚维，陈维佳，金丽娟，等. 全膝关节置换术后患者康复行为演变的质性研究 [J]. 中华护理杂志，2020, 55(10): 1470-1475.

邓诗裔，徐晓叶，郑维鑫，等. 基于移动健康平台的自我管理干预在青光眼日间手术患者中的应用 [J]. 中国护理管理，2022, 22(12): 1849-1855.

丁甜甜，吕凤凤，赵巧英，等. 外泌体在系统性硬化症中的研究进展 [J]. 中国比较医学杂志，2022, 32(9): 115-121.

丁晓岚，王婷琳，沈佚葳，等. 中国六省市银屑病流行病学调查 [J]. 中国皮肤性病学杂志，2010, 24(7): 598-601.

董漪，郭珍妮，李琦，等 . 中国脑血管病临床管理指南 (节选版)——蛛网膜下腔出血临床管理 [J]. 中国卒中杂志 , 2019, 14(8): 814-818.

杜伟，周辉，魏新亭 . AHA/ASA《自发性脑出血诊疗指南 (2022 版)》解读 [J]. 中华神经医学杂志 , 2023, 22(3): 217-221.

段煜东，张子程，李博，等 . 骨质疏松参与退行性脊柱侧凸发病的研究现状 [J]. 第二军医大学学报 , 2021, 42(12): 1402-1407.

范江涛，刘淑娟，孙丹，等 . 子宫内膜癌腹腔镜技术诊治指南 (2023 年版)[J]. 中国实用妇科与产科杂志 , 2023, 39(3): 303-309.

封玉琨，刘介生，吕振，等 . 青少年特发性脊柱侧凸运动康复治疗的研究进展 [J]. 中国脊柱脊髓杂志 , 2021, 31(11): 1039-1043.

高翔，梅长林 .《慢性肾脏病早期筛查、诊断及防治指南 (2022 年版)》解读 [J]. 中国实用内科杂志 , 2022, 42(9): 735-739.

高昕媛，徐倩，匡洪宇 .《糖尿病相关眼病防治多学科中国专家共识》(2021 年版) 解读 [J]. 临床内科杂志 , 2022, 39(5): 306-309.

高颖，王瑞，温树信，等 . 鼻炎宁颗粒对慢性鼻窦炎局部症状的缓解和免疫功能的影响 [J]. 中国中药杂志 , 2022, 47(17): 4789-4798.

耿研，谢希，王昱，等 . 类风湿关节炎诊疗规范 [J]. 中华内科杂志 , 2022, 61(1): 51-59.

龚仁蓉，许瑞华，冯金华 . 肝胆胰外科护理 [M]. 北京：科学出版社 , 2022.

顾立强 . 中国显微外科史考证：艰难起步 (1960—1973)[J]. 中华显微外科杂志 . 2021, 44(5): 84-86.

桂莉，金静芬 . 急危重症护理学 [M]. 5 版 . 北京：人民卫生出版社 , 2022.

郭潇雅 . 上海六院：品牌骨科再创辉煌 [J]. 中国医院院长 , 2023, 19(Z1): 84-86.

郭治华 . 血液灌流对有机磷中毒患者血清胆碱酯酶活性的影响及毒物清除效果研究 [J]. 中国基层医药 , 2020, 27(1): 64-67.

国家卫生健康委脑卒中防治工程委员会 . 中国脑卒中防治指导规范 [M]. 2 版 . 北京：人民卫生出版社 , 2021.

韩涛，孙凯，孙传睿，等 . 骨质疏松症与腰椎间盘突出症共病调查及影响因素分析 [J]. 中国全科医学 , 2022, 25(35): 4375-4380.

韩玉昆，杨于嘉，邵肖梅，等 . 新生儿缺氧缺血性脑病 [M]. 2 版 . 北京：人民卫生出版社 , 2010.

何蕲恒，曾超凡，王明泽，等 .《功能区脑动静脉畸形临床实践指南》解读 [J]. 中国卒中杂志 , 2021, 16(8): 839-842.

何晓清，徐永清 . "精准皮瓣外科" 理念的探讨 [J]. 中华显微外科杂志 , 2023(2): 126-131.

侯梦琦，李芳，孙辉 . 结节性甲状腺肿流行病学再认识与危险因素分析 [J]. 中华地方病学杂志 , 2020, 39(3): 226-230.

胡杰，杨朝金，何兴松，等 . 季德胜蛇药片对蛇咬伤患者创口局部和全身炎症反应的影响及机制 [J]. 中国药房 , 2021, 32(17): 2102-2107.

胡秀英，肖惠敏 . 老年护理学 [M]. 5 版 . 北京：人民卫生出版社 , 2022.

黄峰，王飞，甄鹰，等 . 腰椎间盘突出症患者报告结局量表结构探索 [J]. 中国矫形外科杂志 , 2023, 31(7): 601-606.

黄健，张旭 . 中国泌尿外科和男科疾病诊疗指南 [M]. 北京：科学出版社 , 2022.

黄铭汝，陈俊，陈世益，等 . 膝关节骨性关节炎运动疗法研究进展 [J]. 中国运动医学杂志 , 2022, 41(4): 320-329.

黄云镜，卢雯，周静 . 视网膜脱落术后特殊体位护理效果的系统评价和 Meta 分析 [J]. 中国实用护理杂志 , 2018, 34(2): 147-153.

急性敌草快中毒诊断与治疗专家共识组 . 急性敌草快中毒诊断与治疗专家共识 . 中华急诊医学杂志 , 2020, 29(10): 1282-1289.

贾许杨，曲伸 . 减重手术对肥胖相关代谢异常的作用 [J]. 中国实用内科杂志 , 2022, 42(2): 107-112.

江佩师，陈志伟，方玉基，等 . 602 例膝关节半月板损伤流行病学调查 [J]. 中南医学科学杂志 , 2020, 48(2): 160-163.

解海霞，魏燕，高莹，等 . 社区脊髓损伤患者焦虑抑郁情况及其影响因素分析 [J]. 中国康复医学杂志 , 2022, 37(8): 1093-1097,1101.

荆颖，李启富.肾上腺肿瘤在普通人群中的患病率和临床特征 [J].中华内科杂志，2023, 62(3): 296-296.

景超，伍文俊，陈清清.《脊柱结核手术学》出版：脊柱结核患者 CT、MRI 表现特征及诊断价值分析 [J].介入放射学杂志，2022, 31(12): 1261.

雷洋，苟梦秋，边原，等.《2021 AHA/ASA 指南：卒中和短暂性脑缺血发作患者的卒中预防》解读 [J].医药导报，2022, 41(1): 8-11.

李葆华，赵志新.传染病护理学 [M].北京：人民卫生出版社，2022.

李斌，石岩，黄承，等.胸腰段脊柱骨折合并急性创伤性脊髓损伤患者术后深静脉血栓的危险因素分析 [J].中国脊柱脊髓杂志，2022, 32(8): 713-719.

李灿琳，罗艳红，欧阳红娟，等.2669 例儿童肠息肉的临床特征及继发肠套叠的危险因素分析 [J].中国当代儿科杂志，2022, 24(5): 530-535.

李静，施心怡，杨瑶，等.慢性鼻窦炎的临床病理与预后关系的探讨 [J].临床耳鼻咽喉头颈外科杂志，2021, 35(10): 914-919.

李乐之，路潜.外科护理学 [M].7 版.北京：人民卫生出版社，2022.

李乐之，路潜.外科护理学 [M].7 版.北京：人民卫生出版社，2022.

李乐之，路潜.外科护理学 [M].北京：人民卫生出版社，2021.

李莉莉，阮恒芳，沈利平，等.视神经脊髓炎谱系疾病患者免疫吸附治疗的护理 [J].中国实用护理杂志，2021, 37(4): 286-290.

李茂新，赵宏宇.一氧化碳中毒治疗的研究进展 [J].医学综述，2020, 26(13): 2529-2533.

李文来，钟威，李玥，等.蜂蜇伤溶血患者的临床特征与危险因素及其列线图预测模型 [J].中国工业医学杂志，2023, 36(1): 11-15.

李晓捷，唐久来，马丙祥.儿童常见疾病康复指南 [M].北京：人民卫生出版社，2020.

李雄雄，朱丽喆，周灿，等.复杂乳腺纤维腺瘤的诊断及治疗 [J].中华普通外科学文献 (电子版)，2018, 12(1): 61-64.

李艳，王麒淇，张宇玲，等.不同体质量指数的慢性鼻窦炎伴鼻息肉患者临床特征分析 [J].首都医科大学学报，2022, 43(6): 899-904.

李颖，杨俊生，杨智伟，等.牵引外固定对胫腓骨开放性骨折损伤控制的意义 [J].中国矫形外科杂志，2020, 28(16): 1441-1445.

李铀氢，孙妍.两种压力固定技术对原矛头蝮蛇咬伤后患肢肿胀的影响 [J].解放军护理杂志，2022, 39(2): 98-100.

李志英.实用眼科护理手册 [M].北京：化学工业出版社，2020.

刘朝英，乜国艳，董会民，等.重症肌无力病人健康促进生活方式现状及影响因素 [J].护理研究，2020, 34(11): 2050-2053.

刘家琦.实用眼科学 [M].3 版.北京：人民卫生出版社，2010.

刘梦甜.母乳喂养与乳腺癌发病的相关性研究进展 [J].公共卫生与预防医学，2023, 34(2): 12-15.

刘蓬然，张亚鑫，孙斌磊，等.老年股骨颈骨折的危险因素 [J].中南大学学报 (医学版)，2021, 46(3): 272-277.

刘茜茜，马东骥，曾佳，等.女性不孕症病因的研究进展 [J].中国临床实用医学，2022, 13(5): 79-80.

刘思梦，牛亚梅，佟伟民.艾滋病脑病的病理及发病机制 [J].中华病理学杂志，2022, 51(11): 1186-1188.

刘晓红，陈彪.老年医学 [M].3 版.北京：人民卫生出版社，2020.

刘源昊，李玉伟，王跃，等.改良椎板回植成形术治疗脊柱椎管内肿瘤的研究进展 [J].中华实验外科杂志，2023, 40(1): 186-189.

刘振寰，戴淑凤，赵勇.儿童运动发育迟缓康复训练图谱 [M].4 版.北京：北京大学医学出版社，2020.

鲁谊，杨珑，李岳，等.肩袖损伤合并肱二头肌长头腱病变的危险因素及其对肩关节功能的影响 [J].中华骨科杂志，2021, 41(8): 471-479.

陆美琪，王兴蕾，巩会平，等.无创脑水肿动态监测技术在颅脑损伤急危重症救治中的应用 [J].中华危重病急救医学，2023, 35(3): 334-336.

路小纤，刘艳，张会敏，等.腰椎间盘突出症病人疼痛灾难化与情绪状态、中医护理需求的相关性分析 [J]. 护理研究，2022, 36(16): 3003-3005.

罗静，徐愿，周新尧，等.中医临床优势病种探讨——干燥综合征 [J]. 中国实验方剂学杂志，2023, 29(8): 73-79.

罗靓，蔡青猛，刘香君，等.以雷诺现象为首发表现的系统性硬化症临床特征及其相关因素 [J]. 北京大学学报（医学版），2022, 54(6): 1224-1228.

罗令，孙晓峰，皮丕喆，等.近 10 年来我国中老年人群骨质疏松症患病率的荟萃分析 [J]. 中国骨质疏松杂志，2018, 24(11): 1415-1420.

吕毅，董卫国，兰平.消化系统与疾病 [M]. 北京：人民卫生出版社，2021.

马赫，姚辉，张涛，等.Taylor 空间外固定架与单臂外固定架治疗胫腓骨开放骨折疗效比较 [J]. 中国修复重建外科杂志，2020, 34(4): 447-451.

毛拥军，吴剑卿，刘龚翔，等.老年人营养不良防控干预中国专家共识 (2022)[J]. 中华老年医学杂志，2022, 41(7): 749-759.

梅利斌，何雪梅，高海杰，等.一个先天性手足裂畸形家系的遗传学分析 [J]. 中华医学遗传学杂志，2021.

潘琦，戴付敏，潘卫宇.膝关节骨性关节炎病人疼痛灾难化现状及干预措施研究进展 [J]. 护理研究，2022, 36(12): 2213-2216.

彭敏，张丹梅，刘璐璐，等.慢性鼻窦炎伴鼻息肉患者无症状气道高反应的预测因素 [J]. 临床耳鼻咽喉头颈外科杂志，2021, 35(4): 345-350.

彭舒怡，廖好，陈乐庆，等.基于 DCE-MRI 的血流动力学分析对乳腺黏液癌与 T2 高信号纤维腺瘤鉴别诊断的研究 [J/OL]. 临床放射学杂志，2021, 40(10): 1884-1887.

彭燕，安妮，彭益鸣，等.延续性护理模式在黔北地区癫痫患者中的应用与效果评价 [J]. 癫痫与神经电生理杂志，2020, 12(6): 369.

蒲丛珊，樊雪梅，夏家爱，等.妊娠期高血压疾病孕妇患病体验质性研究的 Meta 整合 [J]. 中华护理杂志，2022, 57(21): 2644-2651.

钱珊珊，祁婷婷，田琳琳，等.干预护理对子宫内膜癌患者身心状态的影响 [J]. 中国老年学杂志，2020, 40(4): 760-763.

石桩，于满柱，杜兰，等.肢体保存方法研究进展及展望 [J]. 中华手外科杂志.2022, 38(1): 77-80.

史勇，董岩.老年慢性便秘临床治疗研究进展 [J]. 中国老年学杂志，2022, 42(23): 5897-5903.

史振宇，吴丹明.静脉阻塞性疾病最新指南及专家共识的比较 [J]. 中国普外基础与临床杂志.2023, 30(5): 529-533.

史振宇，杨涛，吴丹明.下肢静脉阻塞性疾病相关指南与共识解读 [J]. 中国实用外科杂志，2022, 42(12): 1364-1366.

舒杉，庄乐彬，王钢，等.成年人股骨颈骨折分型的研究进展 [J]. 中华创伤骨科杂志，2022, 24(3): 272-276.

宋晨蕊，刘艳群，毕晓莹.吉兰 - 巴雷综合征的神经心理症状及治疗进展 [J/OL]. 海军军医大学学报.https: //doi. org/10. 16781/j. CN31-2187/R. 20220712.

苏毅，李影.某院甲状腺癌发病规律及临床特点分析 [J]. 中国病案，2020, 21(3): 63-65.

苏占清.短暂性脑缺血发作与缺血性卒中：定义、共性和启示 [J]. 国际脑血管病杂志，2021, 29(1): 69-74.

孙欣，旷紫霞，石章杰，等.基于 Synder 希望理论的护理干预对膀胱癌术后患者影响的研究 [J]. 军事护理，2023, 40(3): 75-78.

孙艳霞，李莹，刘明月，等.宫颈癌患者性健康护理培训方案的构建 [J]. 中华护理杂志，2022, 57(9): 1054-1060.

孙玉梅，张立力.健康评估 [M]. 5 版.北京：人民卫生出版社，2021.

唐健雄.成人腹股沟疝诊疗指南 (2018 年版) 解读 [J]. 临床外科杂志，2019, 27(1): 14-17.

唐琼，黎静，尹璐，等.胎盘血池与母胎结局关系研究 [J]. 实用妇产科志，2021, 37(07): 536-540.

唐文英，曾珍，宋赣军，等.椎管内少见肿瘤及肿瘤样病变 MRI 诊断与鉴别 [J]. 实用放射学杂志，2021, 37(8): 1238-1241.

唐晓彤，朱媛媛，王琼，等.前置胎盘产妇产后出血相关因素分析 [J]. 现代妇产科进展，2023, 32(2): 118-122.

田新平，李梦涛，曾小峰. 我国系统性红斑狼疮的诊治现状与未来发展方向：来自中国系统性红斑狼疮发展报告 2020 年年度报告 [J]. 中华内科杂志，2022, 61(6): 611-616.

万利平，刘勋. 2016—2020 年郴州市毒蘑菇中毒病例流行病学分析 [J]. 职业与健康，2022, 38(19): 2617-2620.

王宝玥，王永福，孙晓林. 系统性硬化症纤维化机制相关信号通路的研究进展 [J]. 中华微生物学和免疫学杂志，2022, 42(10): 824-830.

王德明，姜凯，吴彩凤，等. 围手术期快速康复外科路径管理对足部组织瓣移植修复手部缺损手术效果的影响 [J]. 中华手外科杂志，2021, 37(4): 275-279.

王桂莲，薛慧如. 早期康复护理对视神经脊髓炎谱系疾病病人影响的临床观察 [J]. 护理研究，2020, 34(3): 536-538.

王吉，李智. 先天性巨结肠非手术治疗研究进展 [J]. 临床小儿外科杂志，2022, 21(2): 186-190.

王丽敏，陈泓伯，王琦，等. 以公众健康教育与非药物干预为主的膝关节骨性关节炎疾病知识图谱的构建 [J]. 中华护理杂志，2022, 57(10): 1172-1177.

王庆，欧阳尚，向华. 创伤性盆腔出血介入治疗专家共识 [J]. 介入放射杂志，2021, 30(12): 1197-1204.

王荣光. 头颈外科学历史 [J]. 国际耳鼻咽喉头颈外科杂志，2012, 36(1): 58-60.

王思航，左亚刚. 2021 版法国大疱性类天疱疮治疗指南解读 [J]. 中国医学科学院学报，2022, 44(5): 828-836.

王炜. 鼻部整形美容外科学 [M]. 杭州：浙江科学技术出版社，2012.

王彦利，孙娟，张文. 思维导图模式健康宣教对癫痫患儿家属心境状态、应对方式的影响 [J]. 中国健康心理学杂志，2022, 30(3): 357-361.

王瑛，付海英，眼科护理教学查房 [M]. 3 版. 北京：科学出版社出版，2018

王韫文，赵敏. 71 例急性敌草快中毒患者死亡危险因素分析 [J]. 中国医科大学学报，2022, 51(3): 203-208.

王子彧，肖毅，江一舟，等. 2022 年乳腺癌基础与转化研究进展 [J/OL]. 中国癌症杂志，2023, 33(2): 95-102.

魏在荣，简扬. 糖尿病足创面外科治疗模式探讨 [J]. 中华烧伤与创面修复杂志，2023, 39(4): 301-304.

魏在荣，章一新，等. 穿支皮瓣移植技术在创面修复中的应用 [M]. 郑州：郑州大学出版社，2020.

温新华. 淹溺的现场急救 [J]. 现代职业安全，2010(8): 110-111.

吴飞，李小寒. 国外腹股沟疝患者报告结局测量工具的研究进展 [J]. 护理研究，2022, 36(2): 270-274.

吴炜，邓丹琪. 多发性肌炎／皮肌炎治疗研究进展 [J]. 中国皮肤性病学杂志，2020, 34(3): 338-342.

吴欣娟，杨莘，程云. 老年专科护理 [M]. 北京：人民卫生出版社，2019.

吴雨璇，张劲松，乔莉，等. 43 例成分标注为敌草快的除草剂急性中毒临床观察. 中华急诊医学杂志，2019, 28(10): 1287-1291.

席淑新，肖惠明. 眼耳鼻咽喉护理学 [M]. 5 版. 北京：人民卫生出版社，2021.

肖振辉，胡继红，覃蓉. 儿童语言发育早期干预图谱 [M]. 北京：人民卫生出版社，2021.

晓岚，王婷琳，沈佚葳，等. 中国六省市银屑病流行病学调查 [J]. 中国皮肤性病学杂志，2010, 24(7): 598601.

谢家兴，龚放华，李小金. 康复护理常规与技术 [M]. 北京：人民卫生出版社，2022.

徐秀，邹小兵，柯晓燕，等. 孤独症谱系障碍婴幼儿家庭实施早期干预专家共识 [J]. 中国循证儿科杂志，2021, 16(5): 327-332.

闫瑾，胡亦新，范利. 衰弱运动干预的研究进展 [J]. 中华老年多器官疾病杂志，2023, 22(4): 312-316.

杨宁琍，梁辉，顾则娟. 减重代谢外科临床护理及个案管理 [M]. 长沙：中南大学出版社，2022.

杨颖，庞甜甜，宋亚乐．护理管理对血液透析室院内感染控制的相关措施——《实用血液净化护理》[J]. 中国实验方剂学杂志，2023, 29(9): 201.

姚玥，张烨．快速康复在子宫肌瘤剔除术围术期病人中的应用效果 [J]. 护理研究，2021, 35(20): 3754-3755.

尤黎明，吴瑛．内科护理学 [M]. 7 版．北京：人民卫生出版社，2022.

于佳伟．产褥期下肢深静脉血栓病人的护理 [J]. 护理研究，2021, 35(21): 3947-3948.

于生元，万有，万琪，等．带状疱疹后神经痛诊疗中国专家共识 [J]. 中国疼痛医学杂志，2016, 22(3): 161-167.

余成敏，李海蛟．中国含鹅膏毒肽蘑菇中毒临床诊断治疗专家共识 [J]. 中华危重症医学杂志（电子版），2020, 13(1): 20-28.

余淑卿，杨华，高丽莲．肥胖与代谢病外科的个案管理服务 [J]. 中华肥胖与代谢病电子杂志，2016, 2(1): 43-45.

余艳红，杨慧霞．助产学 [M]. 2 版．北京：人民卫生出版社，2022.

袁慧娟，杨俊朋，邓欣如，等．成人早发 2 型糖尿病诊治专家共识 [J]. 中华实用诊断与治疗杂志，2022, 36(12): 1189-1198.

岳晓香，王一公，菅炎鹏．健康教育能够提高脊柱骨折患者对疾病的认知能力——评《临床常见疾病护理健康教育路径参考》[J]. 中国实验方剂学杂志，2023, 29(4): 17.

占一姗，朱友荣，张守华，等．急性阑尾炎相关诊断预测模型的研究进展 [J]. 中华普通外科学文献（电子版），2023, 17(2): 151-154.

张迪梅，张淑美．情景式健康教育对白内障手术患者心理状态、遵医行为及自护能力的影响 [J]. 国际护理学杂志，2022, 41(3): 446-450.

张帆，王蔚琼，张华春．慢性肾脏病的运动康复临床实践指南及专家共识解读 [J]. 中国血液净化，2022, 21(2): 111-114.

张凤云，曲斌，小儿外科临床护理病例精解 [M]. 北京：人民卫生出版社，2022.

张弘，吴开奇，罗培欣，等．不同类型前置胎盘产妇剖宫产产后出血的关联因素及妊娠结局的回顾性研究 [J]. 中华预防医学杂志，2023, 57(2): 215-221.

张宏其，李亮，许建中，等．中国脊柱结核外科治疗指南 (2022 年版)[J]. 中国矫形外科杂志，2022, 30(17): 1537-1548.

张建奎，李晓捷，唐久来，等．中国脑性瘫痪康复指南 (2022) 核心内容解读 [J]. 中华实用儿科临床杂志，2022, 37(24): 1841-1853.

张金哲，卢传坚，陈延，张金哲小儿外科学 [M]. 北京：人民卫生出版社，2021.

张锦明，陈予龙，陈康，等．嗜铬细胞瘤合并亚临床库欣综合征 8 例临床分析 [J]. 中国实用内科杂志，2023, 43(5): 407-410.

张靖．甲状腺癌临床新特点及评估甲状腺结节良恶性模型的建立 [D]. 山东大学，2020.

张李东，孟祥俊，苏云，等．骨盆骨折生物力学研究进展 [J]. 医用生物力学，2022, 37(1): 186-191.

张炉英，陆元兰，岑祥莹，等．敌草快免疫毒性研究进展．中华急诊医学杂志，2021, 30(5): 646-650.

张清．内外科护理学 [M]. 北京：清华大学出版社，2020.

张伟强，王凤琴，姚文娟，等．乳腺癌组织 STRAP 表达及临床意义 [J]. 诊断病理学杂志，2023, 30(2): 119-122,126.

张文，厉小梅，徐东，等．原发性干燥综合征诊疗规范 [J]. 中华内科杂志，2020, 59(4): 269-276.

张晓萌，王艳华，寇玉辉，等．肩袖损伤分型的发展与现状 [J]. 中华肩肘外科电子杂志，2020, 8(2): 180-185.

张学军，郑捷．皮肤性病学 [M]. 9 版．北京：人民卫生出版社，2022.

张玉，武艳芳，傅永旺．急性一氧化碳中毒并发出血性脑梗死及迟发性脑病一例 [J]. 中华老年心脑血管病杂志，2022, 24(2): 208-209.

张泽，孙凤坡，刘军川，等．老年人髋部骨折流行病学特点分析 [J]. 中华老年医学杂志，2022, 41(7): 762-766.

张志强，彭映潮，贾丽丽，等 . 重复肾活检诊断为原发性局灶节段性肾小球硬化症患儿的临床病理表现 [J]. 中华肾脏病杂志，2022,38(8): 657-663.

张志愿 . 口腔颌面外科学 [M]. 北京：人民卫生出版社，2020.

章权，石仕元，王自立 . 我国脊柱结核病外科治疗现状及进展 [J]. 中国脊柱脊髓杂志，2022,32(1): 75-79.

赵天补，许海波，田昌俊 . 多发伤骨盆骨折患者早期急诊救治流程的评估分析 [J]. 中国全科医学，2020,23(S2): 105-107.

赵振亚，王博，齐蕾，等 . 青年及中老年乳腺癌患者临床病理特征及免疫组化特点比较——评《乳腺病理活检解读》（第 3 版)[J]. 中国实验方剂学杂志，2021, 27(10): 212.

折春玲 . 强化护理干预在糖尿病视网膜病变病人中的应用 [J]. 护理研究，2022,36(1): 175-177.

郑珊，张潍平，夏慧敏 . 小儿外科学 [M]. 2 版 . 北京：人民卫生出版社，2022.

中国康复医学会儿童康复专业委员会，中国残疾人康复协会小儿脑性瘫痪康复专业委员会，中国医师协会康复医师分会儿童康复专业委员会，等 . 中国脑性瘫痪康复指南 (2022): 简介 [J]. 中华实用儿科临床杂志，2022,37(12): 885-886.

中国抗癌协会胃癌专业委员会 . CACA 胃癌整合诊治指南 (精简版)[J]. 中国肿瘤临床，2022,49(14): 703-710.

中国老年护理联盟，中南大学湘雅护理学院 (中南大学湘雅泛海健康管理研究院)，中南大学湘雅医院 (国家老年疾病临床医学研究中心)，等 . 营养不良老年人非药物干预临床实践指南 [J]. 中国全科医学，2023,26(17): 2055-2069.

中国老年医学学会烧创伤分会，中华医学会烧伤外科学分会重症学组 . 成人烧伤俯卧位治疗全国专家共识 (2022 版)[J]. 中华烧伤与创面修复杂志，2022,38(7): 601-609.

中国老年医学学会烧创伤分会 . 热压伤创面临床诊疗全国专家共识 (2023 版)[J]. 中华烧伤与创面修复杂志，2023,39(3): 201-208.

中国免疫学会神经免疫分会 . 中国重症肌无力诊断和治疗指南 (2020 版)[J]. 中国神经免疫学和神经病学杂志，2021,28(1): 1-12.

中国研究型医院学会呼吸病学专业委员会 . 特发性炎性肌病相关间质性肺疾病诊断和治疗中国专家共识 [J]. 中华结核和呼吸杂志，2022,45(7): 635-650.

中国医师协会皮肤科医师分会带状疱疹专家共识工作组 . 中国带状疱疹诊疗专家共识 (2022 版)[J]. 中华皮肤科杂志，2022,55(12): 1033-1040.

中国医师协会皮肤科医师分会自身免疫性疾病亚专业委员会 . 大疱性类天疱疮诊断和治疗的专家建议 [J]. 中华皮肤科杂志，2016,49(6): 384-387.

中国医师协会神经介入专业委员会，中国颅内动脉瘤计划研究组 . 中国颅内未破裂动脉瘤诊疗指南 2021[J]. 中国脑血管病杂志，2021,18(9): 634-664.

中国医师协会神经外科医师分会神经重症专家委员会，中华医学会神经外科学分会脑血管病学组，中国医师协会神经介入专业委员会，等 . 重症动脉瘤性蛛网膜下腔出血管理专家共识 (2023) [J]. 中国脑血管病杂志，2023,20(2): 126-144.

中国医师协会外科医师分会肥胖和糖尿病外科医师委员会，中国肥胖代谢外科研究协作组 . 肥胖代谢外科个案管理中国专家共识 (2022 版)[J]. 中华消化外科杂志，2022,21(2): 191-198.

中国肿瘤医院泌尿肿瘤协作组 . 非肌层浸润性膀胱癌膀胱灌注治疗专家共识 (2021 版)[J]. 中华肿瘤杂志，2021,43(10): 1027-1033.

中华人民共和国国家卫生健康委员会 . 中国动脉瘤性蛛网膜下腔出血诊疗指导规范 (二)[J]. 全科医学临床与教育，2022,20(3): 196-199.

中华人民共和国国家卫生健康委员会 . 中国动脉瘤性蛛网膜下腔出血诊疗指导规范 (一)[J]. 全科医学临床与教育，2022,20(2): 100-102.

中华人民共和国国家卫生健康委员会医政医管局 . 胃癌诊疗指南 (2022 年版)[J]. 中华消化外科杂志，2022,21(9): 1137-1164.

中华医学会《中华全科医师杂志》编辑委员会皮肤病与性病基层诊疗指南编写专家组 .《银屑病基层诊疗指南 (2022 年)》[J]. 中华全科医师杂志，2022,21(8):

705-714.

中华医学会儿科学分会灾害儿科学学组.儿童烧伤预防和现场救治专家共识[J].中国当代儿科杂志,2021,23(12):1191-1199.

中华医学会风湿病学分会,国家皮肤与免疫疾病临床医学研究中心,中国系统性红斑狼疮研究协作组.2020中国系统性红斑狼疮诊疗指南[J].中华内科杂志,2020,59(3):172-185.

中华医学会风湿病学分会.多发性肌炎和皮肌炎诊断及治疗指南[J].中华风湿病学杂志,2010,14(12):828-831.

中华医学会风湿病学分会.干燥综合征诊断及治疗指南[J].中华风湿病学杂志,2010,14(11):766-768.

中华医学会妇产科学分会产科学组,复发性流产诊治专家共识编写组.复发性流产诊治专家共识(2022)[J].中华妇产科杂志,2022,57(9):653-667.

中华医学会妇产科学分会妇科内分泌学组.异常子宫出血诊断与治疗指南(2022更新版).中华妇产科杂志,2022,57(7):481-490.

中华医学会肝病学分会,中华医学会感染病学分会.丙型肝炎防治指南(2022年版)[J].中华临床感染病杂志,2022,15(6):428-447.

中华医学会肝病学分会,中华医学会感染病学分会.慢性乙型肝炎防治指南(2022年版).中华临床感染病杂志,2022,15(6):401-427.

中华医学会感染病学分会艾滋病丙型肝炎学组,中国疾病预防控制中心.中国艾滋病诊疗指南(2021年版)[J].中华内科杂志,2021,60(12):1106-1128.

中华医学会骨科学分会关节外科学组.中国骨关节炎诊疗指南(2021年版)[J].中华骨科杂志,2021,41(18):1291-1314.

中华医学会骨质疏松和骨矿盐疾病分会.原发性骨质疏松症诊疗指南(2022)[J].中国全科医学,2023,26(14):1671-1691.

中华医学会健康管理学分会,中华医学会肝病学分会,中华医学会检验医学分会.病毒性肝炎健康管理专家共识(2021年)[J].中华健康管理学杂志,2021,15(4):323-331.

中华医学会男科分会.精索静脉曲张诊断与治疗指南[J].中华男科学杂志,2022,28(8):756-767.

中华医学会男科学分会.良性前列腺增生诊疗及健康管理指南编写组.良性前列腺增生诊疗及健康管理指南[J].中华男科学杂志,2022,28(4):356-365.

中华医学会男科学分会良性前列腺增生加速康复护理中国专家共识编写组.良性前列腺增生加速康复护理中国专家共识[J].中华男科学杂志,2021,27(7):659-663.

中华医学会内分泌学分会,中国医师协会内分泌代谢科医师分会,中华医学会核医学分会,等.中国甲状腺功能亢进症和其他原因所致甲状腺毒症诊治指南[J].国际内分泌代谢杂志,2022,42(5):401-450.

中华医学会皮肤性病学分会,中国医师协会皮肤科医师分会.自身免疫性表皮下大疱病诊疗共识(2022)[J].中华皮肤科杂志,2022,55(1):1-11

中华医学会皮肤性病学分会.中国特应性皮炎诊疗指南(2020版)[J].中华皮肤科杂志,2020,53(2):81-88.

中华医学会皮肤性病学分会免疫学组,中国医师协会皮肤科医师分会指南制定与规范委会.皮炎湿疹类疾病规范化诊断术语专家共识[J].中华皮肤科杂志,2021,54(11):937-942.

中华医学会皮肤性病学分会免疫学组.湿疹诊疗指南(2011年)[J].中华皮肤科杂志,2011,44(1):5-6.

中华医学会皮肤性病学分会荨麻疹研究中心.中国荨麻疹诊疗指南(2022版)[J].中华皮肤科杂志,2022,55(12):1041-1049.

中华医学会神经病学分会,中华医学会神经病学分会脑血管病学组.中国缺血性卒中和短暂性脑缺血发作二级预防指南2022[J].中华神经科杂志,2022,55(10):1071-1110.

中华医学会糖尿病学分会.中国2型糖尿病防治指南(2020年版)[J].中华糖尿病杂志,2021,13(4):315-409.

中华医学会消化病学分会胃肠动力学组,中华医学会消化病学分会功能性胃肠病协作组.中国慢性便秘专家共识意见(2019,广州)[J].中华消化杂志,2019,39(9):

577-598.

中华中医药学会肾病分会，广东省中医药学会肾病专业委员会 . 特发性膜性肾病中医临床实践指南 (2021)[J]. 中国全科医学 , 2023, 26(6): 647-659.

周丹，陈佩贤，杨树清，等 . 珠三角地区女性乳腺癌危险因素及风险评估模型的临床研究 [J]. 中国医刊 , 2021, 56(1): 37-40.

朱博雅，谭晓东，顾耀华，等 . 脑卒中危险因素对脑血管功能影响 [J]. 中国公共卫生 , 2022, 38(10): 1264-1268.

朱贺，殷实 . 认知障碍与抑郁症关系的研究进展 [J]. 实用老年医学 , 2023, 37(3): 234-237.

朱红灿，岳培建 . CO 中毒迟发性脑病诊断与治疗中国专家共识 [J]. 中国神经免疫学和神经病学杂志 , 2021, 28(3): 173-179.

朱丽辉，陈朔晖 . 儿科专科护理 [M]. 6 版 . 北京 : 人民卫生出版社 , 2021.

祝爽爽，宋振，侯晓涛，等 . 膜性肾病合并 IgA 肾病患者临床及病理特征分析 [J]. 临床与实验病理学杂志 , 2022, 38(8): 920-924.

自然流产诊治中国专家共识编写组 . 自然流产诊治中国专家共识 (2020 年版)[J]. 中国实用妇科与产科杂志 , 2020, 36(11): 1082-1090.

邹卓，刘芸，黄浩宇，等 . 儿童孤独症谱系障碍流行现状和家庭干预的研究及策略 [J]. 中国全科医学 , 2020, 23(8): 900-907.

Agha O, Diaz A, Davies M, et al. Rotator cuff tear degeneration and the role of fibroadipogenic progenitors[J]. Ann N Y Sci, 2021, 1490(1): 13-28.

Allam AK, Sharma H, Larkin MB, et al. Trigeminal neuralgia: Diagnosis and treatment[J]. Neurol Clin, 2023, 41(1): 107-121.

Araya EI, Claudino RF, Piovesan EJ, et al. Trigeminal neuralgia: Basic and clinical aspects[J]. Curr Neuropharmacol, 2020, 18(2): 109-119.

Basilicata P, Pieri M, Simonelli A, et al. Diquat poisoning: care management and medico-legal implications[J]. Toxics, 2022, 10(4): 166.

Bendtsen L, Zakrzewska J M, Heinskou T B, et al. Advances in diagnosis, classification, pathophysiology, and management of trigeminal neuralgia[J]. Lancet Neurol, 2020, 19(9): 784-796.

Birtolo MF, Grossrubatscher EM, Antonini S, et al. Preoperative management of patients with ectopic Cushing' s syndrome caused by ACTH-secreting pheochromocytoma: a case series and review of the literature[J]. Endocrinol Invest, 2023, 46(10): 1983-1994.

Carsom SA, Kallen AN. Diagnosis and management of infertility: A review[J]. JAMA, 2021, 326(1): 65-76.

Chen J, Tiand C, Zhang C, et al. Incidence, mortality, and eco-nomic burden of myasthenia gravis in China: A nationwide popula-tion-based study[J]. Lancet R eg Health West Pac, 2020, 5: 100063.

Chen XY, Wang RP, Su MM. Nursing care of varicocele surgery under microscope in day surgery mode[J]. Minerva Surg, 2022, 77(6): 638-640.

Deng J, Hua L, Bian L, et al. Molecular diagnosis and treatment of meningiomas: an expert consensus(2022)[J]. Chin Med J(Engl), 2022, 135(16): 1894-1912.

Doiron-Cadrin P, Lafrance S, Saulnier M, et al. Shoulder Rotator Cuff Disorders: A Systematic Review of Clinical Practice Guidelines and Semantic Analyses of Recommendations[J]. Arch Phys Medi Rehabil, 2020, 101(7): 1233-1242.

Dutta D, Debnath M, Nagappa M, et al. Antecedent infections in Guil-lain-Barré syndrome patients from south India[J]. J Peripher Nerv Syst, 2021, 26(3): 298-306.

Erickson LA, Chen B. Fibroadenoma of the breast[J/OL]. Mayo Clinic Proceedings, 2020, 95(11): 2573-2574.

Fajardo-Montanana C, Villar R, Gomez-Anson B, et al. Recommendations for the diagnosis and radiological follow-up of pituitary neuroendocrine tumours[J]. Endocrinol Diabetes Nutr(Engl Ed), 2022, 69(9): 744-761.

Ferraro PM, Cunha TDS, Taylor EN, et al. Temporal trends of dietary risk factors after a diagnosis of kidney stones[J]. Clin J Am Soc Nephrol, 2022, 17(1): 83-89.

Franco JVA, Jung JH, Imamura M, et al. Minimally invasive treatments for benign prostatic hyperplasia: a Cochrane network meta-analysis[J]. BJU Int, 2022, 130(2): 142-156.

Gauckler P, Shin J I, Alberici F, et al. Rituximab in adult minimal change disease and focal segmental glomerulosclerosis - What is known and what is still unknown?[J]. Autoimmun Rev, 2020, 19(11): 102671.

Geraghty RM, Davis NF, Tzelves L, et al. Best practice in interventional management of urolithiasis: An update from the European Association of Urology Guidelines Panel for Urolithiasis 2022[J]. Eur Urol Focus, 2023, 9(1): 199-208.

Goldbrunner R, Stavrinou P, Jenkinson MD, et al. EANO guideline on the diagnosis and management of meningiomas[J]. Neuro Oncol, 2021, 23(11): 1821-1834.

Green SMC, Lloyd KE, Smith SG, et al. Awareness of symptoms, anticipated barriers and delays to help-seeking among women at higher risk of breast cancer: A UK multicentre study[J/OL]. Preventive Medicine Reports, 2023, 34: 102220.

Gross GE, Eisert L, Doerr HW, et al. S2k guidelines for the diagnosis and treatment of herpes zoster and postherpetic neuralgia[J]. J Dtsch Dermatol Ges, 2020, 18(1): 55-78.

Hakamaki M, Jarvisalo MJ, Lankinen R, et al. Evolution of quality of life in chronic kidney disease stage 4-5 patients transitioning to dialysis and transplantation[J]. Nephron, 2022, 146(5): 439-448.

Hendrik SE, Rosenber GR, Prine L. Ectopic Pregnancy: Diagnosis and Management[J]. Am Fam Physician, 2020, 101(10): 599-606.

Igaz P. Pheochromocytoma/Paraganglioma Screening: Low Rates in At-Risk Populations[J]. Clin Endocrinol Metab, 2023, 108(6): e350-e351.

ILi Y, Teng D, Shi X, et al. Prevalence of diabetes recorded in mainland China using 2018 diagnostic criteria from the American Diabetes Association: national cross sectional study[J]. BMJ, 2020, 369: m997.

Lee IT, Barnhart KT. What Is an Ectopic Pregnancy?[J]. JAMA, 2023, 329(5): 434.

Liu M, Wang YC, Zhou J. Inhibition of suppressor of cytokine signaling-3 affects mesangial cell proliferation and cell cycle in mesangioproliferative glomerulonephritis[J]. Kaohsiung J Med Sci, 2021, 37(10): 872-882.

Ma XL, Hu YC, Wang KZ. Chinese clinical practice guidelines in treating knee osteoarthritis by periarticular knee osteotomy[J]. Orthop Surg, 2022, 14(5): 789-806.

McCormick JR, Sama AJ, Schiller NC, et al. Cervical spondylotic myelopathy: A guide to diagnosis and management[J]. J Am Board Fam Med, 2020, 33(2): 303-313.

Miernik A, Gratzke C. Current treatment for benign prostatic hyperplasia[J]. Dtsch Arztebl Int, 2020, 117(49): 843-854.

Muhammad T, Meher T. Association of late-life depres-sion with cognitive impairment: evidence from a cross-sec-tional study among older adults in India[J]. BMC Geriatr, 2021, 21(1): 364.

Polly E. Parsons, 黄伟, 章志丹, 等. 重症医学的秘密 [M]. 6 版. 北京: 人民卫生出版社, 2021.

Salati SA. Breast fibroadenomas: a review in the light of current literature[J/OL]. Polski Przeglad Chirurgiczny, 2020, 93(1): 40-48.

Saverio SD, Podda M, Simone D, et al. Diagnosis and treatment of acute appendicitis: 2020 update of the WSES Jerusalem guidelines[J]. World J Emerg Surg, 2020, 15(1): 27.

Shah R, Agarwal A, Kavoussi P, et al. Global Andrology Forum. Consensus and Diversity in the Management of Varicocele for Male Infertility: Results of a Global Practice

Survey and Comparison with Guidelines and Recommendations[J]. World J Mens Health, 2023, 41(1): 164-197.

Shang P, Zhu MQ, Wang Y, et al. Axonal variants of Guillain-Barré syndrome: an update[J]. J Neurol, 2021, 268(7): 2402-2419.

Tan RR, Wang L, Xia RQ, et al. Use of an application to increase self-care ability, improve quality of life, and decrease stoma complications in patients with ileocystoplasty or ureterostomy due to bladder cancer[J]. Wound Manag Prev, 2022, 68(11): 26-31.

Tapasvi S, Shekhar A, Eriksson K, et al. Discoid lateral meniscus: current concepts[J]. J ISAKOS, 2021, 6(1): 14-21.

Theodore N. Degenerative Cervical Spondylosis[J]. N Engl J Med, 2020, 383(2): 159-168.

Tinker RJ, Smith CJ, Heal C, et al. Predictors of mortality and disability in stroke-associated pneumonia[J]. Acta Neurol Belg, 2021, 121(2): 379-385.

Tseng HF, Bruxvoort K, Ackerson B, et al. The epidemiology of herpes zoster in immunocompetent, unvaccinated adults ≥ 50 years old: incidence, com-plications, hospitalization, mortality, and recurrence[J]. J Infect Dis, 2020, 222(5): 798-806.

Valentino M, Bertolotto M, Derchi L, et al. Children and adults varicocele: diagnostic issues and therapeutical strategies[J]. J Ultrasound, 2014, 17(3): 185-193.

Wang YQ, Li ZW, Tian XM, et al. Nursing experience after radical resection of urinary bladder cancer with orthotopic ileal new bladder[J]. Asian J Surg, 2023, 46(5): 2037-2039.

Weber S, Chahal J. Management of rotator cuff injuries[J]. J Am Acad Orthop Surg, 2020, 28(5): e193-e201.

Williams J, D'Amore P, Redlich N, et al. Degenerative cervical myelopathy: Evaluation and management[J]. Orthop Clin North Am, 2022, 53(4): 509-521.

Yang S, Zhang SR, Li RX, et al. Chinese experts consensus and Practice Guideline on Discoid Lateral Meniscus[J]. Orthop surg, 2023, 15(4): 915-929.

Yuen JW, Wu RW, Ching SS, et al. Impact of effective intravesical therapies on quality of life in patients with non-muscle invasive bladder cancer: A systematic review[J]. Int J Environ Res Public Health, 2022, 19(17): 10825.

Zhang SR, Chen G, Li RX, et al. Guidelines on the diagnosis and treatment of lateral meniscal lesions: A consensus statement by the Chinese Society of Sports Medicine[J]. Orthop j Sports Med, 2022, 10(12): 23259671221138082.

Zhou H, Wang Z, Jin H, et al. A systematic review and meta-analysis of independent risk factors for postherpetic neuralgia[J]. Ann Palliat Med, 2021, 10(12): 12181-12189.

英文缩写对照表

疾病	缩写	页码
医院外获得的感染性肺实质炎症	CAP	P5
医院内肺炎	HAP	P5
慢性阻塞性肺疾病	COPD	P8
阻塞性呼吸暂停低通气综合征	OSAHS	P20
血管紧张素转换酶抑制剂	ACEI	P22
选择性阻断血管紧张素类降压药	ARB	P22
肾素血管紧张素醛固酮系统	RAAS	P28
B 型利钠肽	BNR	P30
风湿性瓣膜病	rheumatic valvular heart disease	P30
急性冠脉综合征	ACS	P32
慢性冠脉综合征	CCS	P32
不稳定型心绞痛	UA	P32
非 ST 段抬高型心肌梗死	NSTEMI	P32
ST 段抬高型心肌梗死	STEMI	P32
先天性心脏病	congenital heart disease，CHD	P33
CT 血管造影	CTA	P39
数字剪影血管造影	DSA	P39
抗胸腺细胞球蛋白	ATG	P43
重型再障	SAA	P44

疾病	缩写	页码
非重型再障	NSAA	P44
血小板生成素	TPO	P45
霍奇金淋巴瘤	HL	P50
非霍奇金淋巴瘤	NHL	P50
经皮肝穿刺血管造影	PTC	P61
由镜下逆行胰胆管造影术	ERCP	P61
癌旁综合征	paracarcinoma syndrome	P68
炎性肠病	IBD	P72
肾小球滤过率	GFR	P91
慢性肾脏病	CKD	P91
估算肾小球滤过率	eGFR	P91
供体特异性抗体	donor specific antibody，DSA	P97
尿路 X 线	KUB	P97
排泄物静脉肾盂造影	IVB	P97
经尿道前列腺电切术并发症	TUR 综合征	P99
良性前列腺增生	BPH	P99
甲状腺激素	TH	P106
Graves 眼病	GO	P107
谷氨酸脱羧酶抗体	GADA	P111

疾病	缩写	页码
胰岛细胞抗体	ICA	P111
促肾上腺皮质激素	ACTH	P112
库欣综合征	Cusing syndrome，CS	P113
重症肌无力	MG	P127
吉兰 - 巴雷综合征	Guillain-Barré syndrome，GBS	P133
空肠弯曲菌感染	CJ	P133
急性炎性脱髓鞘性多发神经病	AIDP	P133
急性运动轴索性神经病	AMAN	P133
急性运动感觉轴索性神经病	AMSAN	P133
Miller-Fisher 综合征	MFS	P133
急性泛自主神经病	APN	P133
急性感觉神经病	ASN	P133
糖尿病性视网膜病变	DR	P142
超声生物显微镜检查	UBM	P144
水痘 - 带状疱疹病毒	varicella-zoster virus，VZV	P151
急性视网膜坏死综合征	ARN	P151
艾滋病酶联免疫吸附试验	ELISA	P156
棘细胞松解征	Nikolsky sign	P157
美国国立卫生研究院	NIH	P183
系统性红斑狼疮	SLE	P186
系统性硬化症	SSc	P189
凝血酶原活动度	PTA	P193

疾病	缩写	页码
艾滋病即获得性免疫缺陷综合征	AIDS	P194
人类免疫缺陷病毒	HIV	P194
多器官功能障碍综合征	MODS	P210
有机磷农药中毒	AOPP	P215
毒蕈碱样症状	muscarinic signs	P215
一氧化碳	CO	P217
绒毛膜促性腺激素	HCG	P221
血浆鱼精蛋白副凝集试验	3P	P232
弥散性血管内凝血	DIC	P232
黄体生成素	LH	P235
人乳头瘤病毒	HPV	P240
国际妇产科联盟	FIGO	P242
世界卫生组织	WHO	P244
肺表面活性物质	PS	P252
葡萄糖 -6- 磷酸脱氢酶	G6PD	P253
血小板相关抗体	PAIgG	P276
急性淋巴细胞白血病	ALL	P278
急性非淋巴细胞白血病	ANLL	P278
癫痫持续状态	status epilepticus，SE	P295
全面性发育迟缓	GDD	P302
孤独症谱性障碍	ASD	P305